Endoprothetik

Manfred G. Krukemeyer und Gunnar Möllenhoff (Hrsg.)

Endoprothetik

Ein Leitfaden für den Praktiker

herausgegeben von

Manfred G. Krukemeyer
Gunnar Möllenhoff

2. Auflage

DE GRUYTER

Herausgeber

Dr. med. Manfred Georg Krukemeyer
Paracelsus-Kliniken Deutschland
Sedanstraße 109
49076 Osnabrück

Prof. Dr. med. Gunnar Möllenhoff
Abteilung Unfallchirurgie
Raphaelsklinik/Lehrkrankenhaus der
Westfälischen Wilhelms-Universität
Loerstraße 23
48143 Münster

Das Werk enthält 115 Abbildungen und 45 Tabellen.

Coverabbildung: Edward Kinsman/Photo Researchers/getty images

ISBN 978-3-11-028018-0
e-ISBN 978-3-11-028019-7

Library of Congress Cataloging-in-Publication Data

A CIP catalogue record for this book is available from the Library of Congress.

Bibliografische Information der Deutschen Nationalbibliothek

Die Deutsche Nationalbibliothek verzeichnet diese Publikation in der Deutschen Nationalbibliografie; detaillierte bibliografische Daten sind im Internet über http://dnb.d-nb.de abrufbar.

Druck: Hubert & Co. GmbH & Co. KG, Göttingen
♾ Gedruckt auf säurefreiem Papier
Printed in Germany
www.degruyter.com

Vorwort zur 1. Auflage

Mit dem nunmehr vorliegenden 3. Band aus der Reihe „Leitfäden für Praktiker“ wollen die Herausgeber auf die aktuelle Entwicklung der Endoprothetik hinweisen.

Das Durchschnittsalter der Bevölkerung in Deutschland betrug laut Statistischem Bundesamt im Jahre 2008 78,6 Jahre. Dies bedeutet eine zunehmende Änderung der Alterspyramide und dadurch bedingt ein vermehrtes Auftreten von degenerativen Knochen- und Knorpelerkrankungen.

Orthopäden und Hausärzte sehen sich heutzutage immer mehr mit degenerativen Gelenkerkrankungen konfrontiert. 2008 wurde für das Krankheitsbild der Arthrose eine Prävalenz von 6,8 % der Gesamtbevölkerung beschrieben. Einige Autoren beziffern das Vorhandensein arthrotischer Gelenksveränderungen sogar auf 68 % der über 65-jährigen Frauen bzw. auf 58 % der über 65-jährigen Männer. Hieraus resultiert sowohl eine volkswirtschaftliche als auch eine sozialmedizinische Bedeutung dieses Erkrankungsbildes. Die Endoprothetik selbst erlebte in den vergangenen Jahren einen enormen Aufschwung. Die Zahlen der jährlich vorgenommenen Erstimplantationen und Revisionen zeigen einen ungebremsten Anstieg.

Ziel der Herausgeber war es, den aktuelle Stand der Endoprothetik auf wissenschaftlichem und praktischem Gebiet komprimiert darzustellen. Hierbei werden wichtige Aspekte der Krankheitsentstehung, also der Pathologie, sowie operative Möglichkeiten und postoperative Komplikationen behandelt.

Die Herausgeber haben sich darauf beschränkt, die häufigsten endoprothetischen Eingriffe an großen Gelenken darzustellen. Sicherlich wäre es möglich gewesen, kleinere Gelenke wie das Ellenbogengelenk und andere mit aufzunehmen. Dies hätte jedoch den Rahmen des Buches bei Weitem gesprengt.

Das Buch soll somit sowohl den niedergelassenen Praktikern als auch dem interessierten Laien und Medizinstudenten helfen, sich schnell und prägnant einen Überblick über den aktuellen internationalen Standard der Endoprothetik zu verschaffen.

Wir danken Frau Dr. Kronenberg für das vorbildlich durchgeführte Lektorat sowie dem de Gruyter Verlag für die vielfältigen Anregungen und die Publikation des Buches.

Münster, April 2009 *Manfred G. Krukemeyer*
Gunnar Möllenhoff

Autorenverzeichnis

Prof. Dr. med. Peter R. Aldinger
Orthopädische Klinik
Diakonie-Klinikum Stuttgart
Diakonissenkrankenhaus und
Paulinenhilfe gGmbH
Rosenbergstraße 38
70176 Stuttgart

Prof. Dr. med. Dipl.-Ing. Rainer Bader
Orthopädische Klinik und Poliklinik
Universitätsklinikum Rostock
Doberaner Straße 142
18055 Rostock

Dr. med. Martin Ellenrieder
Orthopädische Klinik und Poliklinik
Universitätsklinikum Rostock
Doberaner Straße 142
18055 Rostock

Dr. med. Lars Frommelt
Institut für Infektiologie
ENDO-Klinik Hamburg GmbH
Holstenstraße 2
22767 Hamburg

Prof. Dr. med. Dipl. oec.
Bernhard Greitemann
Institut für Rehabilitationsforschung
Klinik Münsterland
Auf der Stöwwe 11
49214 Bad Rothenfelde

Priv.-Doz. Dr. med. Michael John
Abteilung für Orthopädie
Klinik für Unfallchirurgie und Orthopädie
Klinikum Magdeburg gGmbH
Birkenallee 34
39130 Magdeburg

Priv.-Doz. Dr. med. Olaf Kilian
Klinik und Poliklinik für Unfallchirurgie
Universitätsklinikum Gießen-Marburg,
Standort Gießen
Rudolf-Buchheim-Straße 7
35385 Gießen

Prof. Dr. med. Veit Krenn
Zentrum für Histologie, Zytologie
und Molekulare Diagnostik Trier
Max-Planck-Straße 18–20
54296 Trier

Dr. med. Sebastian Lieske
Abteilung für Orthopädie der Klinik für
Unfallchirurgie und Orthopädie
Universitätsklinikum Magdeburg A.ö.R.
Otto-von-Guericke-Universität Magdeburg
Leipziger Straße 44
39112 Magdeburg

Priv.-Doz. Dr. med. Björn Marquardt
Orthopädische Praxis/Praxisklinik
Von-Vincke-Straße 14
48143 Münster

Dr. med. Christian Merle
Orthopädische Universitätsklinik
Ruprechs-Karls-Universität Heidelberg
Schlierbacher Landstraße 200a
69118 Heidelberg

Prof. Dr. med. Wolfram Mittelmeier
Orthopädische Klinik und Poliklinik
Universitätsklinikum Rostock
Doberaner Straße 142
18055 Rostock

Prof. em. Dr. med. Hans-Wolfram Neumann
Orthopädische Universitätsklinik
Universitätsklinikum Magdeburg A.ö.R.
Otto-von-Guericke-Universität Magdeburg
Leipziger Straße 44
39112 Magdeburg

Prof. Dr. med. Dr.-Ing. Wolfgang Plitz
Labor für Biomechanik und Experimentelle Orthopädie
Klinikum Großhadern
Ludwig-Maximilians-Universität München
Marchioninistraße 23
81377 München

Dr. med. Katja Schenk
Orthopädische Universitätsklinik
Universitätsklinikum A.ö.R.
Otto-von-Guericke-Universität Magdeburg
Leipziger Straße 44
39112 Magdeburg

Prof. Dr. med. Dr. med. vet. Dr. h. c.
Reinhard Schnettler
Klinik und Poliklinik für Unfallchirurgie
Universitätsklinikum Gießen-Marburg,
Standort Gießen
Rudolf-Buchheim-Straße 7
35385 Gießen

Prof. Dr. med. Jörn Steinbeck
Orthopädische Praxis/Praxisklinik
Von-Vincke-Straße 14
48143 Münster

Dr. med. Kai-Axel Witt
Orthopädische Praxis/Praxisklinik
Von-Vincke-Straße 14
48143 Münster

Inhalt

7 Die periprothetische Infektion
L. Frommelt

8 Komplikationen nach endoprothetischen Eingriffen
M. Ellenrieder, R. Bader, W. Mittelmeier

9 Rehabilitation nach Endoprothetik
B. Greitemann

Anhang

Abkürzungsverzeichnis

a.p.	anterior-posterior
AAOS	American Academy of Orthopaedic Surgeons
ADL	activity of daily life
AHB	Anschlussheilbehandlung
BHR	Birmingham Hip Resurfacing
BMI	body mass index
BMP	bone morphogenic proteins
BSG	Blutsenkungsgeschwindigkeit
BW	body weight
CAS	computer assisted surgery
CCD	Collum-Centrum-Diaphysenwinkel
CFK	kohlenstoffverstärkte Kunststoffe
COPD	chronic obstructive pulmonary disease
CPM	continuous passive motion
CRP	C-reaktives Protein
CT	Computertomographie
DLC	diamond like carbon
DmpT	N,N-Dimethyl-p-toluidin
DRG	diagnosis related group
DSA	digitale Subtraktionsangiographie
DSP	Druckscheibenprothese
EAP	erweiterte ambulante Rehabilitation
EK	Erythrozytenkonzentrat
FBL	funktionelle Bewegungslehre
FDA	Federal Food and Drug Administration
FFP	fresh frozen plasma
HA	Hydroxylapatit
HE	Hämatoxylin-Eosin
HIT	heparininduzierte Thrombozytopenie
HKB	hinteres Kreuzband
HO	heterotope Ossifikation
HPF	high power field
ICC	intraclass correlation coefficient
ICF	International Classification of Functioning, Disability and Health
IL-6, IL-10	Interleukin-6/-10
IRO	Innenrotation
KBE	Kolonie bildende Einheiten
KHK	koronare Herzkrankheit
LISS	less invasive stabilization system
LPS	Lipopolysaccharide

M.	Musculus, Muskel
MIS	minimal invasive surgery
MRSA	methillinresistenter Staphylococcus aureus
MRSE	methillinresistenter Staphylococcus epidermidis
MRT	Magnetresonanztomographie
NMH	niedermolekulares Heparin
NPV	negative predictive value
NRS	numerische Rating-Skala
NSAR	nichtsteroidale Antirheumatika
OATS	osteochondrale autologe Transplantation
OSG	oberes Sprunggelenk
p.a.	posterior-anterior
p.o.	postoperativ
PACS	digitale Bildverarbeitung
PAS	Periodsäure-Schiff-Reagens
PAVK	periphere arterielle Verschlusskrankheit
PCA	patient controlled anaesthesia
PCT	Procalcitonin
PDGF	platelet derived growth factor
PDK	Periduralkatheter
PE	Polyethylen
PET	Positronenemissionstomographie
PIR	postisometrische Relaxation
PMMA	Polymethylmethacrylat
PNF	propriozeptive neuromuskuläre Fazilitation
PPV	positive predictive value
PVNS	pigmentierte villomoduläre Synovitis
RKI	Robert-Koch-Institut
ROM	range of motion
SCV	small colony variants
TEP	Totalendoprothese
TGF	transforming growth factor
TNFα	Tumornekrosefaktor α
TVT	tiefe (Bein-)Venenthrombose
UHMWPE	ultrahochmolekulares Niederdruckpolyethylen
VAS	visuelle Analogskala
VKB	vorderes Kreuzband
VRE	vancomycinresistente Enterokokken
WHO	World Health Organization
X-PE	quervernetztes Polyethylen

1 Materialien und Implantate

W. Plitz

1.1 Historisches

Systematischer Erfolg der (Hüft-)Endoprothetik seit 1960

Obwohl die Anfänge der Endoprothetik bis zum Ende des 19. Jahrhunderts zurückreichen, stellte sich ein systematischer Erfolg – zumindest bei der Hüftendoprothetik – erst ab ca. 1960 ein. Die Pioniertat des Sir John Charnley war es, die den dann beginnenden Siegeszug der Hüftendoprothetik in Gang setzte und für die weltweite Verbreitung dieser äußerst erfolgreichen chirurgisch-orthopädischen Therapiemaßnahme sorgte.

Zwei entscheidende Maßnahmen:

- Verwendung von Polyethylen als Gleitwerkstoff
- Einführung des Knochenzements

Zwei entscheidende Maßnahmen trugen zum Erfolg bei: einmal die Verwendung des Polyethylens (PE) als Gleitwerkstoff, des Weiteren die Einführung des Knochenzements (Polymethylmethacrylat, PMMA), den Charnley aus der Zahnheilkunde adaptierte. Zu beiden Überlegungen hat Charnley später ausführliche Monographien veröffentlicht und darin all seine Gedanken und Vorstellungen zu Papier gebracht, die letztendlich den Erfolg begründeten, die aber auch dem interessierten Wissenschaftler Einblick in die Vorgehensweise verschaffen. Auch wenn im Zuge der Weiterentwicklung, die mit einer enormen Vielfalt an Modellen einherging, manche Vorstellungen von Charnley überholt sind, so war es dennoch er, der die entscheidenden Impulse hinsichtlich der Materialauswahl geliefert hat. Er hatte auch den einen oder anderen Irrweg aufgezeichnet, so beispielsweise das zunächst favorisierte Teflon als Gleitwerkstoff, hatte dann aber mit Akribie und Forscherdrang Irrwege verlassen, einen besseren Weg gesucht und offenbar auch gefunden.

Wohl auch wegen seiner wissenschaftlich konsequenten Vorgehensweise und den damit verbundenen Erfolgen wurde er von Königin Elisabeth II im Jahr 1977 zum „Sir" geadelt.

Große Zahl an Neuentwicklungen bzgl. Design, Material, Philosophie

Behutsamer und umsichtiger Umgang mit neuen Materialentwicklungen, um Versagensrisiko gering zu halten

Der nach Charnley einsetzende Boom der Hüft- und später auch der Knieendoprothetik hat eine enorme Zahl von Neuentwicklungen hervorgebracht (wir zählen z. Zt. im europäischen Sprachraum nahezu an die 400 Modellvarianten für die Hüfte), bei denen alles, was an Design, Material und letztendlich auch an Philosophien entwickelt wurde, zu finden ist. Manche Fehlentwicklungen waren zu verzeichnen und haben uns gelehrt, mit neuen Materialentwicklungen behutsam und umsichtig umzugehen und in jedem Fall labortechnische Untersuchungen voranzustellen, um das Versagensrisiko für den Patienten so gering wie möglich zu halten. Auch von den immer wieder gemeldeten Schadensfällen, die letztendlich intensiv untersucht wurden, können Verbesserungen für weitere Entwicklungen abgeleitet werden, damit künftig ähnliche Probleme vermieden werden.

In der Folge soll ein Überblick über diejenigen Materialien der Endoprothetik gegeben werden, die heute zum Einsatz kommen und die – zumindest was den überschaubaren Zeitraum betrifft – als bewährt angesehen werden dürfen.

1.2 Lasttragende Materialien für die Endoprothetik

Materialentwicklung des sog. „U-Boot-Stahls" führte zu einer Kobalt-Chrom-Molybdän-Legierung als lasttragendes Material für Endoprothetik

Hier nochmals ein kurzer historischer Abriss insofern, als bereits 1938 eine vom englischen Militär in Auftrag gegebene Materialentwicklung des sog. „U-Boot-Stahls" bis heute noch fortwirkt. Die Maßgabe war damals, ein hochkorrosionsbeständiges eisenfreies Material zu entwickeln, das extreme Salzwasserbeständigkeit zeigt und wegen der feindlichen Ortung kein Eisen als Legierungsbestandteil enthalten durfte. Das Ergebnis war eine Kobalt-Chrom-Molybdän-(CoCrMo-)Legierung, die diesen Anforderungen gerecht wurde. Diese Legierung war seinerzeit mit dem Handelsnamen „Vitallium" belegt. Smith-Petersen, ein englischer Orthopäde, adaptierte dieses Material für seine sog. „Smith-Peterson cup", dies war eine dünnwandige Metallschale, die ohne Fixationsmaterial über den Hüftkopf „gestülpt" wurde und teilweise mit erstaunlichen Langzeitergebnissen aufwarten konnte. Smith-Petersens diesbezügliche frühere Aktivitäten und Ergebnisse mit anderen Materialien (Glas, Viscaloid, Bakelit) waren wenig erfolgreich.

Rostfreier Edelstahl als weitere Entwicklungsstufe

Probleme von Edelstahlprothesen:

- nicht biegesteif
- nach gewissen Standzeiten Korrosionserscheinungen wie Reib-, Loch- und Spaltkorrosion

Edelstahl für temporäre Implantate (Platten, Schrauben) noch immer Werkstoff der Wahl

Osteosynthesematerial aus Titanlegierung auf dem Vormarsch

Als weitere Entwicklungsstufe ist der Edelstahl zu nennen, der jedoch erst ab etwa 1948 eine größere Bedeutung gewann und heute im Wesentlichen nur noch für temporäre Osteosyntheseimplantate Verwendung findet. Dieser rostfreie Edelstahl ist heute im Rahmen der ISO-Norm 5832-1 normiert. Auch Charnley benutzte anfänglich für seine Schäfte einen Edelstahlwerkstoff, der sich jedoch als nicht biegesteif erwies und zudem nach gewissen Standzeiten Korrosionserscheinungen wie Reib-, Loch- und Spaltkorrosion zeigte. Diese Erscheinungen traten insbesondere dort auf, wo im Interface/Prothesenschaft eine Sauerstoffverarmung auftrat und es wegen der dort stattfindenden Relativbewegungen zu keiner ausreichenden Repassivierung des Grundmaterials kommen konnte. Es sei hier nochmals angemerkt, dass Edelstahl für temporäre Implantate (Platten, Schrauben etc.) noch immer als Werkstoff der Wahl gilt, diese Implantate bekanntermaßen jedoch nicht permanent im Körper verbleiben. Die Verwendung von Osteosynthesematerial aus Titanlegierung ist dennoch auf dem Vormarsch.

Ermüdungsbrüche bei CoCrMo-Gussmaterial

Daher Entwicklung hoch ermüdungsfester CoCrMo-Schmiedelegierungen

Unter dem Eindruck immer wieder festgestellter Ermüdungsbrüche bei CoCrMo-Gussmaterial, insbesondere wenn es infolge proximaler Osteolyse zu Schwingungen des gelenknahen Schaftanteils kommt, wurde von einem namhaften Schweizer Prothesenhersteller die Entwicklung hoch ermüdungsfester CoCrMo-Schmiedelegierungen vorangetrieben. Die Anwendung dieses hochfesten Werkstoffs konnte die gefürchteten Ermüdungsbrüche erheblich einschränken.

Als momentan letzte Entwicklungsstufe für lasttragende Materialien im Bereich der Endoprothetik können die Titanschmiedelegierungen angesehen werden. Diese Entwicklung ist auch im Zuge der Entwicklung zementfreier Implantationstechniken zu sehen, denn Titan bzw. dessen Legierungen zeigen ein ausgezeichnetes Anwachsverhalten bei gleichzeitiger hoher Ermüdungsfestigkeit.

Titanschmiedelegierungen derzeit letzte Entwicklungsstufe für lasttragende Materialien

Tab. 1.1 zeigt die derzeit üblichen Implantatmaterialien für lasttragende Komponenten, soweit sie im Rahmen der ISO-Norm 5832-1 genannt sind. Die Werkstoffe Tantal und Niob sowie kohlefaserverstärkte Kunststoffe haben bislang keine größere klinische Bedeutung erlangen können.

Derzeit übliche Implantatmaterialien für lasttragende Komponenten im Rahmen der ISO-Norm 5832-1

Tab. 1.1: Metallische Werkstoffe als Implantatmaterial

ISO	Material	Komposition
5832-1	Wrought Stainless Steel	FeCrNiMo
5832-2	Unalloyed Titanium	Ti
5832-3	Wrought Ti-6 Al-4 V Alloy	TiAlV
5832-4	Cast CoCrMo Alloy	CoCrMo
5832-5	Wrought CoCrWNi Alloy	CoCrWNi
5832-6	Wrought CoNiCrMo Alloy	CoNiCrMo
5832-7	Forgeable and cold-formed CoCrNiMoFe Alloy	CoCrNiMoFe
5832-8	Wrought CoNiCrMoWFe Alloy	CoNiCrMoWFe
5832-9	Wrought high Nitrogen Stainless Steel	FeCrNiMnMoNbN
5832-10	Wrought TiAlFe Alloy	TiAlFe
5832-11	Wrought TiAlNb Alloy	TiAlNb
5832-12	Wrought CoCrMo Alloy	CoCrMo
5832-13	Unalloyed Tantalum	Ta

Die hohen Anforderungen hinsichtlich der Lastübertragung bei künstlichen Gelenken haben enorme Anstrengungen der Implantat- bzw. Werkstoffhersteller mit sich gebracht, mit dem Ergebnis, dass hier erstaunliche Fortschritte erzielt werden konnten, die letztendlich dem Patienten zugute gekommen sind.

Enorme Anstrengungen der Implantat- bzw. Werkstoffhersteller wegen hoher Anforderungen an Lastübertragung

1.3 Tribologisch beanspruchbare Materialien, Partikelexpression, Beschichtungen

Frühe Versuche, geeignete tribologisch (Tribologie: Lehre von Reibung, Verschleiß und Schmierung, griech. „tribos“ = reiben) beanspruchbare Materialien für künstliche Hüftprothesen zu finden, gehen auf die Zeit zurück, wo noch kein acetabulärer Ersatz angesagt war, sondern der künstliche Hüftkopf mit dem Knorpel bzw. dem Knochen des Acetabulums artikulieren sollte. Abgesehen von der Cup-Plastik nach Smith-Petersen stellten die Brüder Judet aus Frankreich 1949 ihre Schenkelhalsprothese mit Plexiglaskopf vor. Die Ergebnisse mit diesen Prothesen waren letztlich nicht befriedigend, weil das Plexiglas tribologisch nur sehr begrenzt beanspruchbar war und auf sehr früh revidierten Komponenten teilweise erheblich tiefe Abriebspuren erkennbar waren.

Frühe Entwicklungen tribologisch beanspruchbarer Materialien für künstliche Hüftprothesen:
- Cup-Plastik nach Smith-Petersen aus Kobalt-Chrom-Molybdän-Legierung
- Schenkelhalsprothese mit Plexiglaskopf

Materialien tribologisch nur sehr begrenzt beanspruchbar

Teflon als Gleitwerkstoff nicht erfolgreich

Das bereits eingangs erwähnte Teflon als Gleitwerkstoff wurde – wie berichtet – zunächst von Charnley favorisiert, jedoch zeigten die wenigen klinischen Anwendungen, dass ein Langzeiterfolg nicht zu erwarten war.

80 % der Hüft- und 100 % der Kniegelenkprothesen mit ultrahochmolekularem Niederdruckpolyethylen ausgestattet

Mehr als 40 Jahre liegen seit der Einführung des Polyethylens (PE) durch Sir John Charnley zurück, wobei heute nach wie vor 80 % aller Hüft- und 100 % aller Kniegelenksendoprothesen mit UHMWPE (ultrahochmolekularem Niederdruckpolyethylen) ausgestattet sind.

Konventionelles Polyethylen bewährt und vorteilhaft

Nachteile:

- cold flow
- nicht alterungsstabil

Vorteile:

- Biokompatibilität
- gute tribologische Eigenschaften
- tribologische Funktion auch unter Schmierstoffmangel
- günstiger Preis
- sehr gute Bearbeitbarkeit

Diese Tatsache lässt unzweifelhaft darauf schließen, dass das konventionelle Polyethylen als bewährt und vorteilhaft angesehen werden muss. Obwohl durchaus auch einige nachteilige Eigenschaften des Polyethylens bekannt sind (z. B. cold flow, nicht alterungsstabil), dürften für die Anwendung im Gelenkimplantatbereich die Vorteile überwiegen. Dies sind zum einen die ausgezeichnete Biokompatibilität, die überragenden tribologischen Eigenschaften, nicht zuletzt die sog. Notlaufeigenschaften, d. h. die tribologische Funktion auch unter Schmierstoffmangel, und schließlich der günstige Preis bei sehr guter Bearbeitbarkeit. Es hat nicht an zahlreichen Versuchen gefehlt, die verschiedenen Eigenschaften des Polyethylens zu verbessern; dies war z. B. die Entwicklung eines kohlefaserverstärkten PE (PolyTwo) oder die Hochverdichtung (Hylamer). Verschiedene Versuch wurden unternommen, durch diverse Zusatzstoffe (z. B. Vitamin E) die Altersbeständigkeit zu verbessern.

Vorteile durch Hochvernetzung des konventionellen Polyethylens bei gleichzeitiger Radikalreduzierung (crosslinking)

Das vor einigen Jahren vorgestellte Verfahren des sog. „crosslinking“, die Hochvernetzung des konventionellen Polyethylens bei gleichzeitiger Radikalreduzierung, scheint für den Bereich Endoprothetik gewisse Vorteile zu bringen, auch wenn die Zeit der klinischen Erprobung noch nicht ausreichend ist. Für die Knieendoprothetik gab es wegen der sog. Roll-/Gleitbeanspruchung zunächst gewisse Bedenken, was den diesbezüglichen Einsatz betraf. Aufgrund umfangreicher Laborversuche konnten die Bedenken jedoch zwischenzeitlich reduziert werden.

Alterung des konventionellen Polyethylens wohl durch Verschleißpartikelexpression

Folge: Osteolysen, Granulome etc., die aseptische Lockerung induzieren

Inwiefern die angestrebte verbesserte Alterungsbeständigkeit der Crosslink-Varianten des Polyethylens tatsächlich zum Tragen kommt, dürfte erst nach entsprechender Langzeitexposition in vivo zu beurteilen sein. Die nach wie vor eintretende Alterung des konventionellen Polyethylens nach etwa 15 bis 20 Jahren Verweilzeit ist offenbar mit der auftretenden Verschleißpartikelexpression in Zusammenhang zu bringen, die letztendlich wegen der Dekompensation des Abtransportmechanismus zu Osteolysen, Granulomen etc. führt und damit anscheinend die aseptische Lockerung induziert. Der sog. Partikelforschung wird derzeit viel Aufmerksamkeit vor allem in biologisch orientierten Labors gewidmet. Inwieweit hier in absehbarer Zeit klinisch relevante Ergebnisse zu erhoffen sind, muss momentan noch offen bleiben.

Al_2O_3-Keramik für Hüftendoprothetik

Die Suche nach tribologisch beanspruchbaren Materialen für Gelenkimplantate führte ca. 1970 den französischen Kollegen Boutin dazu, Al_2O_3-Keramik für die Hüftendoprothetik vorzuschlagen. Dieser Gedanke wurde von den deutschen Herstellern Feldmühle AG (Plochingen), Rosenthal AG (Selb) und Friedrichsfeld (Mannheim) aufgegriffen und entsprechende Hüftköpfe aus Al_2O_3-Keramik angeboten, zunächst jedoch nur in Kombination mit Polyethylen. Erst Mittelmeier (1975) wagte den Versuch, eine Keramik/Keramik-Paarung zu verwenden, wobei die Keramikpfanne als Monoblockausführung Verwendung fand. Bis heute stehen manche Skeptiker der Al_2O_3-Keramik mit Vorbehalt gegenüber, da auch heute noch immer wieder über Brüche von Al_2O_3-Köpfen berichtet wird, wobei die Ursachen dieser Brüche nach wie vor unklar sind. Einerseits werden gewisse „Mix-und-match"-Praktiken für diese Brüche verantwortlich gemacht, andererseits insbesondere die Handhabung beim intraoperativen Fügen des Kopfes auf den Konus. Hier können offenbar geringste Unsauberkeiten schon zu hohen Spannungen führen, die dann letztendlich im Bruch des Kopfes enden.

Hüftköpfe aus Al_2O_3-Keramik in Kombination mit Polyethylen oder als Keramik/Keramik-Paarung

Berichte über Brüche von Al_2O_3-Köpfen

Ursachen unklar, möglicherweise:

- „Mix-und-match"-Praktiken
- Handhabung beim intraoperativen Fügen des Kopfes auf den Konus

Unzweifelhaft sind die herausragenden tribologischen Eigenschaften der Keramik/Keramik-Paarung, wobei heute entsprechende Inlays für den metallischen Cup angeboten werden.

Keramik/Keramik-Paarung mit sehr guten tribologischen Eigenschaften

Tab. 1.2 gibt einen Überblick über die verschiedenen Gleitpaarungen inkl. der Kombinationsmöglichkeiten, wie sie heute im Einsatz sind. Der Trend geht momentan zu sog. Mischkeramiken (z. B. BIOLOX delta), die noch höhere Druck- und Zugfestigkeiten aufweisen als herkömmliche Al_2O_3-Keramik.

Trend: Mischkeramiken mit höheren Druck- und Zugfestigkeiten als Al_2O_3-Keramik

Tab. 1.2: Werkstoffe für tribologisch beanspruchte Komponenten (realisierte Kombinationen)

Verschiedene Gleitpaarungen und ihre Kombinationsmöglichkeiten

	PE	St	CoCrMo	Al_2O_3	ZrO_2	CFK
PE[1])		X	X	X	X	
St	X	X				
CoCrMo	X		X			
Al_2O_3	X			X	X[2])	X
ZrO_2	X			X[2])	X[2])	
CFK				X		

[1]) seit ca. acht Jahren auch Crosslink-PE
[2]) nur in Frankreich

Neben der Keramik/Keramik-Paarung hat sich auch die Metall/Metall-Paarung einen festen Platz bei den Gleitpaarungen erobern können. Dies trifft insbesondere für den Oberflächenersatz (hip resurfing nach McMinn) zu. Hier haben sich jedoch gewisse Bedenken ergeben: Während des Einlaufverschleißes werden Partikel üblicher Größenordnung produziert. Nachdem dieser beendet ist (ca. 1–2 Millionen Zyklen entsprechend 1–2 Jahren Laufzeit in vivo), zeigen sich sog. Nanopartikel, die sich aufgrund hoher Anzahl und großer Oberflächen offenbar den bekannten Abtransportmechanismen entziehen und Interaktionen mit dem Stoffwechsel zeigen, was mitunter zu hohen Cr- und Co-Serenspiegeln führt. Wie der Tab. 1.3 zu entnehmen ist, ergeben die verschiedenen Gleitpaarungen unterschiedliche Abriebmengen.

Metall/Metall-Paarung mit festem Platz bei Gleitpaarungen, v. a. bei Oberflächenersatz

Problem: Auftretende Nanopartikel interagieren mit Stoffwechsel

Folge: u. U.: hohe Cr- und Co-Serenspiegel

Abriebmengen verschiedener Gleitpaarungen

Tab. 1.3: Abriebvolumen bei verschiedenen Materialkombinationen (nach AAOS 1999 Comittee of Biomedical Engineering)

Materialkombination	Linearer Abrieb/Jahr [mm]	Abriebvolumen/Jahr [mm]
Metall – UHMWPE	0,2	55,71
Keramik – UHMWPE	0,1	17,91
Metall – Metall	0,01	0,88
Keramik – Keramik	0,005	0,04

Nur wenige Materialien für tribologische Beanspruchungen geeignet

V. a. bei Knieendoprothesen: aus allergologischen Gründen Einsatz von Titanwerkstoffen

Ohne Oberflächenmodifikationen keine tribologische Anwendung der Titanwerkstoffe

Zwei Oberflächenmodifikationen:

- Oberflächenbeschichtung

Problem: Abplatzungen durch Unterschiede zwischen harten Schichten für tribologische Beanspruchung und weichem Titan

- Abplatzungen bei diamantähnlicher Beschichtung
- Oberflächenvergütung

Problem: kostenintensiver, höherer Fertigungsaufwand

Wie schon Tab. 1.2 zeigt, stehen nur wenige Materialien zur Verfügung, die für tribologische Beanspruchungen geeignet sind, wobei diese dann auch entsprechend Tab. 1.2 in ihrer Güte erheblich differieren können.

Versuche, Grundmaterialien, insbesondere Titanwerkstoffe, einer tribologischen Beanspruchbarkeit zuzuführen, wurden und werden immer wieder unternommen, da vor allem im Knieendoprothesenbereich aus allergologischen Gründen Titanwerkstoffe eingesetzt werden müssen, diese jedoch ohne Oberflächenmodifikationen tribologisch nicht angewendet werden können. Infrage kommen verschiedene Technologien, die auch einem ständigen Fortschritt unterliegen. Prinzipiell sind zwei Oberflächenmodifikationen bekannt. Eine ist die sog. Oberflächenbeschichtung, wobei Schichten aus verschiedenen Materialien mit unterschiedlicher Technologie aufgebracht werden. Das Problem hierbei stellt sich insofern, als die tribologischen Beanspruchungen einerseits harte Schichten erfordern, der Grundwerkstoff Titan aber eher als „weich“ einzustufen ist. Die dadurch entstehenden E-Modul-Unterschiede an den Grenzschichten können im Zweifelsfall zu Abplatzungen mit allen daraus resultierenden negativen Folgen für die angestrebte Gleitpaarung führen.

Die immer wieder propagierte diamantähnliche Beschichtung (diamond like carbon, DLC) fällt ebenfalls unter diese Problematik, denn auch hier zeigen sich, teilweise schon im Versuchslabor, erhebliche Abplatzungen.

Sinnvoller erscheint uns die sog. Oberflächenvergütung, wobei hier technische Maßnahmen zu ergreifen sind, welche die bestehende Oberfläche so verändern bzw. vergüten, dass eine dauerhafte tribologische Beanspruchbarkeit entsteht. Nach unseren Erkenntnissen ist diese Technologie jedoch erheblich kostenintensiver, wobei auch der Fertigungsaufwand entsprechend höher anzusetzen ist.

1.4 Materialien zur Verbesserung des Anwachsverhaltens

Zwei Substanzen zur Verbesserung des Anwachsverhaltens der Knochensubstanz

Problem: Abplatzen der Substanzen vom Trägermaterial sowie „Aufbrauch“

Hier haben sich im Wesentlichen zwei Substanzen bewährt, die meist im sog. Plasmaporeverfahren auf die Träger (hier Hüftschäfte) aufgebracht werden, um ein schnelleres Anwachsen der Knochensubstanz zu bewirken. Ein bisher nicht beherrschbares Problem ist das Abplatzen dieser Substanzen vom Trägermaterial, aber auch der „Aufbrauch“, sodass sich nach absehbarer Zeit die Knochensubstanz dem Trägermaterial gegenüber sieht. U. E. sind diese Maßnahmen insofern fragwürdig, als bei zementfreier Implantationstechnik Titanlegierungen ohnehin ein ausgezeichnetes Anwachsverhalten zeigen und damit diese Technologie entbehrlich erscheint. Lediglich die Anwachsgeschwindigkeit mag bei diesen Beschichtungen größer sein als bei reinen Titanoberflächen, auf Dauer dürfte jedoch das Anwachsen an die Titanoberflächen als stabiler angesehen werden.

Titanlegierungen mit sehr gutem Anwachsverhalten bei zementfreier Implantationstechnik

1.5 Knochenzemente und Zementiertechniken

Wie weiter oben bereits erwähnt, hat die Einführung des Knochenzements (Polymethylmethacrylat, PMMA) durch Charnley die Endoprothetik insoweit revolutioniert, als nunmehr ein Biomaterial zur Verfügung stand, das die dauerhafte Fixation von Prothesenkomponenten möglich machte. PMMA ist ein Kunststoffsystem, das aus zwei Komponenten (Monomerflüssigkeit und Acrylatpulver) besteht und mit diversen Zusatzstoffen versehen ist, um die Gebrauchsfähigkeit den Gegebenheiten anzupassen. Die beiden Komponenten werden intraoperativ vermischt, wobei nach dem Ablauf der sog. Teigzeit eine gut formbare, plastilinähnliche Masse entsteht, die innerhalb eines Zeitfensters (ca. 3–5 Minuten) vor Ort gebracht werden muss.

Knochenzement aus Polymethylmethacrylat

Zwei Komponenten, die intraoperativ vermischt werden und plastilinähnliche Masse bilden

Schnelle Verwendung (3–5 Min.) nötig

Die Aushärtung unter Temperaturentwicklung erfolgt innerhalb von 8–10 Minuten ab Anmischbeginn. Wichtig ist, darauf hinzuweisen, dass während der Aushärtungszeit keine Relativbewegungen zwischen Zement und Implantat erfolgen sollten (etwa ein Hammerschlag oder dergleichen). Es ist auch zu beachten, dass sich keine größeren Zementansammlungen bilden sollen, denn innerhalb dieser entstehen teilweise Temperaturen, die über den Koagulationspunkt des Eiweißes hinausgehen und Thermoschäden verursachen können. In den Anfangszeiten der Zementanwendung wurde die Einbringtechnik noch sehr unterschiedlich gehandhabt, insbesondere erfolgte das Einbringen des Zements in den präparierten Markraum von proximal nach distal. Teilweise wurden hierzu die Finger und oftmals auch stößelartige Gerätschaften benutzt und der Zement in kleinen Portionen eingebracht (z. B. Suppositorientechnik). Mit zunehmender Erkenntnis der Wichtigkeit eines geschlossenen Zementköchers wurde schließlich zur sog. retrograden Spritzentechnik übergegangen, d. h. der Zement wurde mittels Spritze und zugehörigem Verlängerungsschlauch von distal nach proximal appliziert. Nicht nur aus arbeitsmedizinischer Sicht (Monomerdämpfe sind gesundheitsschädlich), sondern auch wegen eines blasenfreien und damit mechanisch stabileren Gemisches wurde zunehmend im Vakuum angemischt. Entsprechende Empfehlungen sind überdies von den Zementherstellern ergangen und haben in entsprechenden Normen ihren Niederschlag gefunden.

Aushärtung unter Temperaturentwicklung innerhalb von 8–10 Min.

Wichtig:

- während Aushärtung keine Relativbewegung zwischen Zement und Implantat
- keine Bildung größerer Zementansammlungen wegen Thermoschäden

Zementeinbringung mittels Spritze und Verlängerungsschlauch von distal nach proximal

Anmischung unter Vakuum (Monomerdämpfe; blasenfreies, mechanisch stabileres Gemisch)

Zahlreiche Zementprodukte mit nur graduellen Unterschieden

Für spezielle Anwendungen Knochenzemente mit angepassten Eigenschaften

Knochenzement unterliegt Degradation

Seit ca. 1975 zementfreie Implantationstechniken

Zwischenzeitlich werden zahlreiche Zementprodukte angeboten, wobei seitens der Anbieter immer wieder auf die besonderen Vorteile verwiesen wird. Die Unterschiede sind u. E. lediglich graduell, da alle im Handel befindlichen Zemente den einschlägigen Normen unterliegen, in denen alle relevanten Parameter festgehalten sind. Für spezielle Anwendungen (z. B. Kyphoplastie) sind heute auch Knochenzemente mit angepassten Eigenschaften erhältlich. Wie alle Kunststoffe unterliegen auch Knochenzemente einer Degradation bzw. Alterung, was mitunter an der Verfärbung revidierter Zementpartien erkennbar ist.

Letztendlich hat diese Eigenschaft der Zemente dazu beigetragen, ab ca. 1975 auch auf die zementfreie Implantationstechniken überzugehen.

1.6 Verwendung der Materialien, wann und wo?

Differenzierte Anwendung der verschiedenen Materialien

Sowohl die lasttragenden als auch die tribologisch beanspruchbaren Materialien, aber auch die Materialien zur Fixation der Komponenten werden heute sehr differenziert angewendet (Tab. 1.4).

Anwendung bestimmter Materialien abhängig von Indikation und Patientenalter

Tab. 1.4: Materialverwendung

Metalle	
Zementfreie Hüftendoprothesenschäfte	primär geschmiedete Titanlegierungen, zum Teil gegossene und geschmiedete CoCrMo-Legierungen
Zementierte Hüftendoprothesenschäfte	gegossene und geschmiedete CoCrMo-Legierungen, zum Teil Titanlegierungen und rostfreie Stähle
Prothesenköpfe	gegossene und geschmiedete CoCrMo-Legierungen; rostfreie Stähle sollten aufgrund der höheren Abriebwerte nicht verwendet werden
Metallische Pfannenschalen	geschmiedetes Reintitan und Titanlegierungen, zum Teil gegossene oder geschmiedete CoCrMo-Legierungen
Pfannengleitschale (Metall-Metall-Gleitpaarung)	geschmiedete CoCrMo-Legierung
Knieendoprothesenkomponenten	gegossene und geschmiedete CoCrMo-Legierungen
Andere Gelenke	gegossene und geschmiedete CoCrMo-Legierungen und geschmiedete Titanlegierungen
Oberflächenbeschichtungen	Reintitan
Kunststoffe als Implantatmaterial	
ISO 5833	Acrylic Resin Cements PMMA
ISO 5834-1	UHMWPE Polyethylene, „powder form“ PE
ISO 5834-2	UHMWPE Polyethylene, moulded form PE

Die Indikationsstellung, das aktuelle, das biologische, aber auch das zu erwartende Alter des Patienten, das letztendlich eine Lebenserwartungsprognose zur Folge hat, bestimmen die Anwendung bestimmter Materialien und entsprechender Implantationstechniken. Patienten, deren Prognose dahin geht, dass mindestens noch eine Revision zu erwarten ist, wird man in aller Regel mit einem zementfreien Implantatsystem versorgen, während bei einem Patienten jenseits des 75. Lebensjahrs davon ausgegangen wird, dass der Primärimplantation keine weiteren folgen werden und daher auch eine CoCrMo-Endoprothese zementiert werden kann.

Patienten mit zu erwartender Revision: zementfreies Implantatsystem

Patienten über 75 Jahre: zementierte Endoprothese

Ein weiterer Aspekt besteht darin, dass Patienten mit zementierten Systemen schneller zu mobilisieren sind und größtenteils der längere Gebrauch von Unterarmgehstützen entfällt. Der Gebrauch dieser Krücken ist bekanntermaßen bei älteren Patienten ohnehin problematisch.

Schnellere Mobilisierung von Patienten mit zementierten Systemen

Die Verwendung unterschiedlicher Materialien wird – wie geschildert – zumindest bei der Hüftendoprothetik nach den eben beschriebenen Kriterien erfolgen. Eine diesbezügliche Auswahl besteht bei der Knieendoprothetik nicht, sieht man von der Modellauswahl im Hinblick auf Stabilisationskriterien einmal ab. Die Verwendung von Knieendoprothesen aus Titanlegierungen stellt wegen allergologischer Probleme nach wie vor eine Sonderindikation dar. Die Entwicklung von Femurkomponenten für Knieendoprothesen aus Zirkonoxidmaterialien oder sog. Mischkeramiken steht noch am Anfang, da hier wegen der erheblichen Zugspannungssituationen mit Brüchen gerechnet werden muss.

Verwendung von Knieendoprothesen aus Titanlegierungen wegen allergologischer Probleme Sonderindikation

1.7 Belastungen des Hüftgelenks in vivo, Rotationsstabilität

Die Materialauswahl für künstliche Hüft- und Kniegelenke und andere Implantate hängt wesentlich von deren Beanspruchung in vivo ab. Während bis 1965 (Pauwels) hierzu lediglich Spekulationen und Vermutungen existierten, konnte man ab diesem Zeitpunkt zumindest auf theoretisch begründete Erkenntnisse zurückgreifen, die zwar von den Skeptikern mitunter infrage gestellt wurden, aber – wie sich 35 Jahre später herausstellte – dennoch im Wesentlichen bestätigt werden konnten. Charnley, der zunächst Endoprothesen aus rostfreiem Stahl verwendete, war immer wieder erstaunt, dass diese sehr stabilen, metallischen Bauteile in vivo Verbiegungen erlitten, die labormäßig fast nicht nachzuvollziehen waren.

Materialauswahl für Hüft- und Kniegelenksendoprothesen sowie andere Implantate von Beanspruchung in vivo abhängig

Mit den bahnbrechenden Arbeiten einer Berliner Arbeitsgruppe um Bergman und Rohlmann konnte 1990 erstmals gezeigt werden, dass die Belastungen des Hüftgelenks erheblich höher sein können als zunächst angenommen. Die Vorstellung, wonach Gelenkkräfte lediglich von Gewichtskräften abhängen müssten, wurde gründlich insofern revidiert, da offenbar der größere Anteil der Belastungen aufgrund reaktiver Muskelkräfte zustande kommt.

Belastungen des Hüftgelenks erheblich höher als angenommen

Belastungen aufgrund reaktiver Muskelkräfte

Ermittelte Belastungen in Prozent des Körpergewichts

Tab. 1.5 zeigt einen Überblick über die ermittelten Belastungen in Prozent des Körpergewichts (BW).

Tab. 1.5: Beanspruchung des Hüftgelenks (resultierende Gelenkkraft)

Stehen		80–100% BW*)
Gehen	< 2 km/h	300% BW
	3 km/h	307–324% BW
	5 km/h	370–430% BW
Joggen	7 km/h	490–500% BW
Stolpern		720–870% BW

*) BW = Körpergewicht

Induktion enormer Belastungen durch unkontrollierte, spontane Bewegungen oder Joggen

Auffallend dürfte in diesem Zusammenhang sein, dass unkontrollierte, spontane Bewegungsabläufe wie etwa Stolpern enorme Kräfte induzieren, die ebenfalls vom endoprothetischen Ersatz toleriert werden müssen. Auch das so populäre Joggen zeitigt Belastungen, die weit über das hinausgehen, was beim normalen Gehen zu verzeichnen ist, insbesondere wenn schlecht gedämpftes Schuhwerk und harter Boden im Spiele sind.

Hohe Rotationsstabilität der Implantatmodelle insbesondere beim Flektieren des Beines erforderlich

Einen sicherlich neueren Aspekt haben diese Untersuchungen zutage gefördert; es ist das Auftreten des sog. Torsionsmoments am coxalen Femurende, das insbesondere beim Flektieren (ca. 90°) des Beines, wie dies beim Treppensteigen der Fall ist, zum Tragen kommt. Die hier ermittelten Werte (teilweise < 40 Nm) sind geeignet, eine wenig rotationsstabile Hüftendoprothese so weit zu beanspruchen, dass es zu Problemen im Verankerungsbereich kommen kann. Diverse wenig rotationsstabile Modelle könnten damit frühzeitige Lockerungen aufweisen. Die Analyse langzeitstabiler Modelle hingegen zeigt systematisch hohe Rotationsstabilitäten.

Daten über Belastung von Kniegelenk, Wirbelsäule und Schultergelenk

Soweit uns Informationen seitens der damit befassten Wissenschaftler aus Berlin bekannt sind, werden in Kürze Daten über die Belastung vom Kniegelenk, der Wirbelsäule und des Schultergelenks vorliegen und entsprechend publiziert werden. Die Messprinzipien – instrumentierte Endoprothesen bzw. Implantate – haben sich offenbar gut bewährt, sodass davon ausgegangen werden muss, dass auch hier noch weitere Erkenntnisse gewonnen werden können. Die hohen Belastungen, wie sie nun nicht mehr nur Spekulation sind, werden weiter die Entwicklung zusätzlicher geeigneter Materialien möglich machen, andererseits jedoch auch die eine oder andere Materialauswahl relativieren, da diese den Anforderungen offenbar nicht gerecht wird.

Wichtig für Materialauswahl und -weiterentwicklung

1.8 Individualprothesen, Robotereinsatz und Navigation

Custom-made-Modell auf Grundlage eines Computertomogramms

Ausgehend von der Idee, ein Prothesenkonzept zu entwickeln, das der individuellen Markraumgeometrie angepasst ist, wurde das sog. Custom-made-Modell in Angriff genommen. Grundlage dieser Methode war die Anfertigung eines Computertomogramms (CT) des zur endoprothetischen Versorgung vorgesehenen Oberschenkels, wobei diese Daten so aufbereitet werden mussten, dass eine Übertragung auf eine spezielle Fräseinrichtung möglich war und somit das individuelle Modell formgetreu gefräst werden konnte.

Formgetreue Fräsung des individuellen Modells

Die erste Generation bediente sich dabei ca. 2–4 mm zur Querachse ausgerichteter Schichten, wie sie aus dem CT zu generieren waren. Nachdem es hier aufgrund der Kerbwirkung in den Übergängen der Schichten mitunter zu Ermüdungsbrüchen gekommen war, wurden die Fräsungen auf eine achsenparallele Anordnung umgestellt. Dieses System findet zwar noch vereinzelt Anwendung, konnte sich aber nicht in größerem Maße behaupten. Dies lag einerseits an der erheblichen Preisdifferenz zu konventionellen Prothesensystemen, aber auch an der Erkenntnis, dass die gefährdete Primär- und Rotationsstabilität über wenige Lagerpunkte im Femurmarkraum durch entsprechend gezielte Markraumpräparation mit abgestimmten Raspelwerkzeugen ebenfalls erreicht werden konnte.

Ursprünglich Verwendung zur Querachse ausgerichteter Schichten

Problem: Ermüdungsbrüche

Später Fräsungen in achsenparalleler Anordnung

- nur vereinzeltes Anwenden wegen Preis und Alternativmethoden

Eine zweite Art, das Custom-made-Prinzip zu realisieren, bestand darin, den Markraum nach Eröffnung zunächst zu reinigen und ihn dann mit einem schnell aushärtenden Kunststoff aufzufüllen. Dieser in wenigen Minuten ausgehärtete Kunststoffabdruck des Markraums wurde anschließend mittels Laser abgescannt und die Daten unmittelbar auf eine Fräseinrichtung übertragen, die aus einem dort eingespannten Rohling die individuelle Prothese anfertigte. Nach kurzer manueller Überarbeitung dieser Prothese und einer Kurzsterilisation wurde die Prothese implantiert. Der eben geschilderte Vorgang nahm, inkl. Sterilisation und manueller Nacharbeit, ca. 30 Minuten in Anspruch, währenddessen die Implantation der acetabulären Komponente vorgenommen wurde. Wegen zu hoher Lockerungsraten hat sich auch dieses System nicht durchsetzen können.

Custom-made-Prinzip über Kunststoffabdruck des Markraums

- Problem: zu hohe Lockerungsraten

Ein ebenfalls gescheitertes modifiziertes Custom-made-System war die Verwendung eines Roboters (Robodoc, Caspar) zur präzisen Ausfräsung des Markraums. Dieses aus den USA stammende, aber von der FDA nicht zugelassene Robotersystem erforderte einen unvergleichlich hohen OP-Aufwand, inkl. einer vorangestellten OP zur Fixierung der Orientierungspins, sowie einen relativ großen Planungsaufwand. Die eigentliche Operation benötigte eine aufwendige, lange Fixierung des Patienten und die exakte Positionierung des Roboters, um die gewünschte Genauigkeit der Ausfräsung zu gewährleisten. Nach immer wieder festgestellten Fehlfräsungen, die insbesondere die Trochanterregion betrafen und dem Patienten teilweise nicht beherrschbare Hinkmechanismen bescherten, wurde dieses System letztlich verlassen, zumal auch OP-Zeiten und Kosten nicht zu tolerieren waren und seitens der geschädigten Patientenschaft massive Regressansprüche gestellt wurden.

Roboter zur präzisen Ausfräsung des Markraums

- sehr hoher OP-Aufwand
- relativ hoher Planungsaufwand
- häufig Fehlfräsungen

Eine weitere Neuerung, die insbesondere in der Kniegelenksendoprothetik inzwischen eine gewisse Verbreitung gefunden hat, ist die Navigation. Diese setzt naturgemäß eine aufwendige, präzise Planung des operativen Vorgehens voraus, was unsererseits durchaus im Sinne der Wiederherstellung der funktionellen Einheit ausdrücklich begrüßt wird. Bekanntermaßen hängt das OP-Ergebnis, vor allem

V. a. in der Kniegelenksendoprothetik Einsatz der Navigation

- aufwendige, präzise Planung

beim Kniegelenk, davon ab, ob z. B. Alignment, Gelenklinie, Bandspannung etc. so rekonstruiert werden, dass damit die noch zu belassenden Strukturen keine Über- oder Unterbeanspruchung erfahren. Die heute auf dem Markt befindlichen und angebotenen Navigationssysteme weisen zwischenzeitlich immer mehr Planungshilfe auf, sodass die präoperative Vorbereitungszeit immer weiter eingeschränkt werden kann.

- moderne Navigationssysteme mit immer mehr Planungshilfen

Alle Systeme sind inzwischen so ausgelegt, dass im Falle eines Versagens die Operation problemlos ohne Navigation weitergeführt werden kann, wobei der Patient keinen Schaden nimmt.

Bei Versagen des Navigationssystems OP auch ohne Navigation

Die Entwicklung der Navigationssysteme schreitet schnell voran, sodass dieses Hilfsmittel in Zukunft weitere Verbreitung finden wird.

1.9 Zusammenfassung und Ausblick

Die Entwicklung des künstlichen Gelenkersatzes im Verlauf der letzten 50 Jahre hat für die betroffenen Patienten ein großes Maß an Nutzen erbracht. Nicht umsonst werden in Deutschland z. Zt. nahezu 220.000 bis 250.000 Hüftendoprothesen implantiert. Die Implantation von Knieendoprothesen zeigt ebenfalls enorme Zuwachsraten.

Derzeit Implantation von ca. 220.000–250.000 Hüftendoprothesen pro Jahr

Enorme Zuwachsraten bei Implantation von Knieendoprothesen

Das zentrale Problem der endoprothetischen Versorgung stellt nach wie vor die sog. aseptische Lockerung der Komponenten dar, deren Ursache multifaktoriell und im Grunde noch nicht endgültig bekannt und erforscht ist.

Zentrales Problem: aseptische Lockerung

Für den Fall einer notwendigen Revision stehen heute zwar zahlreiche sog. Revisionsmodelle zur Verfügung, deren Verweilzeit jedoch – zumindest statistisch – die des Primärimplantats nicht erreicht.

Zahlreiche Revisionsmodelle, aber kürzere Verweilzeit

Ein weiteres Problem stellt in zunehmendem Maße die Allergie dar, insbesondere die Nickelallergie, von der immer mehr Patienten betroffen sind und auf die selbstverständlich Rücksicht genommen werden muss. Sie steht im Vordergrund, gefolgt von allergischen Reaktionen auf Knochenzementbestandteile und seltene Legierungsbestandteile.

Weiteres Problem: Allergien, v. a. Nickelallergie

Hier bieten sich insofern Auswege, als auf zementfreie Titanprothesen ausgewichen werden kann, wobei jedoch – wie oben beschrieben – tribologische Probleme möglich sind.

Ausweichen auf zementfreie Titanprothesen

Eine vor ca. zwei Jahren gegründete Arbeitsgruppe hat sich gemeinsam mit der allergologischen Abteilung der Dermatologischen Klinik der Ludwig-Maximilians-Universität München zum Ziel gesetzt, die Frage zu bearbeiten, inwiefern der heute übliche Hautoberflächen-Patch-Test mit einem allergischen Geschehen um ein Implantat in Einklang zu bringen ist oder ob hier völlig differente Mechanismen erkennbar sind. Die Bearbeitung dieser Materie hat sich als äußerst schwierig erwiesen, sodass in absehbarer Zeit keine verwertbaren Erkenntnisse zu erwarten sind.

Als Letztes sei noch ein Ausblick gestattet.

Die Vorstellung, eines Tages künstliche, vor allem metallische Implantate ad acta legen zu können, hat insofern eine gewisse Berechtigung, als z. Zt. nicht nur entsprechende biologisch orientierte Universitätslabors, sondern vor allem auch die große Pharmaindustrie mit Hochdruck an biologischen Lösungen arbeiten. Die Knorpelforschung dürfte hier Vorreiter sein, gefolgt von gentechnologischen Überlegungen mit Stammzellen sowie zellbiologischen und molekularbiologischen Zielrichtungen, die letztendlich die Wiederherstellung von Knorpel und knöchernen Strukturen in vivo ermöglichen sollen.

In Zukunft möglicherweise biologische Lösungen (Wiederherstellung von Knorpel und knöchernen Strukturen; Einsatz von Stammzellen)

Womöglich ist in naher Zukunft die Implantation eines künstlichen Gelenks entbehrlich, weil biologische Methoden zur Verfügung stehen und damit Probleme wie aseptische Lockerung, Ermüdungsbrüche oder erhöhter Partikelanfall der Vergangenheit angehören.

Es sollte dennoch nicht vergessen werden, dass die Implantation eines künstlichen Hüftgelenks heute zu den erfolgreichsten chirurgisch-orthopädischen Therapiemaßnahmen gezählt werden darf, die es je in diesem Bereich gegeben hat.

Hüftgelenkimplantation eine der erfolgreichsten chirurgisch-orthopädischen Therapiemaßnahmen

Literatur

Charnley J. Low friction arthroplastry of the hip. Theory and practice. Berlin, Heidelberg, New York: Springer-Verlag, 1979.

Charnley J. Acrylic cement in orthopaedic surgery. Edinburgh, London: E & S Livingstone, 1970.

Ungethüm M, Plitz W. Implantate und Biomaterialien, Normung und Prüfung. In: Wirth CJ, ed. Praxis der Orthopädie. Band II: Operative Orthopädie. Stuttgart, New York: Thieme Verlag, 2001:21–46.

2 Pathologien nach Implantation von Endoprothesen

V. Krenn

2.1 Einleitung

Die Standzeit von Endoprothesen großer Gelenke hat in den letzten Jahrzehnten zugenommen. In einer nordamerikanischen Studie wurde eine Zehn-Jahres-Prothesenstandzeit (Hüftendoprothesen) von 94% ermittelt, europäische Daten weisen eine Zehn-Jahres-Prothesenstandzeit von etwa 90% auf.

Zehn-Jahres-Hüftprothesenstandzeit von etwa 90% in Europa

Aus Sicht des Pathologen ergeben sich ätiologisch drei Erkrankungsgruppen für die Pathologie der Endoprothese, die zu einer Reduktion der Prothesenstandzeit führen:

Drei Erkrankungsgruppen reduzieren Standzeit:

1. die periprothetische Partikelerkrankung (sogenannte aseptische Lockerung),
2. die Infektion und
3. die Arthrofibrose.

- aseptische Lockerung
- Infektion
- Arthrofibrose

Da sich die Arthrofibrose pathogenetisch von der Partikelerkrankung und der Infektion unterscheidet, wird sie am Ende des Beitrages beschrieben.

2.2 Periprothetische Partikelerkrankung und Infektion

Formalpathogenetisch bedingen Abriebpartikel, Polyethylen, Zement, Keramik oder Metall eine Makrophagenaktivierung und Freisetzung von Mediatoren, die zu periprothetischen Osteolysen führen. Neben dieser sogenannten aseptischen Lockerung stellt die infektiöse (sogenannte septische Lockerung) ein wesentliches Problem der Endoprothetik dar. Während des operativen Eingriffes kann eine minimale bakterielle Kontamination erfolgen. In Abhängigkeit von der Keimquantität werden klinisch zwei Verlaufsformen unterschieden:

Aseptische Lockerung durch Abriebpartikel, Polyethylen, Zement, Keramik, Metall

Infektion Ursache der septischen Lockerung

1. Schon kurz nach der Implantation kann sich aufgrund hoher Keimquantität oder reduzierter Infektabwehr ein florides infektiöses Krankheitsbild entwickeln, welches klinisch und histopathologisch kein diagnostisches Problem darstellt.
2. Eine geringe bakterielle Kontamination kann auch postoperativ nicht apparent werden (sog. Minimalinfektion oder Low-grade-

Floride Infektion kurz nach Implantation durch minimale bakterielle Kontamination

Selektion von small colony variants durch gentamicinhaltigen Knochenzement

Infektion). Gentamicinhaltiger Polymethylmethacrylat-(PMMA-) Knochenzement kann die Selektion von bestimmten Staphylococcus-aureus-Stämmen, den sogenannten small colony variants, begünstigen. Diese sind insbesondere bei chronisch persistierenden Infektionen beschrieben und stellen auch in der Mikrobiologie ein diagnostisches Problem dar, da sie erst nach etwa 48 Stunden Kolonien bilden.

Septische Lockerung auch durch sekundäre Infektion

Als zweiter pathogenetischer Weg einer septischen Lockerung ist beschrieben, dass eine primär keimfrei implantierte Prothese im Rahmen einer Bakteriämie, wie sie z. B. nach Zahnextraktion auftreten kann, sekundär (hämatogen) infiziert wird.

2.3 Histopathologische Diagnostik

Periprothetische Membran histopathologisches Substrat der Prothesenlockerung bei septischer und aseptischer Lockerung

Bei der aseptischen als auch bei der septischen Prothesenlockerung stellt eine saumartige Gewebeschicht, die periprothetische Membran (zwischen Knochen und Prothese), das histopathologische Substrat der Prothesenlockerung dar.

Knochendefekte in insuffizienten Endoprothesen durch zelluläre/osteolytische Prozesse in periprothetischer Membran und Implantatbewegungen

Bei suffizienten Prothesen besteht eine wesentlich schmalere periprothetische Membran, deren Dicke im Femurschaftbereich von 0,1 bis 0,3 mm und im Acetabulumlager mit zunehmender Prothesenstandzeit bis über 1,0 mm beträgt. Die zellulären/osteolytischen Prozesse innerhalb der periprothetischen Membran und die Bewegungen des Implantates sind dafür verantwortlich, dass insuffiziente Endoprothesen einen mehr oder weniger großen Knochendefekt aufweisen können.

Informationen über Ätiologie der Insuffizienz und Standzeit durch resezierte periprothetische Membran

Die bei der Revisionsoperation resezierte periprothetische Membran ist die Grundlage für eine standardisierte histopathologische Begutachtung, die wichtige Informationen über die Ätiologie der Endoprotheseninsuffizienz und Standzeit der Endoprothese liefert.

2.3.1 Bedeutung der periprothetischen Membran und der Neogelenkkapsel (Neosynovialitis) für die histopathologische Diagnostik

Bildung einer Neokapsel um das künstliche Gelenk

Die periprothetische Membran im eigentlichen Sinn befindet sich in der sogenannten Interfaceregion zwischen Knochen und Prothese bzw. Knochen und Zement. Von diesem Gewebe abzugrenzen ist die Neokapsel, die sich um das künstliche Gelenk herum bildet. Diese Neokapsel besitzt zwar auch Kontakt zur Prothese, aber nicht zum Knochen, und kann indirekt für die Osteolysen der Prothesenlockerung verantwortlich sein.

Ähnliche histologische Veränderungen in periprothetischer Membran und Neokapsel

Die Neokapsel hat jedoch eine diagnostische Bedeutung: Aus Literaturdaten geht hervor, dass der Neogelenkraum mit dem periprothetischen Raum kommuniziert. Auf Basis dieses Befundes wird angenommen, dass sich die histologischen Veränderungen bei einem Patienten in beiden Geweben ähnlich sind.

Neokapsel bei bioptischer Probenentnahme, periprothetische Membran nur bei Prothesenwechsel zugänglich

Die Neokapsel bietet den diagnostischen Vorteil, dass sie bei einer bioptischen Probenentnahme zugänglich ist, während die eigentliche periprothetische Membran nur im Falle eines Prothesenwechsels histologisch untersucht werden kann.

Klassifikationsvorschlag sowohl für periprothetische Membran als auch für Neokapsel

Der Klassifikationsvorschlag für die periprothetische Membran bezieht sich somit sowohl auf die Neokapsel (Neosynovialitis) als auch auf die periprothetische Interfacemembran.

Bisher zielten die Fragen an den Pathologen darauf ab, ob ein infektiöses Geschehen (septische Lockerung) vorlag oder nicht. Fand sich kein typisches Bild einer infektiösen Lockerung, so wurde dies als eine aseptische Lockerung klassifiziert. Teilweise wird synonym der Begriff der Partikelkrankheit verwendet.

Ein allgemein von Orthopäden, Unfallchirurgen und Pathologen akzeptiertes histopathologisches Klassifikationssystem (sog. Konsensus-Klassifikation der periprothetischen Membran) wurde in den letzten Jahren entwickelt und wird in dieser Übersichtsarbeit vorgestellt. Diese Klassifikation ermöglicht eine standardisierte Diagnostik der periprothetischen Membran im diagnostischen orthopädisch-pathologischen Alltag für die Ätiologie der Prothesenlockerung.

Infektiöses Geschehen = septische Lockerung

Kein infektiöses Bild = aseptische Lockerung, Partikelkrankheit

Histopathologisches Klassifikationssystem erlaubt standardisierte Diagnostik der periprothetischen Membran

2.3.2 Konsensus-Klassifikation der periprothetischen Membran

Periprothetische Membran vom abriebinduzierten Typ (Typ I). Histologische Kriterien: Histologisch besteht ein mehrheitlich aus Makrophagen und multinukleären Riesenzellen zusammengesetztes Infiltrat (Abb. 2.1). Größere Polyethylen-(PE-)Partikel ab etwa 5 μm^2 finden sich eher in multinukleären Riesenzellen, während kleinere PE-Partikel von etwa 2 μm^2 in Makrophagen gefunden werden. Diese beiden Zellformen nehmen zusammen mehr als 20 % der Fläche der Membran ein. Vereinzelt sind Lymphozyten nachweisbar. Der höchste Anteil bzw. die höchste Flächendichte von Makrophagen/multinukleären Riesenzellen findet sich oft an der Oberfläche der periprothetischen Membran (Abb. 2.2).

Periprothetische Membran vom abriebinduzierten Typ (Typ I) mit Infiltrat aus:
- Makrophagen
- multinukleären Riesenzellen
- vereinzelt Lymphozyten

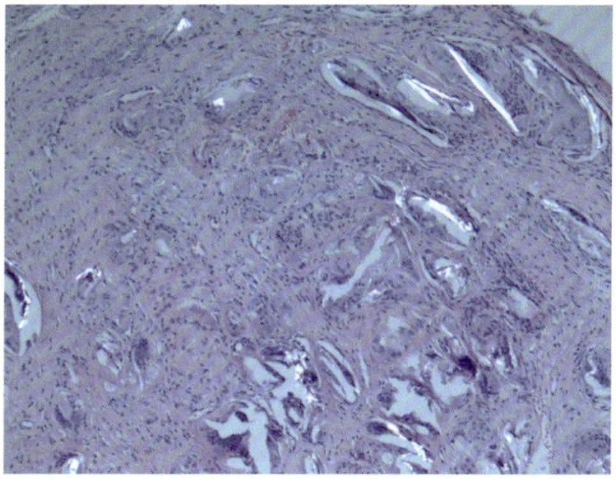

Abb. 2.1: Histologischer Befund (HE) einer Typ-I-Membran (abriebinduzierter Typ): multinukleäre Riesenzellen und leere Hohlräume (herausgelöste Abriebpartikel) sowie polarisationsoptisch doppelbrechende Polyethylen-Partikel

Anforderungen an die Qualität des implantierten Materials. Nach dem derzeitigen Kenntnisstand beeinflussen im Wesentlichen drei Faktoren den Typus der periprothetischen Membran:

Faktoren, die den Typus der periprothetischen Membran beeinflussen

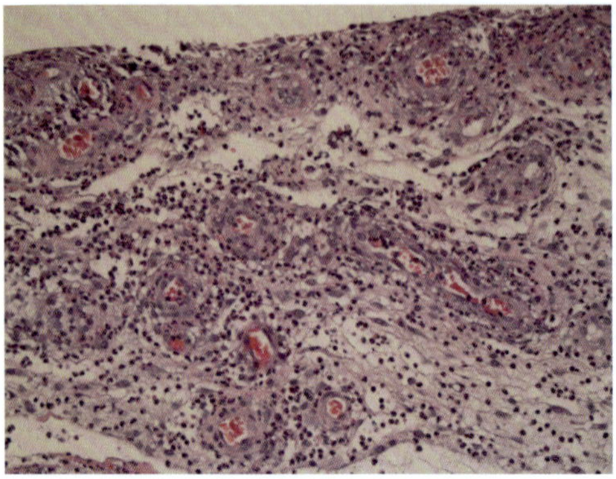

Abb. 2.2: Histologischer Befund (HE) einer Typ-II-Membran (infektiöser Typ): Granulationsgewebe aus Kapillarproliferaten und gruppiert gelagerten Granulozyten (sogenannte Mikroabszesse)

1. Quantität und Qualität der Abriebpartikel,
2. Zugangsmöglichkeiten der Partikel zum Implantat-Knochen-Interface,
3. biologische Reaktion auf das Abriebmaterial.

Unterschiedliche Abriebpartikel In Abhängigkeit von verwendeter Gleitpaarung

In Abhängigkeit von der Art der verwendeten Gleitpaarung unterscheiden sich die Abriebpartikel in Qualität, Quantität und Größe. Die Zahl der freigesetzten Partikel kann bei einer üblichen Polyethylen/Metall-Gleitpaarung sehr hoch sein. Experimentelle Daten weisen darauf hin, dass bei einem „Schritt" bis zu 500.000 Partikel entstehen und freigesetzt werden. Die pathogenetische Bedeutung der Partikelfreisetzung hängt jedoch sehr vom Ausmaß der lokalen Entzündungsreaktion ab.

2.3.3 Histologische Charakterisierung des Abriebmaterials

Polyethylenpartikel
- Form länglich bizarr
- starke größenabhängige polarisationsoptische Doppelbrechung
- sehr kleine Partikel mittels Öl-Rot-Färbung detektierbar

Polyethylenpartikel (PE-Partikel). Diese sind, unabhängig davon, ob es sich um UHMWPE, PoyII, Hylamer oder um sog. „highly cross linked polyethylene" (HCLP, XLPE) handelt, länglich und bizarr geformt. Sie zeigen einen leichten bunten Schimmer und in Abhängigkeit von der Größe eine starke polarisationsoptische Doppelbrechung (Abb. 2.2). Große Partikel (bis mehrere mm) sind häufig aus dem Gewebe herausgerissen. PE-Partikel können sehr klein (< 1 µm) und dann auch polarisationsoptisch nicht mehr darstellbar sein; sie sind mittels Öl-Rot-Färbung detektierbar. In Betracht zu ziehen ist, dass intrazelluläre Lipidtropfen in Makrophagen ebenfalls angefärbt werden und eine Fehlinterpretation nur durch eine kritische Zusammenschau von polarisationsoptischer Analyse, HE- und Öl-Rot-Histologie vermieden werden kann.

Metallabrieb

Metallabrieb. Metallischer Abrieb (Titan, Eisen, Kobalt, Chrom, Molybdän) imponiert in Form von kleinsten runden oder scharfkantigen schwarzen Partikeln und zeigt eine gelbliche Doppelbrechung in der polarisationsoptischen Analyse. Vereinzelt kommen auch größere, ebenfalls schwarze scharfkantige Partikel vor. Obwohl beschrieben wurde, dass Eisenabrieb in der Berliner-Blau-Reaktion zu einem bläulichen Schleier in Makrophagen führen kann, ist diese Färbung keine geeignete Methode zum Nachweis von Metallabrieb, da es sich bei Letzterem um sogenannte „Nichteisenmetalle" handelt. Vielmehr können – ausschließlich – durch die Berliner-Blau-Färbung Hämosiderindepositionen erkannt und somit als metallisches Abriebmaterial ausgeschlossen werden.

- kleinste runde oder scharfkantige schwarze Partikel
- gelbliche Doppelbrechung
- kein Nachweis von Metallabrieb mit Berliner-Blau-Reaktion

Metallabrieb-Partikel sind aufgrund des geringen Durchmessers in sämtlichen Kompartimenten der periprothetischen Membran nachweisbar. In seltenen Fällen können Abriebpartikel auch in den regionalen Lymphknoten nachgewiesen werden und klinisch das Bild eines Lymphoms oder einer Lymphadenitis imitieren. Metallische Partikel sind intrazellulär lokalisiert; ultrastrukturell sind sie innerhalb von Phagolysosomen nachweisbar.

- in allen Kompartimenten der periprothetischen Membran nachweisbar
- intrazellulär lokalisiert

Knochenzementfragmente (PMMA). Knochenzementpartikel zeigen ein in Abhängigkeit von der Partikelgröße basophiles, oft trauben- oder maulbeerförmiges Muster, in der Polarisationsoptik eine geringe Doppelbrechung oder werden bei der Anfertigung der Schnitte herausgebrochen und hinterlassen optisch leere Hohlräume. PMMA werden Kontrastmittelkörnchen aus Zirkondioxyd oder Bariumsulfat beigegeben, die einen Durchmesser von 0,5 bis 2 µm haben und häufig Konglomerate bilden. Sie sind rund-oval, gelb-bräunlich und zeigen eine weiße Doppelbrechung. Wie in anderen Kapiteln des Buches dargelegt, wird je nach Indikation eine zementierte Endoprothese eingesetzt. Zementpartikel sind in geringer Quantität auch bei suffizienten Endoprothesen nachweisbar.

Knochenzementpartikel
- basophiles, trauben- oder maulbeerförmiges Muster
- geringe Doppelbrechung
- Konglomeratbildung mit beigegebenen Kontrastmittelkörnchen

In einzelnen Zentren werden Schnellschnittuntersuchungen zur intraoperativen Abklärung einer möglichen bakteriellen Infektion durchgeführt. Knochenzement zeigt sich unter Schnellschnittbedingungen als ein scholliges, globuläres Material mit glasartiger Schnittqualität.

- Schnellschnitt: scholliges, globuläres Material mit glasartiger Schnittqualität

Keramikpartikel. Polygonale Keramikpartikel weisen eine Größe von 0,5 bis 10 µm auf und sind zumeist gelb-weißlich bis bräunlich mit einem auffälligen dunklen Rand. Ihre Doppelbrechung ist, je nach Orientierung ihrer kristallinen Struktur, von unterschiedlicher Intensität. Die heute mehrheitlich als Keramik-UHMWPE (ultrahochmolekulares Niederdruckpolyethylen) oder als Keramik-Keramik-Gleitpaarung eingesetzten Prothesen basieren mehrheitlich auf einer Al_2O_3-Keramik. Wesentlich seltener gelangen die neueren Zirkonoxid-Keramiken mit Zusatz von Yttriumoxid zum Einsatz.

Keramikpartikel
- meist gelb-weißlich bis bräunlich mit einem auffälligen dunklen Rand
- Doppelbrechung abhängig von Kristallstruktur

Die periprothetische Membran vom Typ I zeigt wesensmäßig einen gleichartigen Aufbau wie bei Polyethylen- und Metallabrieb. Im Allgemeinen liegt die mittlere Keramikpartikelgröße bei etwa 0,2 µm.

Periprothetische Membran vom Typ I

- gleicher Aufbau wie bei Polyethylen- und Metallabrieb
- Partikeldichte in Makrophagen deutlich höher als in extrazellulärer Region
- graubraun bis schwarz
- selten Fremdkörperriesenzellen

Histopathologisch stellen sich diese Partikel, die nur ausnahmsweise (z. B. bei Prothesenbrüchen) nachweisbar sind, mit einer Größe von etwa 5 µm dar. Die Partikeldichte ist in den Makrophagen deutlich höher als in der extrazellulären Region. Die Partikel sind durch eine graubraune bis schwarze Farbe charakterisiert; dies kann eine Abgrenzung zu metallischem Abrieb erschweren. In einzelnen Fällen findet sich eine gelblich-weiße Doppelbrechung in der Peripherie der Partikel. Relativ selten (im Vergleich zu Polyethylen) finden sich Fremdkörperriesenzellen.

Die Qualität und Quantität der Abriebpartikel sollten im histopathologischen Befund berücksichtigt werden.

2.4 Fibrinoide Nekrosen

Fibrinoide (meist abriebinduzierte) Nekrosen in Typ-I-Membran

In unterschiedlichem Ausmaß stellen sich fibrinoide Nekrosen in der Typ-I-Membran dar. In den Nekrosen finden sich zumeist Abriebpartikel (sog. abriebinduzierte Nekrosen), weshalb auch nekrotische Areale polarisationsoptisch untersucht werden. Eine Abgrenzung zu infektiösen Granulomen ist histopathologisch oft eindeutig möglich, bei mykobakteriellem Infektionsverdacht ist eine PCR-analytische Abklärung des Gewebes erforderlich.

2.5 Hypersensitivitätsreaktionen

Allergische Reaktion auf Implantatmaterialien nur in bestimmten Typ-I-Membranen wahrscheinlich

Eine sogenannte allergische Reaktion (Hypersensitivitätsreaktion, Typ-4-Reaktion) auf Implantatmaterialien ist nur in jenen Typ-I-Membranen sehr wahrscheinlich, in denen eine Metall/Metall-Paarung älterer Generation vorliegt und eine ausgeprägte lymphozytäre/lymphofollikuläre entzündliche Infiltration besteht. In der Literatur sind drei unterschiedliche lymphozytäre Infiltrationsmuster beschrieben.

Drei unterschiedliche lymphozytäre Infiltrationsmuster

1. ein diffuses Muster, bestehend prädominant aus Lymphozyten sowie einzelnen Plasmazellen,
2. ein perivaskuläres lymphozytäres Infiltrationsmuster mit Makrophagen und Plasmazellen sowie ein
3. sogenanntes exzessives lymphozytäres Infiltrat mit follikelartiger Anordnung der lymphoiden Zellen. Es sind auch keimzentrumsähnliche lymphatische Aggregate mit erhöhtem Proliferationsindex beschrieben.

Bedeutung der Infiltrate für Hypersensitivitätsreaktion unklar

Die Bedeutung dieser Infiltrate im Hinblick auf eine Hypersensitivitätsreaktion ist letztendlich nicht sicher geklärt. Es ist jedoch davon auszugehen, dass Fälle mit einem sog. exzessiven lymphozytären Infiltrat als eine Überempfindlichkeitsreaktion (Hypersensitivitätsreaktion) auf Implantatmaterialien zu interpretieren sind.

Interdisziplinäre Diagnostik einer Hypersensitivitätsreaktion empfohlen

Die Diagnostik einer Hypersensitivitätsreaktion sollte interdisziplinär (Dermatologen, Allergologen, Immunologen) gestellt werden, da trotz Immunphänotypisierung des lymphozytären Infiltrates periprothetischer Membranen die pathogenetische Relevanz allogener

CD3-positiver Lymphozyten im Gewebe nicht vollständig geklärt ist. Eine exzessive lymphozytäre/plasmazelluläre Infiltration in einer Typ-I-Membran ist folglich nur im Kontext der klinischen Befunde sinnvoll zu interpretieren, da keine histopathologisch spezifischen Marker für allergiespezifische T-Lymphozyten existieren.

Keine histopathologisch spezifischen Marker für allergiespezifische T-Lymphozyten

2.5.1 Periprothetische Membran vom infektiösen Typ (Typ II)

Histopathologisch kann zwischen einer Minimalinfektion (sog. Low-grade-Infektion) und einer ausgeprägten, zum Teil abszedierenden oder phlegmonösen Entzündungsform (Abb. 2.2) unterschieden werden. Das Bild der Low-grade-Infektion zeichnet sich durch eine uncharakteristische, chronisch granulierende Entzündung mit Fibroblasten, reaktiven Gefäßproliferaten, chronischem Ödem und einem entzündlichen Infiltrat aus neutrophilen Granulozyten und oft auch Plasmazellen in Nachbarschaft von kleinen Lymphozytenaggregaten aus. Multinukleäre Riesenzellen und Makrophagen sind nur vereinzelt nachweisbar.

Periprothetische Membran vom infektiösen Typ (Typ II)

Low-grade-Infektion: uncharakteristische, chronisch granulierende Entzündung

Die eigentliche diagnostische Bedeutung kommt den neutrophilen Granulozyten zu, die oft eine gruppierte Lagerung (sog. Mikroabszesse) zeigen. In einer großen Studie an 602 Patienten wurde ermittelt, dass die histologische Diagnose einer periprothetischen Infektion am besten mit klinischen und mikrobiologischen Befunden korreliert, wenn mindestens ein neutrophiler Granulozyt pro Gesichtsfeld bei 400-facher Vergrößerung (high-power-field, HPF) in je mindestens 10 HPF nachgewiesen werden kann. Hierbei ergaben sich eine sehr gute Sensitivität von 100 % und Spezifität von 97 %, weshalb dieses Kriterium für die vorliegende Studie übernommen wurde.

Neutrophile Granulozyten von eigentlicher diagnostischer Bedeutung

2.5.2 Periprothetische Membran vom abriebinduzierten und infektiösen Typ (Mischtyp, Typ III)

Dieser Typ stellt eine Kombination der Typen I und II dar. Folglich finden sich sowohl Kennzeichen der abriebinduzierten Fremdkörperreaktion als auch ein granulozytenreiches Infiltrat/Granulationsgewebe.

Periprothetische Membran vom abriebinduzierten und infektiösen Typ (Mischtyp, Typ III): Kombination der Typen I und II

2.5.3 Periprothetische Membran vom indifferenten Typ (nicht abriebinduziert, nicht infektiös, Typ IV)

Dieser Membrantyp zeigt weder die Kennzeichen der Typ-I-, Typ-II- noch der Typ-III-Membran: Histologisch stellt sich zellarmes, kollagenfaserreiches Bindegewebe dar, dessen Oberfläche von einer synovialisähnlichen Deckzellschicht begrenzt wird (Abb. 2.3). Neutrophile Granulozyten kommen nur vereinzelt im Bereich der Fibrinauflagerungen vor. Im HE-Präparat/polarisationsoptisch lassen sich keine Fremdmaterialablagerungen nachweisen. Die Ätiologie dieses Membrantypes ist noch nicht definitiv geklärt und hat mehrere Ursa-

Periprothetische Membran vom indifferenten Typ

- zellarmes, kollagenfaserreiches Bindegewebe
- Oberfläche mit synovialisähnlicher Deckzellschicht

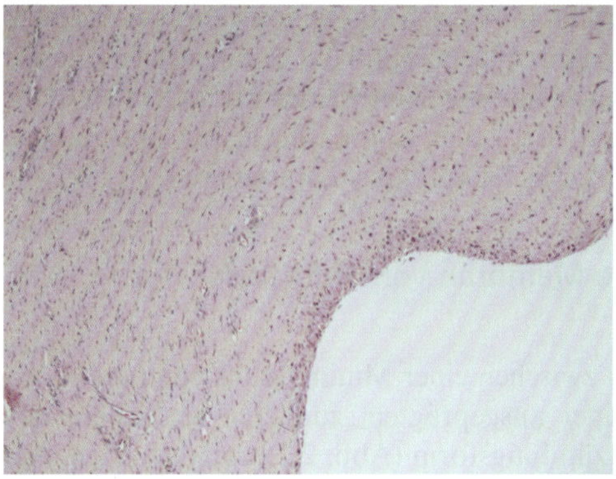

Abb. 2.3: Histologischer Befund (HE) einer Typ-IV-Membran (indifferenter Typ): faserreiches Bindegewebe mit synovialisähnlicher Zelllage, kein Nachweis von Abriebpartikeln sowie keine histologischen Kennzeichen einer bakteriellen Infektion

- keine Fremdmaterial-ablagerungen
- Ätiologie nicht klar

chen. Neben primärer mechanischer Instabilität kommen Brüchigkeit des knöchernen Implantatlagers (z. B. Osteoporose) sowie eine nicht optimale Implantatposition in Betracht.

2.6 Reproduzierbarkeit der Typisierung

Sehr hohe Reproduzierbarkeit der Typisierung

In der ersten Fassung der Konsensus-Klassifikation erfolgte die Auswertung von 245 Fällen durch zwei Untersucher. Die klinischen Diagnosen waren den Pathologen nicht bekannt (Einfach-Blind-Untersuchung). In 232 Fällen gelangten beide Befunder zum gleichen Typisierungsergebnis. Die Reproduzierbarkeit (sog. inter-observer reliability) betrug 95 %. Da die vier Typen nicht gleich häufig verteilt waren, war zur Beschreibung der inter-observer reliability der intraclass correlation coefficient (ICC) geeignet. Er betrug für die beiden Untersucher ICC = 0,840, Signifikanzniveau $p < 0{,}001$. In sieben der 13 diskrepanten Fälle bestand Uneinigkeit, ob eine Probe beurteilbar war oder als nicht beurteilbar einzustufen sei. Nur dreimal bestand eine Diskrepanz zwischen einer Einstufung als abriebinduzierter bzw. indifferenter Typ, und je einmal herrschte Uneinigkeit zwischen Typ I und II, Typ I und III beziehungsweise Typ II und III.

2.7 Prothesenstandzeit und periprothetische Membrantypen

Aussage über mittlere Standzeit der Endoprothese über Typisierung möglich

Ein wesentlicher diagnostischer Aussagewert der Typisierung besteht in der Möglichkeit, eine Aussage über die mittlere Standzeit der Endoprothese zu treffen (Abb. 2.4). Die Standzeit der Prothesen bei Patienten mit einer Typ-I-Membran betrug 12,0 Jahre, bei Patienten mit einer Typ-II-Membran 2,5 Jahre, bei Patienten mit einer Typ-III-Membran 4,2 Jahre und bei Patienten mit einer Typ-IV-Membran 5,5 Jahre (Abb. 2.4). Die Unterschiede in den Standzeiten der ver-

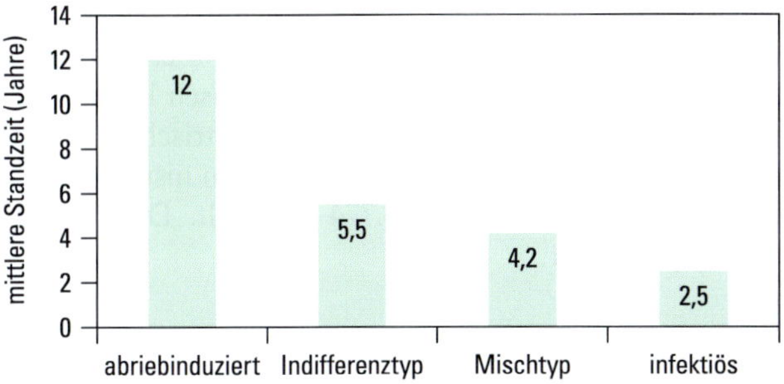

Abb. 2.4: Mittlere Prothesenstandzeit der histopathologischen Typen gemäß der Konsensus-Klassifikation

schiedenen histopathologischen Typen waren signifikant (p = 0,004, ANOVA-Test).

2.8 Periprothetische Membrantypen und Zementierung

Unterschiedliche Häufigkeit der periprothetischen Membrantypen bei zementierten und unzementierten Prothesen

Bei den unzementierten Prothesen betrug der Anteil des histologischen Typs I 51 %, bei den zementierten hingegen 71 %. Eine Membran vom infektiösen Typ fand sich in 20 % sowohl der zementierten als auch der unzementierten Prothesen. Eine Membran vom Mischtyp wurde in 2 % der zementierten und in 10 % der unzementierten Fälle diagnostiziert. Eine Membran vom Indifferenztyp konnte in 6 % der zementierten und 18 % der unzementierten Prothesen nachgewiesen werden.

2.9 Mikrobiologischer Befund und periprothetische Membrantypen

Häufigste Erreger in periprothetischen Membranen:

- Staphylococcus epidermidis
- Staphylococcus aureus
- Propionibacterium acnes

In der Erstfassung der Konsensus-Klassifikation lag in 33,9 % der Fälle ein mikrobiologischer Befund vor (62/183). Es gab 54 Fälle von Infektionen mit einem einzigen nachgewiesenen Erreger und acht Mischinfektionen mit zwei (n = 7) beziehungsweise drei (n = 1) verschiedenen Erregern. Der häufigste charakterisierte Erreger war Staphylococcus epidermidis. Staphylococcus aureus trat ebenfalls vielfach auf: in 14 Fällen einfach (davon zweimal als MRSA) und in drei Fällen von Mischinfektionen. Insgesamt wurden in 45 Fällen Vertreter der Staphylococcus-Spezies nachgewiesen. In mehreren Fällen wurden außerdem Propionibacterium acnes (n = 10) und verschiedene Streptokokken (n = 5) gefunden.

Hohe Korrelation des mikrobiologischen Befundes mit Konsensus-Klassifikation

Von 183 Fällen, in denen ein mikrobiologischer Befund vorlag, waren neun Fälle histologisch nicht beurteilbar. Von den verbliebenen 174 Fällen korrelierte der mikrobiologische Befund mit der Klassifikation (mikrobiologischer Keimnachweis plausibel bei histologischen Typen II und III) in 155 Fällen (89 %). Neunmal war die Histologie falsch negativ im Vergleich zur Mikrobiologie: In drei Fällen wurde histologisch eine Typ-I- und in sechs Fällen eine Typ-IV-Membran diagnostiziert, obwohl mikrobiologisch Keime nachgewiesen wurden.

Korrelationskoeffizient zwischen histologischer und mikrobiologischer Diagnose: 0,774.

Zehnmal war die Histologie falsch positiv gegenüber der Mikrobiologie: Sechsmal bestand histologisch eine Typ-II-Membran und viermal eine Typ-III-Membran, obwohl mikrobiologisch keine Erreger nachgewiesen wurden. Mittels des nichtparametrischen Spearman-Rhos wurde ein Korrelationskoeffizient zwischen histologischer und mikrobiologischer Diagnose von 0,774 ermittelt. Das Signifikanzniveau betrug $p < 0{,}001$.

2.10 Bedeutung der histopathologischen Konsensus-Klassifikation für den Orthopäden/Unfallchirurgen

2.10.1 Standardisierte histopathologische Diagnostik

Klassifikation ermöglicht standardisierte, eindeutige Diagnostik

Eingeschränkte Aussagekraft der mikrobiologischen Untersuchung z. B. durch zu kurze Bebrütungszeit oder Kontamination des Probenmaterials

Die hohe Übereinstimmung der Diagnosen von zwei verschiedenen Untersuchern der Fälle zeigt, dass die Klassifikation eine standardisierte, eindeutige Diagnostik ermöglicht. Die Diskrepanz zwischen mikrobiologischem und histologischem Befund in 11 % der Fälle wirft die Frage auf, welche Untersuchungsmethode die höhere Sensitivität und Spezifität aufweist. Falsch negative mikrobiologische Befunde können durch eine kurze Bebrütungszeit entstehen, falsch positive durch eine Kontamination des Probenmaterials. Die dadurch eingeschränkte Aussagekraft der mikrobiologischen Untersuchung wird in mehreren Arbeiten hervorgehoben. Um eine in Bezug auf eine Infektion falsch negative histologische Diagnose zu vermeiden, ist es notwendig, das Material möglichst vollständig einzubetten, um kein infektiöses Areal zu übersehen.

Lange Standzeit:
- meist Typ-I-Membran
- seltener Typ-II-Membran

Die Annahme, dass nach langer Standzeit vorwiegend der Prothesenabrieb für eine Lockerung verantwortlich ist, wird durch die Prädominanz der Typ-I-Membran belegt. Seltener wird bei langen Standzeiten die Typ-II-Membran diagnostiziert. Dies bedeutet, dass Prothesen auch nach mehr als zehn Jahren nicht aufgrund einer abriebinduzierten Pathogenese, sondern wegen einer Low-grade-Infektion ausgetauscht wurden. Laborchemisch (C-reaktives Protein, Leukozytose) bleiben diese Infektionen oft stumm; erst durch die histopathologische Diagnose einer Typ-II-Membran wird die Pathogenese evident.

Schnelle Diagnose einer Infektion und ggf. Anpassung der Wechselstrategie durch intraoperativen Schnellschnitt

Ein intraoperativer Schnellschnitt bietet im Gegensatz zur Mikrobiologie die Möglichkeit, eine Infektion ohne Zeitverlust zu diagnostizieren und gegebenenfalls die Wechselstrategie noch während der Operation anzupassen. Von klinischer Seite werden bei der Entscheidung zu einem zweizeitigen Wechsel auch noch die Ausdehnung der Infektion, evtl. Fistelung oder eine lange Infektionsdauer sowie der Allgemeinzustand des Patienten berücksichtigt.

Frühe Lockerung meist durch Infektion oder Abriebreaktion

In Fällen einer frühen Lockerung ist die Vermutung nahe liegend, dass meistens eine Infektion verantwortlich ist. Diese Annahme wird durch die Konsensus-Klassifikation nur teilweise unterstützt: 33 Fälle von Prothesenlockerungen traten im ersten Jahr nach der Primärimplantation auf. Der Anteil periprothetischer Infektionen an Frühlockerungen (Standzeit bis zwölf Monate) war prozentual höher

(16 von 33 = 49 %) als im Gesamtkollektiv (53 von 268 = 20 %). Allerdings gab es elf Fälle (33 %), bei denen im ersten Jahr nach der Primärimplantation eine periprothetische Membran vom Typ I, und sechs Fälle (18 %), in denen ein Typ IV vorlag. Auch hier ist die histologische Untersuchung der periprothetischen Membran also sinnvoll, weil sie eine Infektion ausschließen und im Falle einer Abriebreaktion einen Hinweis auf eine besonders ungünstige Gleitpaarung geben kann.

Histologische Untersuchung:
- Ausschluss einer Infektion
- bei Abriebreaktion: Hinweis auf besonders ungünstige Gleitpaarung

In 13 Fällen wurde eine periprothetische Membran vom Mischtyp diagnostiziert. Bei diesem Membrantyp liegen sowohl eine periprothetische Infektion als auch ein Abrieb von Prothesenmaterial mit Fremdkörperreaktion vor. Welcher Mechanismus hier letztlich zur Lockerung der Prothese führt oder ob erst die Kombination aus beiden Vorgängen den Prothesenwechsel notwendig macht, ist unklar.

Periprothetische Membran vom Mischtyp: Mechanismus der Prothesenlockerung unklar

2.11 Periprothetische Membran vom Indifferenztyp (Typ IV)

Dieser Membrantypus wurde erstmals im Rahmen der Konsensus-Klassifikation beschrieben. Das histopathologische Bild zeigte weder die Charakteristika einer abriebinduzierten noch einer infektiösen Lockerung (Abb. 2.3). Bei zementierten Prothesen war ihre Häufigkeit mit 6 % deutlich, aber nicht signifikant (p = 0,095) geringer als bei unzementierten Prothesen (18 %). Die mittlere Prothesenstandzeit betrug bei einer Typ-IV-Membran 5,5 Jahre und lag damit zwischen der durchschnittlichen Standzeit bei infektiösen Lockerungen (2,5 Jahre) und abriebinduzierten Lockerungen (12,0 Jahre).

Periprothetische Membran vom Indifferenztyp (Typ IV)
- Pathogenese vielfältig

Die Pathogenese der Typ-IV-Membran ist vielfältig: Eine Typ-IV-Membran kann möglicherweise bei einer insuffizient fixierten Prothese auftreten. Bei suboptimaler Positionierung der Endoprothese kommt es zu Mikrobewegungen, wodurch eine ossäre „Verankerung“ unterbunden wird. Diese Instabilität führt zu periprothetischen Traumatisierungen mit Frakturen der Knochentrabekel und Entwicklung von Hämatomen. Die Membran vom Indifferenztyp könnte einem Residualstadium einer abgelaufenen resorptiven Entzündung entsprechen. Durch eine suboptimale Platzierung der Prothese kann es außerdem zu Fehlbelastung kommen, bei der im Prothesenlager an umschriebener Stelle Druckspitzen auftreten. Tierexperimentell wurde gezeigt, dass allein Druckbelastung zu Osteolysen führen kann. Abriebpartikel oder Infektionen sind somit nicht die ausschließlichen Ursachen einer Protheseninsuffizienz. Die partikel- und infektionsfreie Typ-IV-Membran könnte Ausdruck einer solchen Fehl-/Überbelastung sein.

- Auftreten möglicherweise bei insuffizient fixierter Prothese
- suboptimale Prothesenpositionierung als Ursache der Protheseninsuffizienz
- Typ-IV-Membran evtl. Folge einer Fehl-/Überbelastung durch suboptimale Prothesenplatzierung

Die Diagnose einer Typ-IV-Membran setzt genügend eingebettetes Gewebe voraus. Bei einer nicht repräsentativen Gewebeprobe besteht die Möglichkeit, dass eine abriebinduzierte oder infektiöse Lockerung vorliegt, deren histopathologisch charakteristische Veränderungen nicht erfasst wurden. Die histopathologisch wichtigste Differentialdiagnose stellt die Arthrofibrose dar.

Genügend eingebettetes Gewebe zur Diagnose einer Typ-IV-Membran

Arthrofibrose wichtigste Differentialdiagnose

Diagnostische Wertigkeit des Nekrosennachweises nicht eindeutig geklärt

Polarisationsoptische Untersuchung nekrotischer Areale auf Abriebpartikel

Vollständige Übermittlung der klinischen Daten für Diagnose

Vollständige Einbettung des eingesandten Gewebes

Polarisationsoptische Untersuchung der Schnittpräparate

Pathogenetisch nicht eindeutig geklärt ist die diagnostische Wertigkeit des Nachweises von Nekrosen (insbesondere bei Typ I und Typ III). Diese könnten als ein Zeichen einer lange bestehenden Insuffizienz des Prothesenlagers mit daraus resultierenden, ständig einwirkenden Scherkräften im Sinne von Drucknekrosen angesehen werden. Nekrosen können auch als Folgezustände der Fremdkörperreaktion interpretiert werden. Insbesondere große Fremdkörpergranulome zeigten die Tendenz, zentral nekrotisch zu werden. Daher sollen auch nekrotische Areale polarisationsoptisch auf Abriebpartikel untersucht werden.

Für die Diagnostik hilfreich ist eine möglichst vollständige Übermittlung der klinischen Daten (Prothesenstandzeit, Prothesengleitpaarung, Zementierung, serologische Entzündungsparameter, mikrobiologische Vorbefunde) vom Orthopäden an den Pathologen. Dieser sollte das eingesandte Gewebe möglichst vollständig einbetten (3–5 Blöcke), um angesichts dessen Heterogenität alle Aspekte zu erfassen. Die Schnittpräparate sollten polarisationsoptisch untersucht werden, um eventuelle Abriebpartikel qualitativ und quantitativ einzuordnen.

2.12 Arthrofibrose

Arthrofibrose: periartikuläre/intraartikuläre fibröse Reaktion als Folge chirurgischer Eingriffe und Traumata
- Ähnlichkeit zur Typ-IV-Membran
- Pathogenese unklar
- Klinik: Unbeweglichkeit und Schmerzhaftigkeit

Die Arthrofibrose als eine relativ seltene, aber wichtige Komplikation in der Orthopädie/Unfallchirurgie stellt eine ausgeprägt starke, periartikuläre/intraartikuläre fibröse Reaktion als Folge von chirurgischen Eingriffen und Traumata dar. Histopathologisch besteht eine große Ähnlichkeit zur Typ-IV-Membran.

Die Arthrofibrose ist in der Pathogenese unverstanden und gehört zu den häufigsten Komplikationen (etwa 10 %) in der Endoprothetik und der Kreuzbandplastik. Klinisch zeichnet sich diese durch eine Unbeweglichkeit und Schmerzhaftigkeit im Bereich des operativ versorgten Gelenkes aus.

2.12.1 Typisierung und Graduierung der Arthrofibrose

Primäre und sekundäre Arthrofibrose

Primär: generalisierte Narbenbildung des gesamten Gelenkes/der Gelenkkapsel

Sekundär: lokale, intraartikuläre Vernarbung, meist als Folge einer fehlerhaften Kreuzband-Transplantat-Platzierung

Unterschiedliches Ausmaß der fibroblastären Reaktion der primären und sekundären Arthrofibrose

Es wird klinisch zwischen einer primären und sekundären Arthrofibrose unterschieden.

Die primäre Arthrofibrose stellt eine generalisierte Narbenbildung des gesamten Gelenkes/der Gelenkkapsel dar. Die sekundäre Arthrofibrose ist eine lokale, intraartikuläre Vernarbung, zumeist als Folge einer fehlerhaften Kreuzband-Transplantat-Platzierung. Die chronische Einklemmung des dislozierten Kreuzbandes führt zu einer kugelförmigen Auftreibung bzw. Vernarbung des Sehnengewebes (sog. Zyklops-Syndrom).

Das Ausmaß der fibroblastären Reaktion der primären und sekundären Arthrofibrose ist unterschiedlich ausgeprägt und variiert zwischen den geweblichen Veränderungen einer einfachen Vernarbung und Veränderungen (Abb. 2.5), wie sie bei der Fibromatose der Palmaraponeurose vorkommen: Analog der histologischen Fibromatose-Graduierung wurde vorgeschlagen, anhand der Zellularität ein Involutionsstadium von einem Proliferationsstadium zu unterscheiden. Durch letztere Kriterien besteht die Möglichkeit einer Abgrenzung von der periprothetischen Membran Typ IV.

Abgrenzung von periprothetischer Membran Typ IV und Arthrofibrose ist histopathologisch möglich

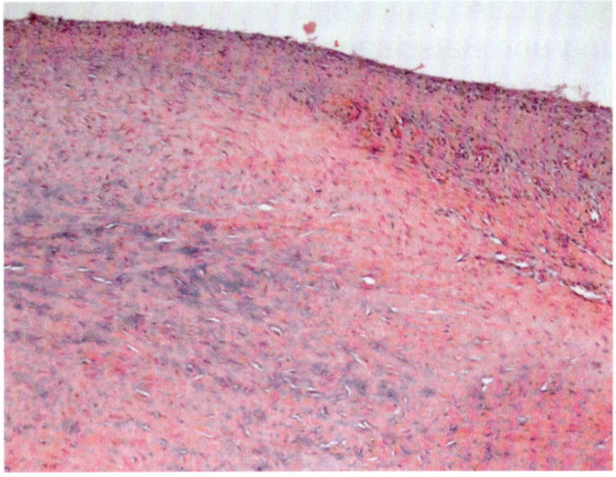

Abb. 2.5: Histologischer Befund (HE) einer Arthrofibrose (histopathologischer Grad 3): fibröses Gewebe mit Begrenzung durch eine synovialisähnliche Zelllage mit fokal erhöhter Zellularität, kein Abriebpartikel-Nachweis, keine granulozytäre Infiltration

Eine Unterscheidung zwischen primärer und sekundärer Arthrofibrose ist histopathologisch nur durch Einbeziehung klinischer Informationen möglich. Immunhistochemisch zeigen Arthrofibrosen eine geringfügige entzündliche Infiltration. Es besteht eine variabel ausgebildete lymphozytäre entzündliche Infiltration durch CD3-positive Lymphozyten.

Histopathologische Unterscheidung zwischen primärer und sekundärer Arthrofibrose mithilfe klinischer Informationen

2.12.2 Möglichkeit einer histopathologisch prädiktiven Arthrofibrose-Diagnostik?

Wünschenswert wäre es für den Orthopäden/Endoprothetiker, präoperativ eine Information über ein mögliches Arthrofibroserisiko des Patienten zu erhalten.

Da das Pathogeneseverständnis der Arthrofibrose unvollständig und die pathogeneserelevante Zellart nicht definiert ist, könnte eine mögliche Strategie in der Darstellung profibrotischer Zytokine bestehen.

Pathogeneseverständnis unvollständig

Pathogeneserelevante Zellart nicht definiert

In einer immunhistochemischen Analyse wurde eine Überexpression von TGF-beta und PDGF beschrieben, aus dermalen Fibrosen ist eine Überexpression des Adenosin-A2A-Rezeptors bekannt. Eine mögliche Option besteht somit in der Stratifizierung der im Rahmen der Endoprothetik entnommenen Synovialmembran. Diese wird im Allgemeinen als eine sog. Low-grade-Synovialitis (Synovitis-Score < 3) klassifiziert. Im Hinblick auf die profibrotischen Zytokine wäre eine Unterscheidung zwischen einer Low-grade-Synovialitis mit pro-

Information über Arthrofibroserisiko evtl. über profibrotische Zytokine

Stratifizierung der entnommenen Synovialmembran

Hypothese: Unterscheidung zwischen Low-grade-Synovialitis mit und Low-grade-Synovialitis ohne profibrotische Überexpression

fibrotischer Überexpression und einer Low-grade-Synovialitis ohne profibrotische Überexpression zu erwarten. Prospektive Studien sowie experimentelle Untersuchungen sind erforderlich, um diese Hypothese zu prüfen.

2.13 Zusammenfassung und Ratschläge für die Zusammenarbeit von Pathologen, Orthopäden/Unfallchirurgen

Vier Typen der periprothetischen Membran histologisch definiert

Durch histologische Kriterien sind vier Typen der periprothetischen Membran definiert und in der Konsensus-Klassifikation der periprothetischen Membran abgebildet: periprothetische Membran vom abriebinduzierten Typ (Typ I), vom infektiösen Typ (Typ II), vom Mischtyp (Typ III) und vom Indifferenztyp (Typ IV). Hierdurch ist eine Aussage zur Ätiologie der Endoprotheseninsuffizienz und mittleren Standzeit der Prothese möglich.

Ausreichende Gewebemengen, klinische und mikrobiologische Daten für Diagnostik erforderlich

Für die histopathologische Diagnostik sind eine ausreichende Menge an Gewebe sowie klinische und mikrobiologische Daten erforderlich. Die Lokalisation des entnommenen Gewebes (periprothetische Membran, Neokapsel, Schaft- oder Pfannenbereich, knöchernes Implantatlager, periprothetisches Gewebe) sollte vom Orthopäden/Unfallchirurgen angegeben werden. Klinische Angaben zur Prothese (Prothesentyp, Standzeit, Zementierung, mikrobiologischer Befund, Röntgenbefund) optimieren die Einordnung des histologischen Befundes.

Histopathologische Untersuchungen

Das Gewebe sollte vom Pathologen möglichst umfassend (2–3 Blöcke) eingebettet werden, da periprothetische Membran und Neosynovialis unterschiedliche Lokalisationen/Materialien darstellen und Infektionen fokal ausgebildet sein können. Der Nachweis von Abriebpartikeln setzt eine polarisationsoptische Untersuchung und eine Öl-Rot-Färbung voraus. Die Detektion von Granulozyten ist durch eine PAS-Färbung erleichtert. Eine CD15-Immunhistochemie ermöglicht zweifelsfrei bei minimalen Infiltraten den Nachweis von Granulozyten.

Konsensus-Klassifikation:
- hohe Reproduzierbarkeit
- hohe Übereinstimmung mit mikrobiologischer Diagnostik

Hypersensitivitätsreaktionen gegen Implantatmaterialien

Die Konsensus-Klassifikation zeigt eine hohe Reproduzierbarkeit (ICC = 0,840) und weist eine hohe Übereinstimmung mit der mikrobiologischen Diagnostik auf (89 %). Hypersensitivitätsreaktionen (immunologische Typ-4-Reaktion) gegen Implantatmaterialien (zumeist bei Metall/Metall-Paarungen älterer Generation) zeigen zumeist eine ausgeprägte lymphofollikuläre, lymphozytäre CD3+-entzündliche Infiltration in einer Typ-I-Membran.

Derzeit keine allergiespezifischen zellulären Oberflächenmarker von Lymphozyten

Abgrenzung Typ-IV-Membran von Arthrofibrose durch definierte histologische Kriterien

Da derzeit keine allergiespezifischen zellulären Oberflächenmarker von Lymphozyten für histopathologische Untersuchungen existieren, ist es jedoch ratsam, die Frage nach einer allergischen Reaktion im Kontext der klinischen und immunologischen Befunde zu beantworten. Eine Abgrenzung der Typ-IV-Membran von einer Arthrofibrose ist durch definierte histologische Kriterien möglich.

Literatur

Albrektsson T, Albrektsson B. Osteointegration of bone implants: a review of an alternative mode of fixation. Acta Orthop Scand 1987;58:567–7.

Aldinger PR, Breusch SJ, Lukoschek M, Mau H, Ewerbeck V, Thomsen MA. Ten- to 15-year follow-up of the cementless spotorno stem. J Bone Joint Surg Br 2003;85:20914.

Berry DJ, Harmsen WS, Cabanela ME, Morrey BF. Twenty-five-year survivorship of two thousand consecutive primary Charnley total hip replacements: factors affecting survivorship of acetabular and femoral components. J Bone Joint Surg Am 2000;84:171–7.

Bobyn JD, Jacobs JJ, Tanzer M, Urban RM, Aribindi R, Sumner DR, Turner TM, Brooks CE. The susceptibility of smooth implant surfaces to periimplant fibrosis and migration of polyethylene wear debris. Clin Orthop 1995;311:21–39.

Bos I. Gewebereaktionen um gelockerte Hüftgelenkendoprothesen. Orthopäde 2001;30:881–9.

Bos I, Berner J, Diebold J, Löhrs U. Histologische und morphometrische Untersuchungen an Femora mit stabilen Hüftgelenkendoprothesen. Z Orthop 1995;133:460–6.

Bosch U, Zeichen J, Skutek M, Haeder L, van Griensven. Arthrofibrosis is the result of a T cell mediated immune response. Knee Surg Sports Traumatol Arthrosc 2001;9(5):282–9.

Burton DS, Schurman DJ. Hematogenous infection in bilateral total hip arthroplasty. Case report. J Bone Joint Surg Am 1975;57:1004–5.

Feldman DS, Lonner JH, Desai P, Zuckerman JD. The role of intraoperative frozen sections in revision total joint arthroplasty. J Bone Joint Surg Am 1995;77:1807–13.

Gehrke T, Sers C, Morawietz L, Fernahl G, Neidel J, Frommelt L, Krenn V. Receptor activator of nuclear factor kappaB ligand is expressed in resident and inflammatory cells in aseptic and septic prosthesis loosening. Scand J Rheumatol 2003;32:287–94.

Gentzsch C, Kaiser E, Plutat J, Sellckau R, Wodtke J, Delling G. Zytokin-Expressionsprofil aseptisch gelockerter Femurschaftprothesen. Pathologe 2002;23:373–8.

Gollwitzer H, Burgkart R, Diehl P, Gradinger R, Bühren V. Therapiy of arthrofibrosis after total knee arthroplasty. Orthopäde 2006;35(2):143–52.

Grubl A, Chiari C, Gruber M, Kaider A, Gottsauner-Wolf F. Cementless total hip arthroplasty with a tapered, rectangular titanium stem and a threaded cup: a minimum ten-year follow-up. J Bone Joint Surg Am 2002:84-A:425–31.

Hahn M, Vogel M, Schultz C, Niecke M, Delling G. Histologische Reaktion an der Knochen-Implantat-Grenze und der Corticalis nach mehrjährigem Hüftgelenkersatz. Chirurg 1992;63:958–63.

Hansen T, Otto M, Buchhorn GH, Scharnweber D, Gaumann A, Delank KS, Eckardt A, Willert HG, Kriegsmann J, Kirkpatrick CJ. New aspects in the histological examination of polyethylene wear particles in failed total joint replacements. Acta Histochem 2002;104:263–9.

Hirakawa K, Bauer TW, Stulberg BN, Wilde AH. Comparison and quantitation of wear debris of failed total hip and total knee arthroplasty. J Biomed Mater Res 1996;31:257–63.

Itonaga I, Sabokbar A, Murray DW, Athanasou NA. Effect of osteoprotegerin and osteoprotegerin ligand on osteoclast formation by arthroplasty membrane derived macrophages. Ann Rheum Dis 2000;59:26–31.

Jellicoe PA, Cohen A, Campbell P. Haemophilus parainfluenzae complicating total hip arthroplasty: a rapid failure. J Arthroplasty 2002;17:114–6.

Katzer A, Löhr JF. Frühlockerung von Hüftgelenkendoprothesen. Dtsch Ärztebl 2003;100:A 784–90.

König A, Grussung J, Kirschner S. Ergebnisse der Press-Fit-Condylar-Prothese (PFC). In: Eulert J, Hassenpflug J, eds. Praxis der Knieendoprothetik. Berlin, Heidelberg, New York: Springer, 2001: 226–33.

Krenn V, Berger I. Entzündliche und neoplastische Gelenkerkrankungen. IAP-Lehrserie Nr. 169, 2008.

Lintner F, Böhm G, Huber M, Zweymüller K. Histologisch-immunhistologische, morphometrische und bakteriologische Untersuchungen des Gelenkkapselgewebes nach Reoperation totaler Hüftendoprothesen unter Verwendung der Metall/Metallpaarung. Osteol 2003;12:233–46.

Morawietz L, Gehrke T, Claßen R-A, Barden B, Otto M, Hansen T, Aigner T, Stiehl P, Neidel J, Schröder J-H, Frommelt L, Schubert T, Meyer-Scholten C, König A, Ströbel P, Rader C P, Kirschner S, Lintner F, Rüther W, Skwara, Bos I, Kriegsmann J, Krenn V. Vorschlag für eine Konsensus-Klassifikation der periprothetischen Membran gelockerter Hüft- und Knieendoprothesen. Pathologie 2004;25:375–84.

Otto M, Kriegsmann J, Gehrke T, Bertz S. Wear particles: key to aseptic prosthetic loosening? Pathologe 2006;27(6):447–60.

Pandey R, Drakoulakis E, Athanasou NA. An assessment of the histological criteria used to diagnose infection in hip revision arthroplasty tissues. J Clin Pathol 1999;52:118–23.

Pap G, Machner A, Rinnert T, Horler D, Gay RE, Schwarzberg H, Neumann W, Michel BA, Gay S, Pap T. Development and characteristics of a synovial-like interface membrane around cemented tibial hemiarthroplasties in a novel rat model of aseptic prosthesis loosening. Arthritis Rheum 2001; 44:956–63.

Peersman G, Laskin R, Davis J, Peterson M. Infection in total knee replacement: a retrospective review of 6489 total knee replacements. Clin Orthop 2001;392:15–23.

Pizzoferrato A, Ciapetti G, Savarino L, Stea S, Tarabusi C. Results of histological grading on 100 cases of hip prosthesis failure. Biomaterials 1988; 9:314–8.

Plenk H Jr. Histomorphology of bone and soft tissues in response to cemented and noncemented prosthetic implants. In: Enneking WF, ed. Limb salvage in muskuloskeletal oncology. London: Churchill-Livingstone, 1987:30–9.

Plitz W, Veihelmann A, Pellengahr C. Metal-on-metal pairs for hip prostheses. Orthopäde 2003;32(1):17–22.

Thomas P, Schuh A, Ring J, Thomsen M. Orthopedic surgical implants and allergies: Joint statement by the Implant Allergy Working Group (AK 20) of the DGOOC. Hautarzt 2008;59(3):220–9.

von Eiff C, Lindner N, Proctor RA, Winkelmann W, Peters G. Auftreten von Gentamicin-resistenten Small Colony Variants von S. aureus nach Einsetzen von Gentamicin-Ketten bei Osteomyelitis als mögliche Ursache für Rezidive. Z Orthop Grenzgeb 1998;136:268–71.

Willert HG, Broback LG, Buchhorn GH, Jensen PH, Koster G, Lang I, Ochsner P, Schenk R. Crevice corrosion of cemented titanium alloy stems in total hip replacements. Clin Orthop 1996;333:51–75.

Witzleb W-C, Hanisch U, Kolar N, Krummenauer F, Guenther K-P. Neocapsle tissure reactions in metal-on-metal hip arthroplasty. Acta Orthopaedica 2007;78(2):211–20.

3 Schulterendoprothetik

B. Marquardt, K.-A. Witt, J. Steinbeck

3.1 Einleitung

Nach Einführung des Prototyps der Schulterprothese durch Charles Neer in den 1950er-Jahren kommt der Schulterendoprothetik in der orthopädischen Chirurgie eine steigende Bedeutung zu. So wurden 2007 ca. 10.000 Implantationen durchgeführt, mit steigender Tendenz und einer Patientenzufriedenheit von 80 % (Hemiprothese) bis 90 % (Totalendoprothese). Die technischen Konzepte der verwendeten Implantate orientieren sich an der ursprünglichen Anatomie der gesunden Schulter und haben als Ziel, diese so exakt wie möglich zu rekonstruieren. Das zunehmende Verständnis der relevanten Anatomie des Schultergelenks führte zu einer stetigen Weiterentwicklung der Schulterendoprothesen, die auch zum heutigen Zeitpunkt nicht abgeschlossen ist. Darüber hinaus hat sich das Indikationsspektrum der Schulterendoprothetik zunehmend erweitert und zur Entwicklung spezieller Prothesen, wie der Kappenprothese und der inversen Schulterprothese, geführt.

Schulterendoprothesen:

- ca. 10.000 pro Jahr
- 80–90 % Patientenzufriedenheit
- Orientierung an Anatomie der gesunden Schulter
- Rekonstruktion der ursprünglichen Anatomie

3.2 Geschichte und Entwicklung der Schulterendoprothetik

Die moderne Schulterendoprothetik wurde Anfang der 1950er-Jahre durch Charles Neer begründet. Bei der sogenannten Neer-I-Prothese handelte es sich um eine nicht gekoppelte Frakturprothese, die primär für die Versorgung von Oberarmkopfbrüchen konzipiert wurde.

Im Jahr 1973 wurde diese Prothese zur Neer-II-Prothese modifiziert. Als nichtmodulare Monoblockprothese gilt sie als typischer Vertreter der sogenannten 1. Schulterprothesengeneration (Abb. 3.1). Sie galt lange Jahre als Standardprothese, da aufgrund unterschiedlicher Schaftlängen und -dicken sowie unterschiedlicher Kopfgrößen des integrierten Prothesenkopfes erstmals eine individuellere Anpassung möglich war. Gleichzeitig wurde die Prothese um die Möglichkeit eines Glenoidersatzes ergänzt. Dabei handelte es sich um eine aus Polyethylen bestehende Glenoidkomponente mit zum Humeruskopf konformen Radius und „Keel"-Komponente zur zementierten Implantation. Eine komplette Replikation der individuellen Kalottenanatomie war jedoch auch mit der Neer-II-Prothese nicht möglich.

Neer-I-Prothese: Frakturprothese zur Versorgung von Oberarmkopfbrüchen

Neer-II-Prothese:

- 1. Schulterprothesengeneration
- lange Standardprothese
- nichtmodulare Monoblockprothese

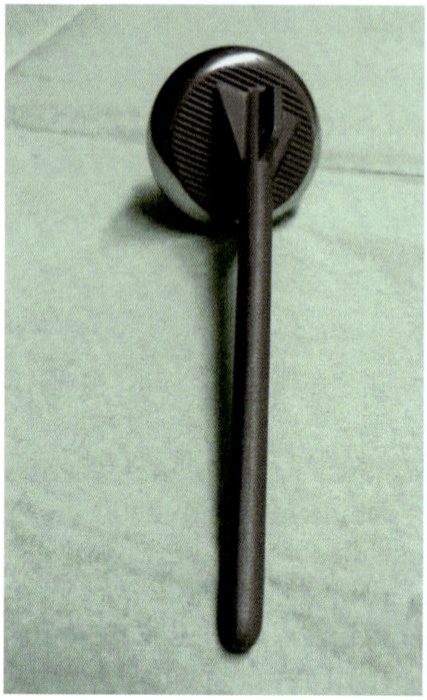

Abb. 3.1: Neer-II-Monoblock-prothese

2. Schulterprothesen-generation mit Konzept der Modularität

Mit der 2. Prothesengeneration hielt Ende der 80er-Jahre das Konzept der Modularität Einzug in die Schulterendoprothetik. Verschiedene Schäfte konnten mit unterschiedlichen Kalotten durch eine Metallkonusverbindung kombiniert werden.

Eine anatomiegerechte Rekonstruktion des Rotationszentrums war mit den Prothesen der 1. und 2. Generation jedoch nicht möglich. Eine veränderte, unphysiologische Pfannenbelastung war die

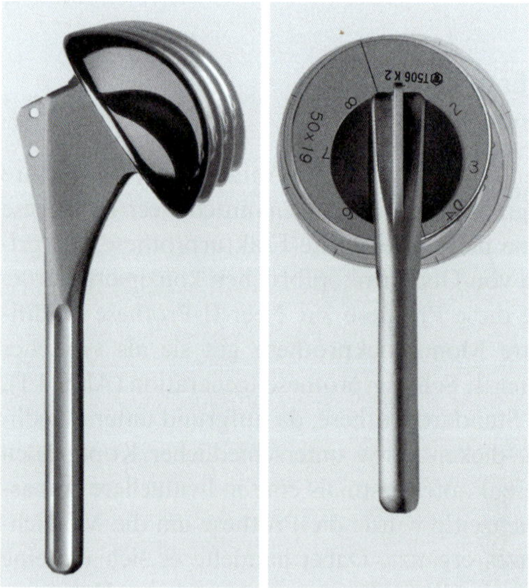

(a) (b)

Abb. 3.2: (a, b) Konventionelle modulare Schaftprothese der 3. Generation (Aequalis, Fa. Tornier)

Folge. Diese Problematik führte Anfang der 90er-Jahre zur von Walch und Boileau entwickelten Aequalis-Prothese (Fa. Tornier) (Abb. 3.2). Als typischer Vertreter der 3. Schulterprothesengeneration erlaubte dieses Implantat eine zweiachsige Verstellbarkeit, d. h., Kopfexzentrizität und humeraler Inklinationswinkel waren variabel einstellbar, sodass die Prothese der Kopfanatomie angepasst werden konnte.

3. Schulterprothesengeneration: zweiachsige Verstellbarkeit möglich

Um eine stufenlose Modularität um drei Achsen zu gewährleisten, war es notwendig, auch die Prothesenkopfversion, d. h. die Verbindung zwischen Protheseschaft und Kalotte, freizugeben. Diese dreidimensionale Variabilität ist u. a. mit den von Habermeyer (Univers/Fa. Arthrex) und Gerber (Anatomica/Fa. Zimmer) konzeptionierten Prothesenmodellen der 4. Generation gegeben (Abb. 3.3).

4. Schulterprothesengeneration: stufenlose Modularität um drei Achsen

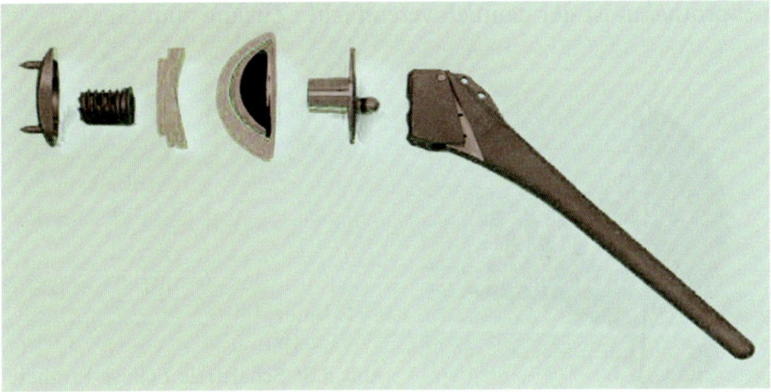

Abb. 3.3: Univers-3D-Prothese der 4. Generation (Fa. Arthex)

Anders als bei den herkömmlichen Schaftprothesen beruht das Konzept des endoprothetischen Oberflächenersatzes am Schultergelenk im Wesentlichen auf dem ausschließlichen Ersatz der zerstörten

Oberflächenersatz (Kappenprothese): Ersatz der zerstörten

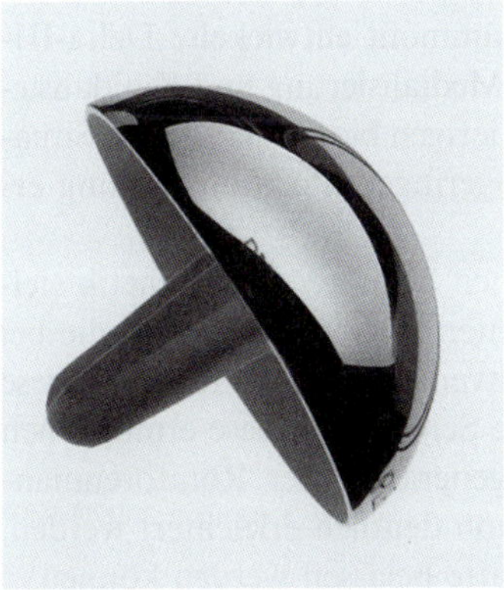

Abb. 3.4: Copeland-Cup (Fa. Biomet)

Gelenkoberfläche, Wiederherstellung der normalen Anatomie bei minimaler Knochenresektion

2006: ca. 10.000 Schulterprothesenimplantate, davon ca. 1.500 Oberflächenersatz

Schaftfreie Humeruskopfprothesen mit minimaler Knochenresektion

Gelenkoberfläche mit Wiederherstellung der normalen Anatomie bei minimaler Knochenresektion. Die sogenannten Kappenprothesen wurden ursprünglich zur Behandlung der rheumatoiden Arthritis der Schulter Anfang der 1980er-Jahre in Schweden entwickelt. Populär wurde der humerale Oberflächenersatz durch Copeland in England, nachdem er die Indikationen auch auf Omarthrosen ausdehnte (Abb. 3.4). Nach Industrieangaben entfielen in Deutschland 2006 von ca. 10.000 implantierten Schulterprothesen ungefähr 1.500 auf Oberflächenersatzimplantate.

Das Konzept der minimalen Knochenresektion greifen neue, schaftfreie Humeruskopfprothesen wie z. B. die Eclipse-Prothese (Fa. Arthrex) auf (Abb. 3.5), wobei nicht nur der Knorpel bis zum subchondralen Knochen abgetragen, sondern der ganze Humeruskopf entlang des anatomischen Halses reseziert wird. Wesentlicher Vorteil dieser Prothesenmodelle im Vergleich zu den herkömmlichen Kappenprothesen ist der deutlich vereinfachte Zugang zum Glenoid.

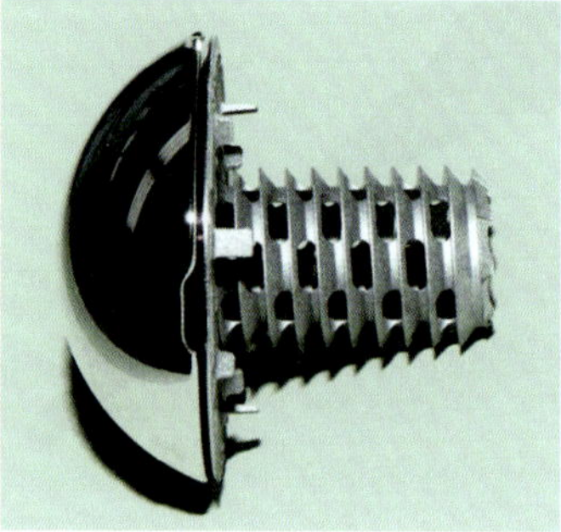

Abb. 3.5: Schaftfreie Eclipse-Prothese (Fa. Arthrex)

Delta-III-Prothese:

- Prototyp der inversen Prothese
- Konzept: Umkehrung des anatomischen Verhältnisses zwischen Glenoid- und Humeruskomponente
- gute Mobilität bei geringer Luxationsneigung

5. Schulterprothesengeneration: Möglichkeit der Umwandlung einer konventionellen Schulterprothese mit oder ohne Glenoid in inverse Schulterprothese

Ein zusätzlicher Gewinn der modernen Schulterendoprothetik war die Entwicklung der inversen Schulterprothese (Abb. 3.6). Im Gegensatz zu den bisher beschriebenen Prothesenmodellen beruht das Konzept bei der inversen Prothese auf einer Umkehrung des anatomischen Verhältnisses zwischen Glenoid- und Humeruskomponente und kommt insbesondere beim Vorliegen eines ausgeprägten Rotatorenmanschettenschadens zum Tragen. Als Prototyp der modernen inversen Prothese gilt die von Paul Grammont entwickelte Delta-III-Prothese (Fa. Depuy), die durch eine Medialisierung und Kaudalisierung des Drehzentrums in dieser schwierigen biomechanischen Situation eine ausreichende Mobilität bei geringer Luxationsneigung erreicht.

Aktuellste Entwicklung der modernen Schulterendoprothetik stellen modulare Prothesen der sogenannten 5. Generation dar, die bei Bedarf eine Umwandlung einer konventionellen Schulterprothese mit oder ohne Glenoid in eine inverse Schulterprothese ermöglichen (Abb. 3.7). Bei fortgeschrittener Degeneration der Rotatorenmanschette kann so eine Revisionsoperation deutlich erleichtert werden, da sowohl Schaft als auch Glenoidplatte belassen werden können.

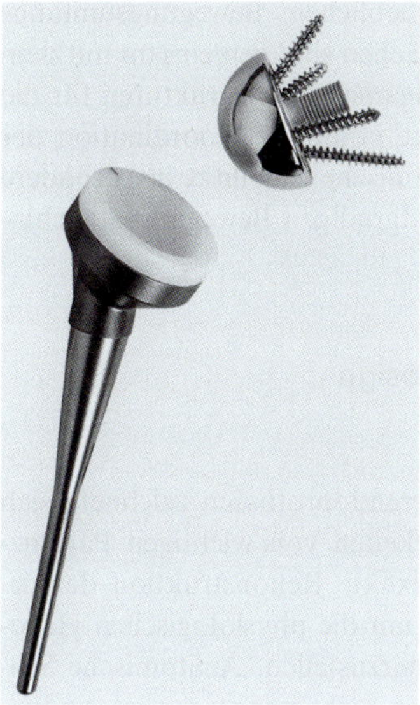

Abb. 3.6: Inverse Prothese (Aequalis Reversed, Fa. Tornier)

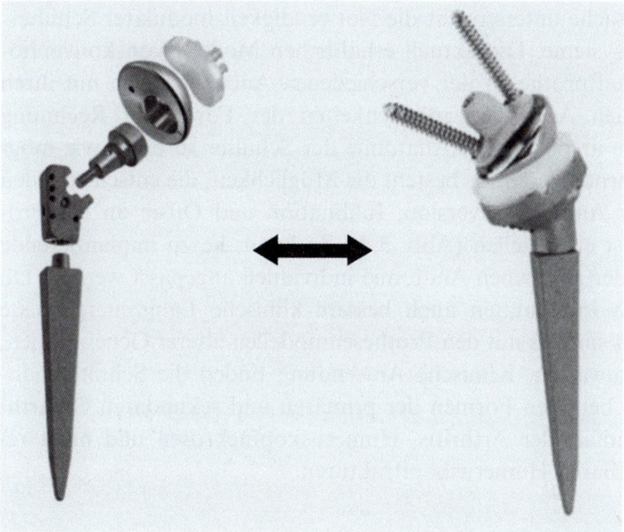

Abb. 3.7: Modulare, konvertierbare Schulterprothese der 5. Generation (Promos, Fa. Smith & Nephew)

3.3 Anatomie

Anatomie des Schultergelenks

Beim Glenohumeralgelenk handelt es sich um ein Kugelgelenk mit drei Freiheitsgraden, bei dem die ca. 24 cm^2 große Gelenkfläche des Caput humeri mit der nur 6 cm^2 großen birnenförmigen Cavitas glenoidalis der Skapula artikuliert. Dieses ungleiche Größenverhältnis der Gelenkflächen ermöglicht der Schulter ein ungewöhnlich großes

Bewegungsausmaß. Trotz dieses erheblichen Bewegungsumfangs bleibt das Gelenk stabil. Die Gelenkflächen sind gemeinsam mit dem Labrum glenoidale und den kapsuloligamentären Strukturen für die statische Stabilität verantwortlich. Die komplexe Koordination der Schultermuskulatur bedingt die dynamische Stabilität insbesondere in den mittleren, aber auch in den endgradigen Bewegungsausschlägen.

3.4 Biomechanik und Prothesendesign

3.4.1 Humeruskopfprothese

Exakte Rekonstruktion der ursprünglichen Anatomie essentiell zur Wiederherstellung physiologischer glenohumeraler Bewegungsmuster

Jede weitere Generation von Schulterendoprothesen zeichnete sich durch vermehrte Anpassungsmöglichkeiten von wichtigen Parametern aus, da klar wurde, dass eine exakte Rekonstruktion der ursprünglichen Anatomie essentiell ist, um die physiologischen glenohumeralen Bewegungsmuster wiederherzustellen. Anatomische Studien des proximalen Humerus konnten nicht nur starke interindividuelle Unterschiede, sondern auch signifikante Unterschiede der Anatomie der rechten und linken Seite derselben Person nachweisen. Diese Tatsache unterstreicht die Notwendigkeit modularer Schulterprothesensysteme. Die aktuell erhältlichen Modelle von konventionellen Schaftprothesen der verschiedenen Anbieter sollen mit ihren individuellen Anpassungsmöglichkeiten der Forderung Rechnung tragen, die ursprüngliche Anatomie der Schulter so exakt wie möglich zu reproduzieren. Es besteht die Möglichkeit, die entscheidenden Parameter Ante-/Retroversion, Inklination und Offset an der Prothese selbst einzustellen (Abb. 3.2). So kann die zu implantierende Prothese der gegebenen Anatomie individuell angepasst werden. Ob mit diesen Implantaten auch bessere klinische Langzeitergebnisse verbunden sind als mit den Prothesenmodellen älterer Generationen, bleibt abzuwarten. Klinische Anwendung finden die Schulterendoprothesen bei allen Formen der primären und sekundären Omarthrose, rheumatoider Arthritis, Humeruskopfnekrosen und nicht rekonstruierbaren Humeruskopffrakturen.

Individuelle Anpassung der zu implantierenden Prothese an gegebene Anatomie möglich

Indikationen: Omarthrose, rheumatoide Arthritis, Humeruskopfnekrosen, Humeruskopffrakturen

Form, Material und Verankerungsprinzipien. Um eine anatomische Rekonstruktion des Schultergelenks zu erreichen, müssen verschiedene anatomische Parameter sowohl beim Prothesendesign als auch bei der späteren Implantation durch den Operateur berücksichtigt werden.

Berücksichtigung verschiedener anatomischer Parameter nötig

Ante-/Retroversion. Die Retroversion der humeralen Gelenkfläche zur transepikondylären Achse des Ellenbogens ist nicht nur interindividuell, sondern auch zwischen der rechten und linken Schulter derselben Person unterschiedlich und liegt im Mittel zwischen 0° und 55°.

Retroversion inter- und intraindividuell verschieden

Inklination. Durch die Retroversion und den Inklinationswinkel, dem Winkel zwischen anatomischem Hals und metaphysärer Schaftachse, kann die Resektionsebene für die Schulterprothesenimplantation festgelegt werden. Der Inklinationswinkel liegt im Durchschnitt zwischen 30° und 55°.

Festlegung der Resektionsebene durch Retroversion und Inklinationswinkel

Offset. Als Offset bezeichnet man die Position des Zentrums des Humeruskopfes in Relation zur Mitte des Humerusschafts. Im Durchschnitt ist das Humeruskopfzentrum um 4–14 mm nach medial und um 2–10 mm nach posterior versetzt.

Offset: Position des Humeruskopfzentrums zur Humerusschaftmitte

Verschiedene Biomaterialien kommen bei der Herstellung von Schulterendoprothesen zum Einsatz. Die verwendeten Materialien sollen möglichst ähnliche physikalische Eigenschaften aufweisen wie der Knochen, den sie ersetzen. Ein möglichst ausgewogenes Verhältnis zwischen Stabilität und Flexibilität ist wichtig, um Stress-Shielding zu verhindern.

Herstellung von Schulterendoprothesen aus verschiedenen Biomaterialien

Des Weiteren müssen die biologische Verträglichkeit und Resistenz gegen Abnutzung und Korrosion gewährleistet sein. Häufig verwendete Materialien sind Edelstahl, Kobalt-Chrom-Legierungen und Titan für die Prothesenschäfte. Für die Glenoidkomponente wird in der Regel der Kunststoff Polyethylen verwendet, sodass es zu einer Metall-Polyethylen-Gelenkpaarung kommt.

Schäfte aus Edelstahl, Kobalt-Chrom-Legierungen, Titan

Glenoidkomponente aus Polyethylen

Die aktuell verwendeten Schulterprothesen bieten in der Regel die Möglichkeit sowohl zum zementierten als auch zum zementfreien Einsatz (Abb. 3.8). Dabei verankert sich die Prothese hauptsächlich im proximalen Humerus. Bei jüngeren Patienten mit guter Knochenqualität werden eher zementfreie Prothesen verwendet, während bei älteren Patienten mit osteoporotischem Knochen die Tendenz zur zementierten Implantation geht. Eine generelle Richtlinie anhand wissenschaftlicher Daten existiert diesbezüglich jedoch zur Zeit nicht.

Zementierte und zementfreie Verankerung möglich

Bei jüngeren Patienten eher zementfreie, bei älteren eher zementierte Implantation

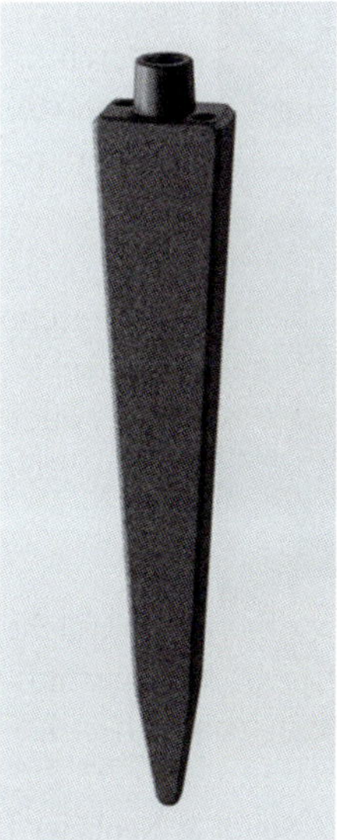

Abb. 3.8: Zementfreier Schaft der modularen Promos-Prothese (Fa. Smith & Nephew)

Verwendung von Knochenzement

Moderne Zementiertechniken mit Markraumstoppern und retrograder Zementeinbringung unter Druck mit einem Spritzensystem finden in der Regel Anwendung. Mögliche Nachteile der Verwendung von Knochenzement sind die Hitzeentwicklung, Inhomogenität der Zementschicht und die nachlassende Festigkeit des Zements. Als Material kommen neben rostfreien Kobalt-Chrom-Legierungen auch Schäfte aus Titan zum Einsatz.

Zementfreie Press-fit-Implantation

Eine zementfreie Press-fit-Implantation der Schulterprothesen hat bei gleicher Stabilität prinzipielle Vorteile. Diese kommen besonders bei jüngeren aktiven Patienten zum Tragen, da bei diesen eine Wechseloperation aufgrund des jungen Lebensalters absehbar ist. Der Wechsel einer zementierten Schulterprothese ist eine technisch anspruchsvolle Operation, bei der in der Regel der Humerus osteotomiert werden muss, um die Prothese und den Knochenzement zu entfernen. Dies erschwert wiederum die Fixierung des Revisionsschaftes.

Voraussetzungen der zementfreien Implantation

Bei einem zementfreien Implantat muss eine entsprechende Primärstabilität gewährleistet sein, um ein sicheres Einwachsen der Prothese zu erreichen. Dies muss zum einen durch die Form des Implantats und zum anderen durch eine entsprechende Oberflächenbearbeitung unterstützt werden. Dabei wird die Grundlage dieser Rotationsstabilität bereits bei der Präparation des Markraums gelegt, die mit speziell auf die Prothese abgestimmten Markraumfräsen durchgeführt wird (Abb. 3.9).

Strukturierte Oberfläche oder rein proximale Strukturierung zur Verankerung

Die Bearbeitung der Oberflächen der Implantate ist eine weitere wichtige Voraussetzung zur primären Press-fit-Verankerung. Eine grobe Strukturierung der gesamten Schaftoberfläche führt zwar zu einer festen Osteointegration, jedoch ist eine Explantation des Schaftes bei einer Revisionsoperation fast ebenso schwierig wie bei ze-

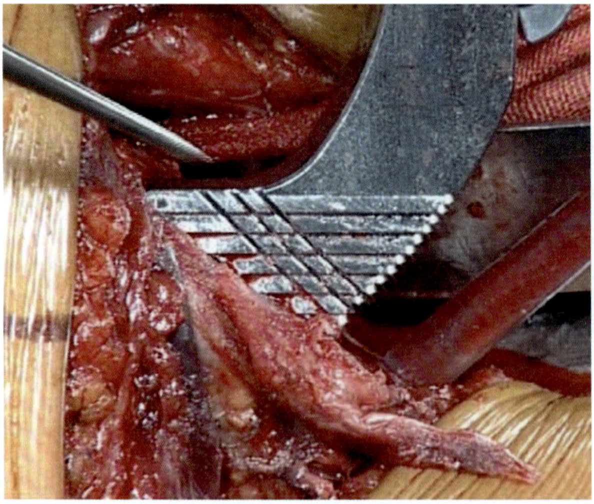

Abb. 3.9: Markraumfräse für die Promos-Prothese (Fa. Smith & Nephew)

mentierten Implantaten. Die modernen Schulterprothesen setzen daher auf eine fein strukturierte Oberfläche oder auf eine rein proximale Strukturierung zur Verankerung, um die distale Krafteinleitung zu minimieren. Für die Bearbeitung der Schaftoberfläche besteht die Möglichkeit einer Raubestrahlung des Schaftmaterials (z. B. Titan) in dem Bereich des Schaftes, in dem eine knöcherne Integration erwünscht ist.

Raubestrahlung des Schaftmaterials zur Förderung der Osteointegration

Eine Sonderform der strukturierten Oberfläche ist das sog. „trabecular metal™", ein aus Tantalum oder Carbon bestehendes Material mit einer dem Knochen ähnlichen porösen Struktur. Eine weitere Möglichkeit, die Kontaktfläche zwischen Prothese und Knochen zu vergrößern, ist die Beschichtung der Prothese mit Hydroxylapatit.

Weitere Methoden zur Vergrößerung der Kontaktfläche zwischen Prothese und Knochen

3.4.2 Glenoidersatz

Die Neer-I-Prothese war zunächst als Hemiprothese ohne Glenoidersatz entwickelt worden. Schlechte Ergebnisse aufgrund der nicht behandelten Glenoidarthrose führten jedoch dazu, dass schon bei der Neer-II-Prothese die Möglichkeit ergänzt wurde, das Glenoid ebenfalls zu ersetzen. Während Komplikationen im Bereich des Schaftes in der Schulterendoprothese selten sind, ist die Glenoidkomponente als der kritische Anteil der Schultertotalendoprothetik zu sehen. Glenoidlockerungen sind mit bis zu 12,5 % der häufigste Grund für Revisionsoperationen bei der Schultertotalprothese.

Glenoidlockerungen mit ca. 12,5 % häufigster Grund für Revisionsoperationen

Aufgrund dessen sind bis heute zahlreiche Modifikationen des Original-Neer-Glenoidersatzes entwickelt worden. Dabei wurden die Form, die Konformität zur Kalotte, die Verankerungsmethoden und das Material in verschiedensten Variationen verändert. Diese Vielzahl an Variationen belegt, dass der ideale Glenoidersatz noch nicht gefunden wurde.

Entwicklung zahlreicher Modifikationen des Original-Neer-Glenoidersatzes

Form, Material und Verankerungsprinzipien. Eine wichtige Formkomponente betrifft die Rückfläche der Glenoidkomponente. Hier werden konvexe und plane Rückflächen unterschieden (Abb. 3.10 a, b). Die konvexe Rückfläche ist die „anatomischere" Variante, da sie die ursprüngliche Glenoidanatomie berücksichtigt. Potenzieller Vorteil konvexer Glenoidkomponenten ist die größere Auflagefläche, was zu einer gleichmäßigeren Verteilung der exzentrischen Randbelastungen führt und die Gefahr einer Lockerung reduzieren soll. Eine plane Glenoidkomponente bietet den theoretischen Vorteil, bei einem exzentrischen Glenoidverbrauch nur den höher stehenden Pfannenrand anpassen zu müssen. Unabhängig von der Form der Rückfläche ist eine größtmögliche Kongruenz zwischen Pfannenlager und Glenoidkomponente zu fordern, um das Lockerungsrisiko zu minimieren.

Rückfläche der Glenoidkomponente als wichtige Formkomponente

Unterscheidung von konvexen und planen Rückflächen

Das Verhältnis von Humeruskopf- und Glenoidradius, das sog. Mismatch, ist für die Implantation einer Schultertotalprothese von entscheidender Bedeutung. Eine völlig konforme Humeruskopf-Glenoid-Paarung führt zu einer exakten Zentralisierung des Humeruskopfes und zur Unterdrückung der physiologischen Translation

Verhältnis von Humeruskopf- und Glenoidradius = Mismatch

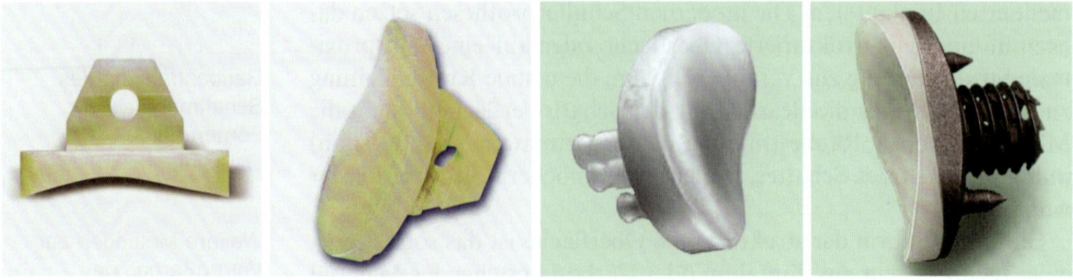

(a) (b) (c) (d)

Abb. 3.10: Zementierbares Polyethylenglenoid mit „Keel" und planarer (a) und konvexer (b) Rückfläche (Fa. Tornier). (c) Zementierbares „pegged" Glenoid der Promos-Prothese (Fa. Smith & Nephew). (d) Metal-back-Glenoid mit Hohlschraube der Univers-Prothese (Fa. Arthrex)

durch die sog. „concavity compression". Dies entspricht nicht den anatomischen Verhältnissen – hier ist eine Translationsbewegung von 1,5–2,0 mm als physiologisch anzusehen. Wird durch endgradige Bewegungen die Translation forciert, kommt es zu Spitzenbelastungen im Randbereich der Glenoidkomponente. Frühzeitiger einseitiger Polyethylenverbrauch und Lockerung der Glenoidkomponente durch einseitige Belastung und korrespondierender Hubbelastung der Gegenseite, an der die Lockerung beginnt, können die Folge sein. Diesen Prozess bezeichnete Matsen als „Rocking-horse-Phänomen". Eine nicht konforme Humeruskopf-Glenoid-Paarung mit größerem Glenoidradius wird angestrebt, da sie eine physiologischere Translation der Komponenten ermöglicht und die mechanische Belastung im stabileren Zentrum des Glenoids konzentriert. Ein Ausmaß von 5–7 mm dieses sog. Mismatches von Glenoid- und Kopfradius zugunsten des Glenoids wird als idealer Kompromiss zwischen Stabilität und Translation der Totalendoprothese angesehen.

Mismatch für Implantation einer Schultertotalprothese von entscheidender Bedeutung

Rocking-horse-Phänomen: glenoidale Lockerung durch asymmetrische Belastung

Die Möglichkeiten einer sicheren Verankerung der Glenoidkomponente werden durch die anatomischen Gegebenheiten des Glenoids insbesondere bei fortgeschrittener Omarthrose im Vergleich zu anderen Gelenken deutlich erschwert. Die Breite des spongiösen Knochens beträgt bei normalem Glenoid ca. 26 mm und kann im Fall einer fortgeschrittenen Arthrose bis auf 10–15 mm und weniger sinken. Das Ziel beim Design einer Glenoidkomponente ist es deshalb, möglichst wenig des bereits spärlich vorhandenen Knochens resezieren zu müssen und trotzdem eine sichere Fixation zu gewährleisten. Zementierte Systeme sind aktuell in der Überzahl.

Sicheren Verankerung der Glenoidkomponente durch Anatomie des Glenoids deutlich erschwert

Überwiegend zementierte Systeme

Zementierte Glenoidkomponenten bestehen in der Regel vollständig aus Polyethylen. Auch hier werden zwei große Gruppen voneinander unterschieden. Unterscheidungsmerkmal ist dabei die Form des prominenten Anteils der Rückfläche durch einen zentralen „Keel" (Abb. 3.10 a, b) oder als mehrere Stifte, sog. „Pegs" (Abb. 3.10 c). Ein zentral positionierter Keel, wie von Charles Neer ursprünglich entwickelt, ist noch heute die am häufigsten verwendete

Zwei Gruppen zementierter Glenoidkomponenten: Unterscheidung durch Form des prominenten Anteils der Rückfläche

Designvariante. Eine Weiterentwicklung des Keel-Glenoids ist ein nach anterior versetzter Keel, um die Fixation direkter unter dem Hauptansatzpunkt der Kraft auf das Glenohumeralgelenk zu positionieren. Des Weiteren kann durch diese anteriore Fixation der kompaktere posteriore Knochenstock des Glenoids erhalten bleiben, während der weichere anteriore Teil im Rahmen der Implantation reseziert wird.

▸ häufigste Designvariante: zentral positionierter Keel

Die Verwendung von mehreren Stiften oder Zapfen als Verankerung bietet den Vorteil eines geringen Knochenverbrauchs bei der Präparation des Pfannenlagers. Ein ausreichender Abstand zwischen den Pegs vorausgesetzt, werden so auch die Scherkräfte im Vergleich zu einer zentralen Fixation mit einem vergleichsweise großen Keel reduziert. Der kritische Punkt bei der Verwendung der Peg-Glenoide ist die Präparation, also die Bohrung der Löcher für die Pegs. Durch die Vielzahl der Löcher besteht die Gefahr, den geringen Knochenstock des Glenoids an mehreren Stellen zu schwächen und im Extremfall eine Frakturierung des Glenoids herbeizuführen.

▸ Verankerung durch Stifte oder Zapfen = Pegs

Der Ansatz, ein Glenoid zementfrei zu implantieren, bringt gleichzeitig eine Änderung des Materials mit sich. Nur mit Rückflächen aus Metall, den sog. Metal-back-Komponenten, ist die Möglichkeit eines tatsächlichen biologischen Einwachsens der Glenoidkomponente in den vorhandenen Knochen gegeben. Die primäre Verankerung wird dabei z. B. mit Schrauben durchgeführt. Metal-back-Glenoidkomponenten bestehen in der Regel aus zwei Komponenten, dem „metal-back" selbst und einem Polyethlenanteil, der mit der Humeruskopfkomponente artikuliert (Abb. 3.10 d). Dadurch entsteht eine weitere Kontaktfläche zwischen zwei unterschiedlichen Materialien mit möglichen Komplikationen, z. B. Dissoziationen der beiden Anteile oder Abrieb der Komponenten. Weitere potenzielle Nachteile dieser Glenoide sind eine vermehrte Breite der beiden Komponenten bzw. ein dünnerer Polyethylenanteil und ein mögliches Stress-Shielding des unterliegenden Knochens durch die primär stabile Fixation.

Biologisches Einwachsen der Glenoidkomponente in vorhandenen Knochen nur mit Rückflächen aus Metall (metal back)

Mögliche Komplikationen durch Kontaktfläche zwischen zwei unterschiedlichen Materialien

3.4.3 Oberflächenersatz

Das Konzept des endoprothetischen Oberflächenersatzes am Schultergelenk unterscheidet sich in verschiedener Hinsicht von dem der herkömmlichen Schaftprothesen. Es beruht im Wesentlichen auf dem ausschließlichen Ersatz der zerstörten Gelenkoberfläche mit Wiederherstellung der normalen Anatomie bei minimaler Knochenresektion.

Oberflächenersatz: Ersatz der zerstörten Gelenkoberfläche, Wiederherstellung der normalen Anatomie bei minimaler Knochenresektion

Insbesondere bei jungen Patienten mit guter Knochenqualität bietet diese sog. Kappenprothese die Möglichkeit, die erkrankte Knorpeloberfläche zu ersetzen, ohne den Humerusschaft bearbeiten zu müssen. Im Falle einer Wechseloperation erleichtert dies dem Operateur die Verankerung des Revisionsschaftes, da auch bei der Explantation der Kappenprothese der Schaft nicht bearbeitet werden muss.

Vorteile des Oberflächenersatzes (= Kappenprothese)

Ein potenzieller operationstechnischer Nachteil aller Kappenprothesen ergibt sich durch die deutlich erschwerte Exposition des Gle-

Nachteil: durch erschwerte Exposition

des Glenoids schwierigerer Glenoidersatz

2006: ca. 10.000 implantierte Schulterprothesen, davon ca. 1.500 Kappenprothesen

noids. Der Glenoidersatz wird dadurch deutlich schwieriger. Bei fortgeschrittenen Arthrosen oder Nekrosen mit Beteiligung des Glenoids sollte dieser Nachteil bedacht und die Indikation zum Oberflächenersatz kritisch geprüft werden. Die zunehmende Popularität solcher Systeme unterstreicht die Tatsache, dass in Deutschland im Jahr 2006 von ca. 10.000 implantierten Schulterprothesen ca. 1.500 Oberflächenersatzimplantate implantiert wurden.

Zementierte und zementfreie Oberflächenersatzimplantate

Unterschiedliche Designs des Oberflächenersatzes

Form, Material und Verankerungsprinzipien. Auch beim Oberflächenersatz stehen sowohl zementierte als auch zementfreie Implantate zur Wahl. Bei dem sog. Scan-Cup handelt es sich um eine anfänglich 3,0 mm und später 1,7 mm dicke hemisphärische Kappe aus Edelstahl (Abb. 3.11). Sowohl ringsum laufende als auch radiäre Riefen auf der Kappeninnenseite sichern die Fixation der Prothese und erlauben die Verdrängung überschüssigen Zements. Der Prothesenrand ist im Querschnitt konisch zulaufend. Ein weiteres Beispiel für einen zementierten Oberflächenersatz ist der von Rüther 1996 entwickelte Durom™-Schultercup (Abb. 3.12). Dieser zu zementierende Oberflächenersatz wird momentan in sieben verschiedenen Größen (40–52 mm) angeboten. Die Kappeninnenseite ist zur besseren Verbindung mit dem Knochenzement grob gestrahlt. Durch einen zentral liegenden, zylindrischen Zapfen wird die Prothese beim Einschlagen zentriert und das Abkippen der Kappe auf dem sphärisch gefrästen Oberarmkopf verhindert.

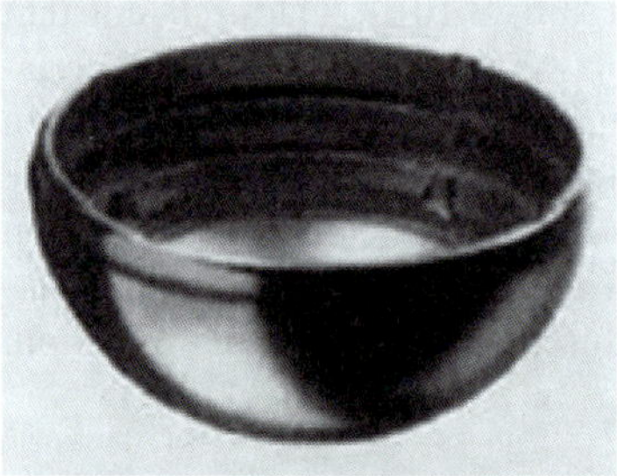

Abb. 3.11: Scan Shoulder® (MITAB, Sjöbo, Schweden)

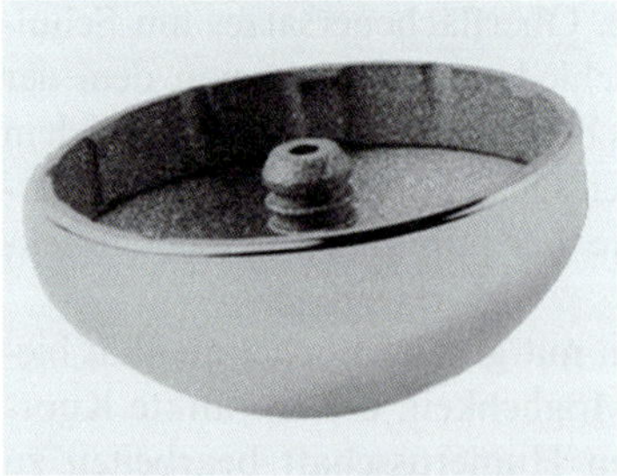

Abb. 3.12: Durom™ Schulter-Cup (Fa. Zimmer, Germany)

Längste klinische Erfahrung mit Copeland™-Cup

Neben dem Scan-Cup gilt die Copeland™-Schulter als der Oberflächenersatz mit der längsten klinischen Erfahrung. Es handelt sich hier um ein zementfreies Implantat, das aktuell in acht verschiedenen Größen verfügbar ist. Die Krümmungsradien betragen 50 bzw.

54 mm. Durch unterschiedliche Kalottenhöhen werden jedoch variable anatomische Größen und Offsets abgedeckt.

Aufbau des Copeland™-Cups

Der Cup selber ist aus einer Kobalt-Chrom-Molybdän-Legierung gefertigt und besitzt eine mit Hydroxylapatit beschichtete Innenseite sowie ein verbessertes Einwachsverhalten. Der mit Verankerungsrippen versehene, konisch geformte Press-fit-Zapfen soll die Rotationsstabilität gewährleisten (Abb. 3.4).

Konzeptionsmerkmale des Global-C.A.P.™-Oberflächenersatzes

Ähnliche Konzeptionsmerkmale wie die Copeland-Prothese weist auch der Global-C.A.P.™-Oberflächenersatz von Depuy auf (Abb. 3.13). Dabei handelt es sich ebenfalls um ein zementfreies Implantat. Die knöcherne Integration wird durch eine sog. Porocoat®-Beschichtung auf der Prothesenunterseite gefördert. Merkmal dieser Beschichtung sind zufällig verteilte Kügelchen mit geeigneter Porengröße. Durch eine zusätzliche Hydroxylapatitbeschichtung (DuoFix™) kann das knöcherne Einwachsen der Prothese weiter beschleunigt werden. Im Gegensatz zur Copeland-Prothese ist der ebenfalls mit Verankerungsrippen versehene Press-fit-Zapfen kreuzförmig und vorne spitz zulaufend.

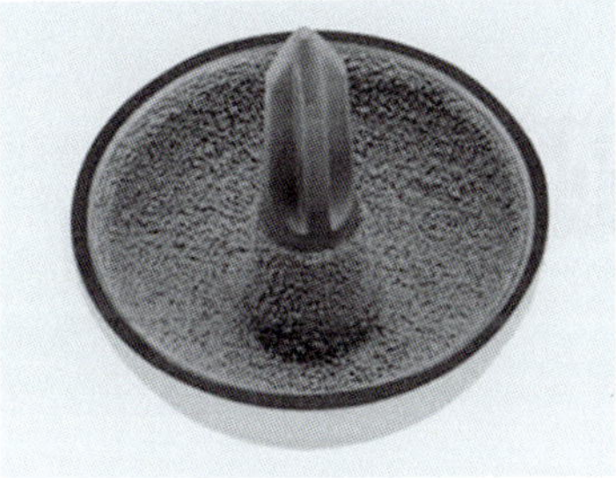

Abb. 3.13: Global C.A.P.™ (Fa. Depuy, Kirkel Limbach, Deutschland)

Verankerungsprinzip der EPOCA®-RH-Oberflächenersatzprothese

Ein vollkommen anderes Verankerungsprinzip weist die von Hertel entwickelte EPOCA®-RH-Oberflächenersatzprothese (Fa. Synthes) auf. Die epiphysäre Fixation innerhalb des Oberarmkopfes wird durch eine mit Hydroxylapatit beschichtete perforierte Krone erreicht. Durch die leicht konische Form der Krone kommt es zu einer guten primären Press-fit-Stabilität (Abb. 3.14).

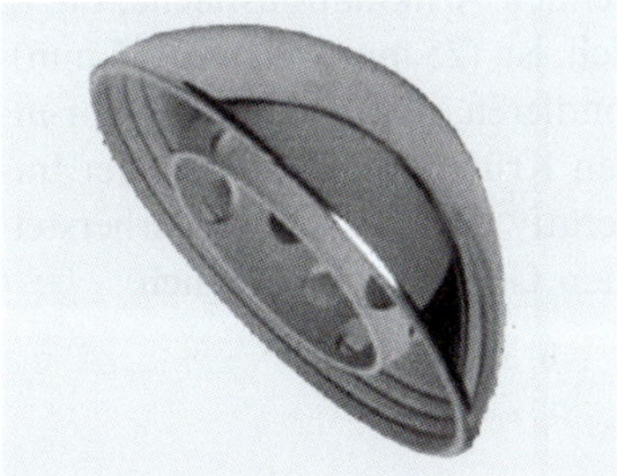

Abb. 3.14: EPOCA® RH Oberflächenersatzprothese (Fa. Synthes, Schweiz)

Im Gegensatz zu den klassischen Kappenprothesen wird bei der von Habermeyer entwickelten Eclipse-Prothese der Fa. Arthrex nicht nur der Knorpel bis zum subchondralen Knochen abgetragen, son-

Design und Verankerung der schaftfreien Humeruskopfprothese „Eclipse“

dern der ganze Humeruskopf entlang des Collum anatomicum analog zur Implantation einer konventionellen Schaftprothese reseziert. Diese schaftfreie Humeruskopfprothese ist für den zementfreien Einsatz bestimmt und besteht aus einer Kalotte (Kobalt-Chrom-Molybdän-Legierung), einer Druckscheibe sowie einer Hohlschraube (beide Titanlegierung) (Abb. 3.15). Die Kalotte wird über eine Konussteckverbindung auf die Druckscheibe, welche in verschiedenen Durchmessern erhältlich ist, gesetzt. Durch insgesamt sechs Rippen auf der Knochenkontaktseite wird ein stabiles Fixieren der Druckscheibe ermöglicht. Die Verankerung im Humerus erfolgt letztendlich durch die Hohlschraube. Schlitze entlang dem Gewinde der Hohlschraube erlauben das Einwachsen spongiösen Knochens und führen in Ergänzung zur korundgestrahlten Oberfläche zu einer anhaltenden Osteointegration und sicheren Verankerung. Die Implantation einer Glenoidkomponente ist bei dieser Prothese durch die „normale“ Resektion des Humeruskopfes nicht erschwert.

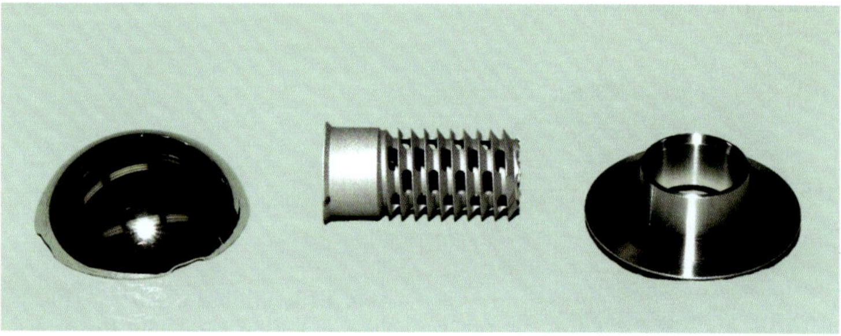

Abb. 3.15: Eclipse™ Humeruskopfprothese (Fa. Arthrex, Karlsfeld, Deutschland)

Individuellere Rekonstruktion kleinerer Knorpelschäden des Oberarmkopfes mit HemiCAP®-Oberflächenersatz

Eine noch individuellere Rekonstruktion insbesondere von kleineren Knorpelschäden des Oberarmkopfes erlaubt der sogenannte HemiCAP®-Oberflächenersatz (Arthrosurface Inc., Franklin, Massachusetts, USA; Abb. 3.16). Dieser besteht aus zwei Teilen: einer aus Titan bestehenden Spongioschraube zur Implantatverankerung sowie einer aus Kobalt/Chrom bestehenden Artikulationsfläche, die in drei verschiedenen Größen erhältlich ist (25 mm, 30 mm, 35 mm). Verschiedene Offsetgrößen korrespondieren sowohl zum superior-inferioren als auch zum medio-lateralen Krümmungsradius an der Implantatseite. Dadurch wird intraoperativ eine exakte Wiederherstellung der ursprünglichen anatomischen Gelenkfläche möglich.

3.4.4 Inverse Schulterprothese

Ein besonderes Problem der Schulterendoprothese stellt sich, wenn die Omarthrose mit einer ausgedehnten Rotatorenmanschettenruptur einhergeht. Diese sog. Defektarthropathie stellt einen Sonderfall dar und bedarf einer speziellen Lösung, um eine sichere Implantation

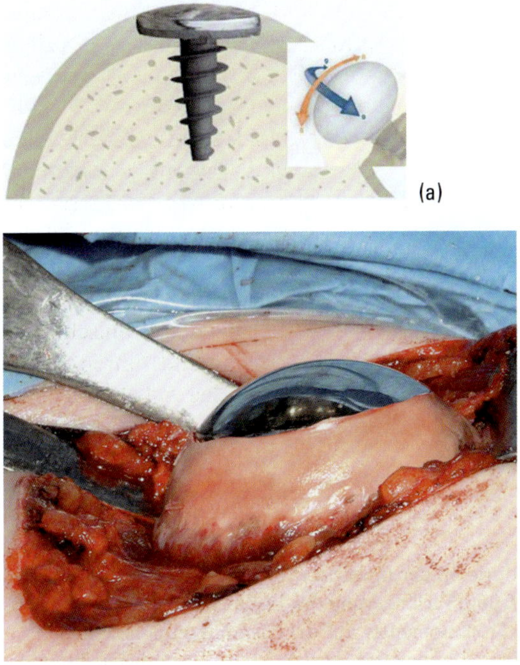

Abb. 3.16: (a, b) HemiCAP® Oberflächenersatz (Arthrosurface Inc., Franklin, Massachusetts, USA)

mit funktioneller Verbesserung der Schulterfunktion zu ermöglichen. Das Ziel, die ursprüngliche Anatomie wiederherzustellen, kann in dieser Situation nicht erreicht werden; es bedarf einer völligen Veränderung der Gelenkbiomechanik. Das biomechanische Prinzip der inversen Prothese beruht auf der Umkehrung des anatomischen Verhältnisses zwischen Glenoid- und Humeruskomponente. Der Prototyp der modernen inversen Prothese ist die von Paul Grammont entwickelte Delta-III-Prothese, die durch eine Medialisierung und Distalisierung in dieser schwierigen biomechanischen Situation eine ausreichende Mobilität um ein stabiles Drehzentrum erreicht (Abb. 3.17). Dabei wird der Hebelarm des M. deltoideus verlängert. Die Glenoidkomponente war dabei größer als bei früheren Prothesendesigns und der humerale Einsatz mit 155° beinahe horizontal orientiert. Durch die Artikulation des konvexen Glenoidkörpers mit einem konkaven Gelenkpartner im Humerus wird für den gesamten Bewegungsumfang ein stabiles Drehzentrum im Glenohumeralgelenk wiederhergestellt. Mit dieser Modifikation des Prothesendesigns konnte das Problem der Frühlockerungen behoben werden. Eine bekannte funktionelle Einschränkung der inversen Prothese ist die Tatsache, dass die Rotation, insbesondere die Außenrotation, im Gegensatz zur Flexion und Abduktion nicht wiederhergestellt werden kann.

Die primäre Indikation zur inversen Schulterprothese besteht bei der Defektarthropathie. Für diese Indikation finden sich in der Lite-

Biomechanisches Prinzip der inversen Prothese: Umkehrung des anatomischen Verhältnisses zwischen Glenoid- und Humeruskomponente

- Prototyp: Delta-III-Prothese
- Verhinderung von Frühlockerungen
- Nachteil: keine Wiederherstellung der Rotation
- Indikation: Defektarthropathie

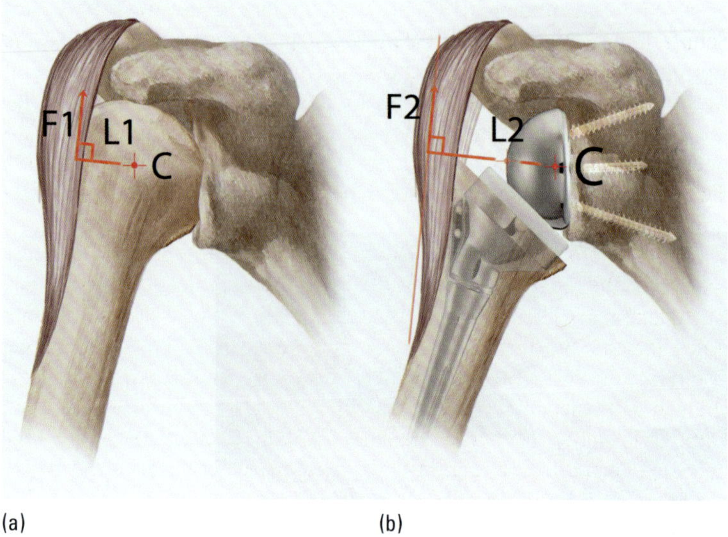

Abb. 3.17: (a, b) Grundprinzip der inversen Prothese: 1. fixiertes und medialisiertes Drehzentrum (Verlängerung des Deltahebelarmes (L2 > L1) und Verminderung des Drehmomentes auf die Glenoidkomponete und 2. Vergrößerung des akromiohumeralen Abstandes zu Wiederherstellung der Deltaspannung (F2 > F1) (Fa. DePuy)

- meist als Revisionsimplantat
- hohe Komplikationsrate

ratur die langfristigsten und besten Ergebnisse. In der jüngeren Vergangenheit wird die inverse Prothese jedoch zunehmend als Revisionsimplantat und bei nicht rekonstruierbaren Frakturen bei älteren Patienten verwendet. Trotz der ermutigenden Ergebnisse kommt es zu einer hohen Komplikationsrate, sodass die Indikation kritisch gestellt werden sollte. Eine Verwendung bei jüngeren Patienten wird generell nicht empfohlen.

Individuelle Prothesenanpassung durch modulare Systeme

- Schäfte mit verschiedenen Längen, Durchmessern, Beschichtungen, verschiedenen Metaphysen

Form, Material und Verankerungsprinzipien. Mit dem modularen System moderner Prothesensysteme besteht die Möglichkeit, die Prothese individuell anzupassen. Dazu werden Schäfte mit verschiedenen Längen und Durchmessern, verschiedenen Metaphysen, Polyethylen-Inlays in verschiedenen Höhen und Durchmessern (die zusätzlich mit Adaptern verlängert werden können) und Glenosphären mit metaphysengerechten Durchmessern angeboten (Abb. 3.6). Die Schäfte bestehen in der Regel aus CoCr, sie sind distal poliert und durch die Konusgeometrie an die Schaftanatomie angepasst. Einige Hersteller beschichten die Schäfte proximal porös mit Ti_6AI_4V. Die Legierung besitzt hohe mechanische Festigkeitswerte, erlaubt eine Osteointegration durch direktes Anwachsen des Knochens auf den aufgerauten Oberflächen und bietet einen geringen Verschleißwiderstand. Die Länge der Beschichtung variiert zwischen den verschiedenen Herstellern. Die Schäfte sind in verschiedenen Längen und Durchmessern erhältlich und können zementfrei und/oder zementiert eingebracht werden. Die Epiphyse besteht in der Regel aus dem gleichen Material und wird über verschiedene Schraubsysteme am Schaft fixiert. Entsprechend der Technik für den Schaft muss eine Epiphyse für das zementierte oder zementfreie Verfahren gewählt werden. Die Designs bieten durch Finnen eine hohe Rotationsstabilität. Oftmals sind Löcher eingelassen, um z. B. die Tubercula zu befestigen. Einige Hersteller haben Platzhalter im Programm, um Defekte der Metaphyse zu überbrücken oder bei Instabilitäten die Lateralisation zu vergrößern.

▸ Humeruseinsatz (Polyethylen-Inlay) in verschiedenen Höhen und Durchmessern

Der Humeruseinsatz (Polyethylen-Inlay) besteht meist aus einem speziellen Polyethylen, UHMWPE (ultra-high-molecular-weight polyethylene nach ISO5834-2). Dieses Material zeichnet sich durch eine hohe Verschleißfestigkeit, hohe Kerbschlagzähigkeit und eine geringe Gleitreibung aus und hat sich als Werkstoff für artikulierende Flächen in künstlichen Gelenken seit über 20 Jahren klinisch bewährt. Dem Operateur stehen verschiedene Größen, Durchmesser und Höhen zur Verfügung. Die Inlays werden mit einem Impaktor eingeschlagen und besitzen eine Rotationssicherung. In Revisionsfällen oder zur Korrektur von massiven Instabilitäten kann ein retentives Polyethylen-Inlay verwendet werden.

▸ Glenosphären mit metaphysengerechten Durchmessern

Die Glenosphären bestehen in der Regel aus CoCrMo-Schmiedelegierung nach ISO5832-12, ein bekanntes und bewährtes Material mit hoher Verschleißresistenz in der Werkstoffprüfung. Sie sind in verschiedenen Durchmessern erhältlich, bei den meisten Herstellern mit 36 und 42 mm. Die Glenosphäre wird meist mit einem Impaktor auf die Glenoidbasis gepresst und anschließend mit einer zentralen Verblockungsschraube gesichert.

▸ Glenoide meist zementfrei verankerte Scheiben

Die Glenoide (Metaglenoid oder Metaglene) sind in der Regel Scheiben, die zementfrei verankert werden, wobei die verschiedenen Hersteller sehr unterschiedliche Konzepte anbieten. Die Größen variieren je nach Hersteller und sind nonkonform, sodass die passende Kopfgröße gefunden werden muss. Bei den meisten Herstellern wird die Fixation der Basisplatte zementfrei durch einen zentralen Stift und 2–4 periphere Schrauben erreicht (Abb. 3.18).

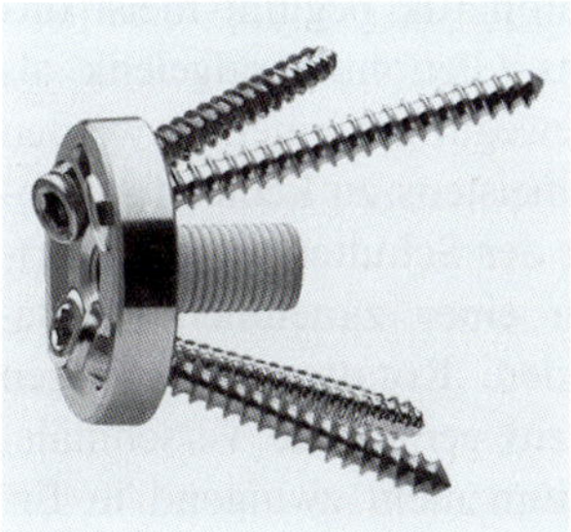

Abb. 3.18: Glenosphäre der Aequalis-Reversed-Prothese mit zwei winkelstabilen (superior und inferior) und zwei Kortikalisschrauben (anterior und posterior) (Fa. Tornier)

3.4.5 Ausblick

Modulare Prothesen der 5. Generation als aktueller Stand der Entwicklung

Der letzte Stand der Entwicklung sind modulare Prothesen der 5. Generation, die bei Bedarf eine Umwandlung einer konventionellen Schulterprothese mit oder ohne Schaft und Glenoid in eine inverse Schulterprothese ermöglichen. Bei fortgeschrittener Degene-

Umwandlung einer konventionellen Schulterprothese mit oder ohne Schaft und Glenoid in inverse Schulterprothese möglich

ration der Rotatorenmanschette kann so eine Revisionsoperation deutlich erleichtert werden, da sowohl der Schaft als auch die Glenoidplatte belassen werden kann. So bietet z. B. das Promos-Schultersystem der Fa. Smith & Nephew die Möglichkeit, auf einen konventionellen Schaft eine Humerusschale aufzusetzen und nach Implantation der inversen zementfreien Glenoidkomponente eine Hemiprothese in eine inverse Prothese zu konvertieren, ohne den ursprünglichen Schaft zu explantieren (Abb. 3.7).

3.5 Indikationen und Kontraindikationen

Indikationen zur Schulterprothesenimplantation symptombezogen

Persistierende und progrediente, medikamentenpflichtige Schulterschmerzen sowie eine zunehmende Bewegungseinschränkung durch die Einsteifung der Schulter bei radiologisch gesicherten arthrotischen Veränderungen sind Indikationen zur Schulterprothesenimplantation. Die Ausprägung der radiologischen Parameter, wie Gelenkspaltbreite und Pfannenmorphologie, sind dabei sekundär zu der gebotenen Symptomatik.

Typische Indikationen für eine Schulterendoprothese sind:

Typische Indikationen

- primäre Omarthrose,
- posttraumatische Omarthrose,
- avaskuläre Humeruskopfnekrose,
- rheumatoide Arthritis,
- Instabilitätsarthrose,
- Defektarthropathie.

3.5.1 Primäre Omarthrose

Primäre Omarthrose

▶ Prävalenz ca. 3 %

▶ Symptome

Im Vergleich zu den statisch belasteten Gelenken der unteren Extremität wird die primäre Omarthrose seltener diagnostiziert und weist eine vergleichsweise niedrige Prävalenz von etwa 3 % auf. Dennoch sollte sie in der Diagnostik von Schulterschmerzen auf keinen Fall übersehen werden. Die Beschwerdesymptomatik beginnt meist diffus und lässt nur selten primär auf das Glenohumeralgelenk als Schmerzauslöser schließen. Ruhe- und Bewegungsschmerzen werden von den Patienten beklagt, führen aber meistens zu keiner funktionell relevanten Bewegungseinschränkung der Schulter. Erst im fortgeschrittenerem Stadium kommt es zu einer zunehmenden Bewegungseinschränkung, wobei insbesondere Rotationsbewegungen deutlich vermindert sind. Radiologisch tritt gerade die Verschmälerung des Gelenkspaltes im Anfangsstadium nicht zwingend in Erscheinung.

▶ typische radiologische Arthrosezeichen im fortgeschrittenen Stadium

Im fortgeschrittenen Stadium finden sich dann die typischen radiologischen Arthrosezeichen wie subchondrale Sklerosierung der Gelenkflächen, Ausbildung von humeralen Kranzosteophyten und subchondralen Geröllzysten bis zur vollständigen Deformierung des Humeruskopfes (Abb. 3.19). Als weiteres typisches pathomorphologisches Korrelat finden sich eine Verkleinerung der vorderen sowie eine

Vergrößerung der unteren Gelenkkapsel. Die Rotatorenmanschette ist bei der primären Omarthrose meistens intakt. Bei zentrischer Humeruskopfposition mit physiologischer Konkavität der Gelenkpfanne ist ein alleiniger Humeruskopfersatz im Sinne einer Hemiprothese möglich. In allen anderen Fällen, insbesondere bei dorsalem Glenoidverbrauch, sollte bei der primären Omarthrose eine Totalendoprothese vorgezogen werden, da das Risiko einer zunehmenden Glenoidarrosion bei Hemiprothese das Risiko einer Lockerung eines künstlichen Glenoidersatzes deutlich übertrifft.

▸ Rotatorenmanschette meist intakt

▸ Hemiprothese oder (meist) Totalendoprothese

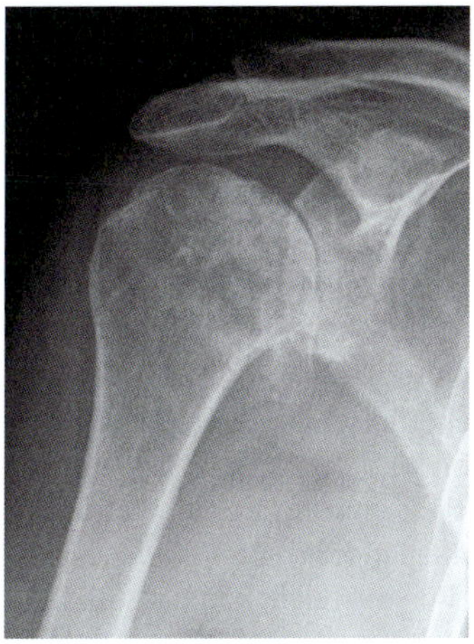

Abb. 3.19: Primäre Omarthrose im Nativ-Röntgen

3.5.2 Humeruskopfnekrose

Humeruskopfnekrose

Der Humeruskopfnekrose liegt in der Regel eine Durchblutungsstörung multifaktorieller Genese zugrunde. Dabei gilt es zwischen einer posttraumatischen Form als Folge einer Humeruskopffraktur sowie

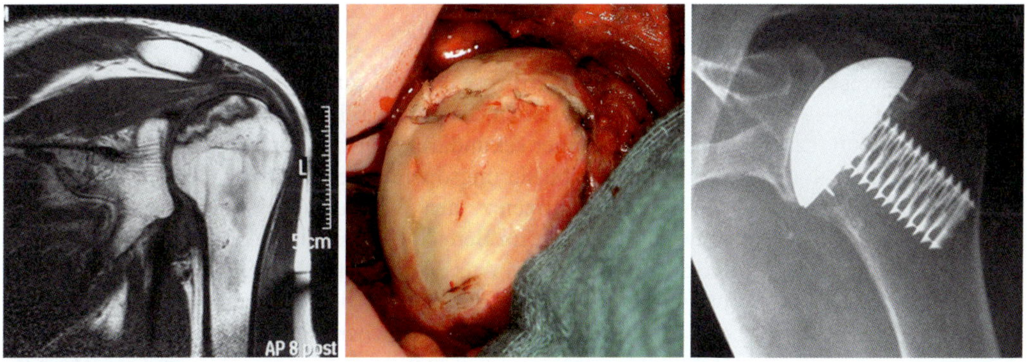

(a) (b) (c)

Abb. 3.20: (a, b) Humeruskopfnekrose im MRT und intraoperativ nach Hochdosischemotherapie. (c) Postoperatives Röntgenbild nach Implantation einer schaftfreien Eclipse-Prothese (Fa. Arthrex)

- Ursache: Durchblutungsstörung multifaktorieller Genese
- posttraumatische oder atraumatische Form

- meistens keine Indikation zum Pfannenersatz

einer atraumatischen Form zu unterscheiden. Letztere tritt am häufigsten nach lokaler oder systemischer Kortisontherapie auf. Andere häufige Ursachen sind Alkoholabusus, Cushing-Syndrom, Hämoglobinopathien, Morbus Gaucher und Pankreatitis (Abb. 3.20 a, b). Die zunehmende Zerstörung des Humeruskopfes bzw. des gesamten Gelenkes erfolgt nach Cruess nach radiologischen Kriterien in die Stadien I–V. Aufgrund der Tatsache, dass bei der Humeruskopfnekrose lange Zeit ein erhebliches Missverhältnis zwischen radiologisch sehr eindrucksvoller Destruktion des Oberarmkopfes und nur geringer Veränderung des glenoidalen Gelenkpartners auftritt, besteht in den meisten Fällen keine Indikation zum Pfannenersatz (Abb. 3.20 c).

3.5.3 Rheumatoide Arthritis

Rheumatoide Arthritis

- oft frühzeitige Schädigung der Rotatorenmanschette

- Indikation und Implantatwahl abhängig von Grad der Gelenkflächenzerstörung und Zustand der Rotatorenmanschette

Bei der rheumatoiden Arthritis ist das Schultergelenk normalerweise nicht das primär betroffene Gelenk. Neben der krankheitstypischen Entzündung der Synovialis, die zur Zerstörung der Gelenkflächen von Humeruskopf und Glenoid führt, kommt es häufig frühzeitig zur Schädigung der Rotatorenmanschette. Sekundär kann es abhängig vom Ausmaß der Rotatorenmanschettenschädigung zum Humeruskopfhochstand kommen. Indikation und Implantatwahl werden bei der rheumatoiden Arthritis wesentlich vom Grad der Gelenkflächenzerstörung (humeral und besonders glenoidal) und dem Zustand der Rotatorenmanschette bestimmt. Bei ausreichender glenoidaler Knochensubstanz und intakter Rotatorenmanschette kann durchaus die Implantation einer Schultertotalendoprothese in Erwägung gezogen werden. Bei weit fortgeschrittener Glenoiddestruktion und/oder vorliegendem Rotatorenmanschettendefekt ist die Verwendung einer Schulterhemiprothese indiziert. Bei ausreichender knöcherner Substanz des Humeruskopfes bzw. gerade beim jüngeren Patienten kann hier als Alternative zur herkömmlichen Schaftprothese auch ein Oberflächenersatz in Erwägung gezogen werden.

3.5.4 Instabilitätsarthrose

Instabilitätsarthrose

- primäre und sekundäre Form

- meistens Totalendoprothese indiziert

Eine Instabilitätsarthrose entsteht auf dem Boden einer oder mehrerer Schulterluxationen. Es gilt zwischen einer primären Instabilitätsarthrose und einer sekundären Form zu unterscheiden, die postoperativ nach Stabilisierungsoperationen auftritt. Letztere zählen bei den unter 55-Jährigen zu den Hauptursachen für das Entstehen einer schweren Arthrose im Bereich des Schultergelenkes (Abb. 3.21). Eine Korrelation zwischen Anzahl der stattgehabten Luxationen und Ausprägung der Arthrose besteht bei der primären Form nicht. Trotz des relativ jungen durchschnittlichen Patientenalters ist bei den Instabilitätsarthrosen in den meisten Fällen eine Totalendoprothese indiziert, da die Pfanne meist arthrotisch verändert ist und eine dorsale Subluxationsstellung des Humeruskopfes besteht. Das originäre Problem war ja bereits ein Instabilitätsproblem, was auf die Notwendigkeit einer guten Pfannenkonkavität hinweist. Zweitens besteht besonders posterior die Gefahr einer Pfannenerosion, was zu rezidivierender Instabilität führen würde, wenn ein Pfannenersatz ausbliebe. Im Sonderfall einer chronisch verhakten vorderen oder hinteren Luxation mit entsprechender Destruktion des Pfannenrandes und Humeruskopfimpressionsfraktur ist eine Hemiprothese indiziert. U.U. sollte der Pfannenschaden durch ein entsprechendes Planfräsen ausgeglichen werden, um eine erneute Luxationsstellung zu verhindern. Nur in Einzelfällen ist ein knöcherner Pfannenaufbau notwendig.

▸ Indikation einer Hemiprothese in Sonderfällen

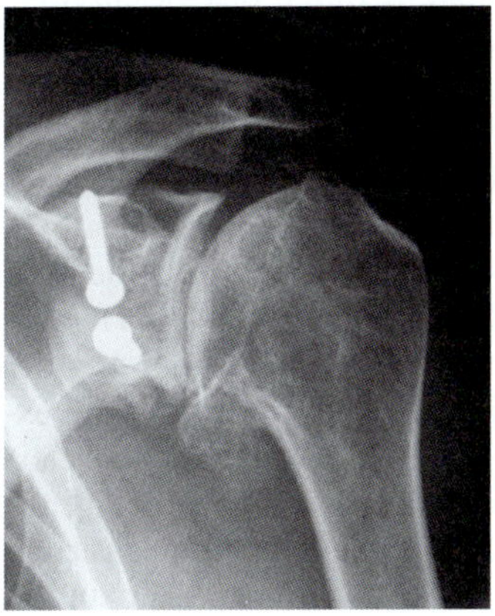

Abb. 3.21: Sekundäre Instabilitätsarthrose im Nativ-Röntgen

3.5.5 Posttraumatische Omarthrose

Posttraumatische Omarthrosen treten nach konservativer oder operativer Behandlung von Humeruskopffrakturen auf (Abb. 3.22). Sie stellen meist komplexe Situationen dar, da eine Kombination von knöchernen Defekten und Schäden von Rotatorenmanschette und Schultergürtelmuskulatur vorliegt. Wie schon bei der Instabilitäts-

Posttraumatische Omarthrose
▸ nach konservativer oder operativer Behandlung von Humeruskopffrakturen

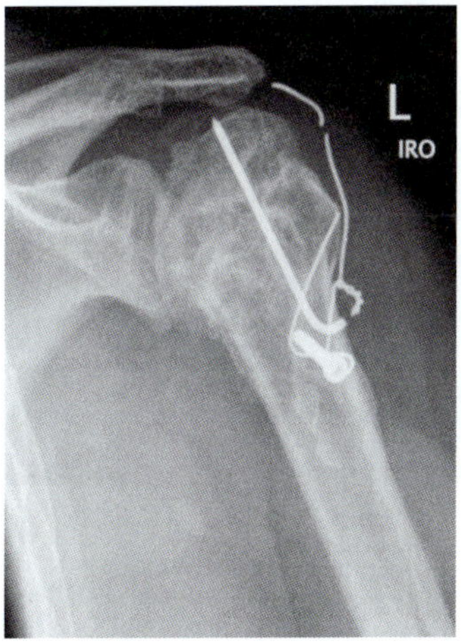

Abb. 3.22: Posttraumatische Omarthrose im Nativ-Röntgen

▸ Implantation eines Glenoidersatzes

arthrose besteht häufig auch in der posttraumatischen Situation eine Glenoidarthrose, sodass, wenn technisch machbar, die Implantation eines Glenoidersatzes großzügig in Erwägung gezogen werden sollte. Neue schaftfreie Prothesentypen wie z. B. die Eclipse-Prothese (Fa. Arthrex) können eine Vereinfachung der endoprothetischen Versorgung ermöglichen (Abb. 3.5).

3.5.6 Defektarthropathie

Defektarthropathie
▸ gleichzeitiges Vorliegen von Omarthrose und Defekt der Rotatorenmanschette

Charakterisiert wird die Defektarthropathie durch das gleichzeitige Vorliegen einer Gelenkdestruktion im Sinne einer Omarthrose und einem ausgeprägten Defekt der Rotatorenmanschette, der zu einem Höhertreten des Oberarmkopfes unter das Schulterdach und einer unterschiedlich ausgeprägten Instabilität führt (Abb. 3.23 a, b). Neer bezeichnete dieses Krankheitsbild 1981 als „cuff tear arthropathy“. Der endoprothetische Gelenkersatz bei der Defektarthropathie stellt aufgrund des Rotatorenmanschettendefektes eine besondere Herausforderung dar. Während der herkömmliche Glenoidersatz bei der Defektarthropathie aufgrund frühzeitiger Lockerung durch die exzentrische Belastung („Rocking-horse-Phänomen“) obsolet ist, liefert eine herkömmliche Schulterhemiprothese häufig nur unbefriedigende Ergebnisse. Um Instabilität und Funktionsverlust zu kompensieren, bietet sich bei der Defektarthropathie bei Patienten ab dem 70. Lebensjahr die Implantation einer inversen Schulterprothese an (Abb. 3.23 c).

▸ Implantation einer inversen Schulterprothese

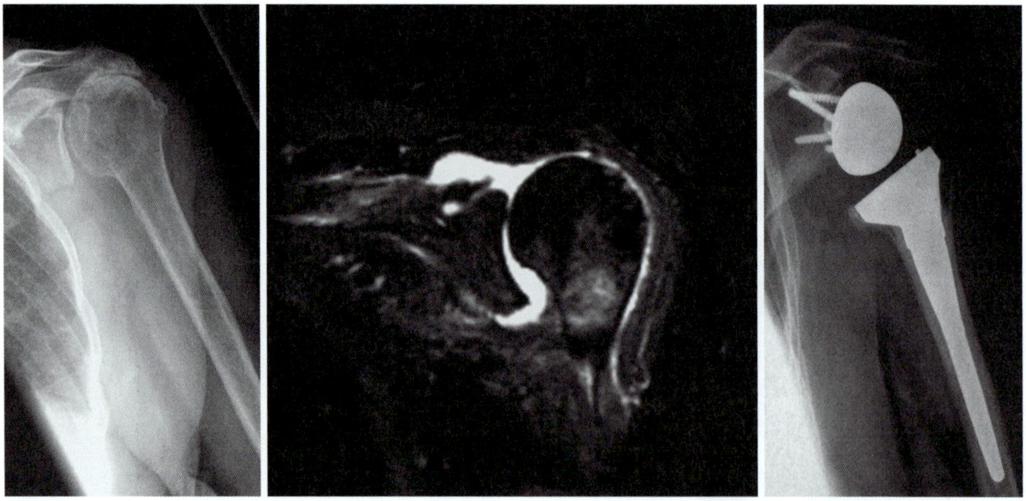

(a) (b) (c)

Abb. 3.23: (a, b) Defektarthropathie im Nativ-Röntgen und im MRT. (c) Postoperativ nach inverser Schulterprothese

3.5.7 Kontraindikationen

Kontraindikationen

Zu den Kontraindikationen gehören:

- floride lokale oder systemische Infektionen,
- ungenügender Knochensockel zur Stützung der Komponenten im proximalen Humerus oder in der Cavitas glenoidalis,
- schlechte Knochenqualität, z. B. bei Osteoporose, durch die es zu einer beträchtlichen Wanderung der Prothese und/oder der Gefahr einer Fraktur von Humerus oder Glenoid kommen kann,
- neurologische Erkrankungen wie Myopathien, neurogene Arthropathie,
- septische Arthritis.

3.6 Operationstechnik

3.6.1 Operationsplanung

Zur präoperativen Diagnostik bei Planung einer Schulterendoprothese zählt neben Anamnese sowie klinischer und neurologischer Untersuchung eine apparative Diagnostik in Form von konventionellen Röntgenaufnahmen in True-a.p.- und axialer Projektion. Darüber hinaus erfolgt routinemäßig zur sicheren Beurteilung der knöchernen Verhältnisse am Glenoid sowie zur Darstellung der Rotatorenmanschette ein Schnittbildverfahren. In der Regel erlaubt die MRT sowohl eine exakte Beurteilung der Rotatorenmanschette als auch der knöchernen Deformierung von Humeruskopf und Glenoid. Im Falle einer speziellen Fragestellung bezüglich der knöchernen Verhältnisse sollte zusätzlich eine Computertomographie erfolgen, da diese eine vergleichsweise exaktere Darstellung erlaubt.

Routinemäßig MRT zur Beurteilung der knöchernen Verhältnisse am Glenoid und Darstellung der Rotatorenmanschette

CT bei speziellen Fragestellungen

Für die präoperative Implantatwahl stehen in der Regel von allen Prothesenherstellern Röntgenschablonen zur Verfügung. Dabei gilt es entsprechende Vergrößerungsfaktoren zu berücksichtigen.

Röntgenschablonen zur präoperativer Implantatwahl

3.6.2 Schultertotalendoprothese

Operationstechnik

Der Eingriff erfolgt typischerweise in Intubationsnarkose und wird mit einem Interskalenus-Katheter zur peri- und postoperativen Schmerztherapie kombiniert. Standardmäßig wird der Patient in der Beach-Chair-Position (Abb. 3.24) mit ca. 45° aufgerichtetem Oberkörper gelagert. Unabdingbar ist die seitliche Platzierung des Patienten auf dem Operationstisch, um ein ungehindertes Absenken und Extendieren des Oberarmes neben der Tischkante zu ermöglichen.

▸ Lagerung des Patienten in Beach-Chair-Position

Als Standardzugang findet typischerweise der klassische deltoideopektorale Zugang Anwendung. Nach Aufsuchen der V. cephalica in der Mohrenheim-Grube erfolgt die Präparation des Sulcus deltoideopectoralis von proximal nach distal. Nach Einsatz der Retraktoren werden die sogenannten „conjoined tendons“ (Mm. biceps brachii caput breve und coracobrachialis) sowie die Subscapularissehne dargestellt. Besondere Beachtung ist dem Verlauf des N. axillaris zu schenken, der am Unterrand des M. subscapularis nach dorsal umbiegt und durch die laterale Achsellücke zieht.

▸ Standardzugang: klassischer deltoideopektoraler Zugang

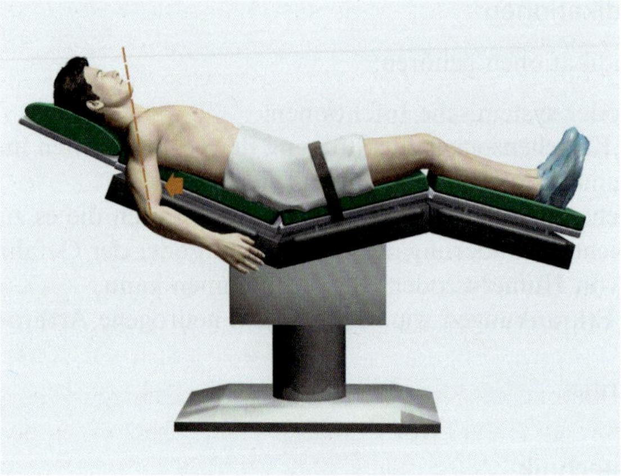

Abb. 3.24: Beach-Chair-Lagerung

▶ Ablösung der Subscapularissehne

Abhängig von der präoperativen Außenrotationsfähigkeit erfolgt die Ablösung der Subscapularissehne 5–10 mm medial des Ansatzes am Tub. minus (ARO über 20°) oder aber direkt am Tub. minus (ARO 0–20°), da durch die spätere, zusätzliche Medialisierung des Sehnenansatzes ein zusätzlicher Rotationsgewinn möglich ist. Bei stark kontrakten Verhältnissen erfolgt eine komplette Subscapularisablösung mit bifokaler Kapsulotomie.

▶ Luxation des Schultergelenkes, Oberarmkopfresektion, Markraumpräparation

Anschließend gelingt die Luxation des Schultergelenkes unter vorsichtiger Außenrotation, Adduktion und Extension. Die typischen humeralen Kranzosteophyten werden zur exakten Darstellung der Resektionsebene am Collum anatomicum abgetragen. Eine Resektionslehre kann die Oberarmkopfresektion, welche mit einer Inklination von ca. 125–140° und einer Retrotorsion von 20–30° ausgeführt wird, erleichtern. Bei Verwendung einer herkömmlichen Schaftprothese erfolgt nach der Kopfresektion die Markraumpräparation.

Alternativ kann jedoch auch eine schaftfreie Prothesenvariante gewählt werden, bei der eine Präparation des Markraumes entfällt.

▶ Subscapularissehnenrefixation

Nach abgeschlossener Markraum- bzw. Kalottenpräparation werden 4–5 transossäre Fäden für die Subscapularissehnenrefixation durch den kortikalen Humerushals ca. 1 cm unterhalb der Resektionsfläche vorgelegt. Durch diese Medialisierung der Sehne werden ca. 20° Außenrotation gewonnen.

Bei Implantation einer Totalendoprothese wird die Humeruskopfresektionsebene mit einer entsprechenden Schutzplatte geschützt.

▶ Pfannenimplantation

▶ komplettes Weichteil-Release

Der technisch schwierigste Operationsschritt ist zweifelsohne die Pfannenimplantation. Eine übersichtliche Glenoiddarstellung, welche durch ein komplettes Weichteil-Release erreicht wird, ist dazu unerlässlich. Ein vollständiges Weichteil-Release beinhaltet die komplette Ablösung der Subscapularissehne, eine Mobilisierung der Rotatorenmanschette, eine humeral- und glenoidalseitige Kapsulotomie sowie ggf. eine Tenotomie der langen Bizepssehne sowie des Caput longum des M. triceps. Die Glenoidexposition gelingt dann mit zwei

Hohmann-Haken am oberen und vorderen Pfannenrand sowie einem speziellen Kopfretraktor über dem hinteren Pfannenrand. Bei geplanter Glenoidimplantation erfolgt eine komplette Exzision des Labrum glenoidale. Nach Kürettage des Gelenkknorpels wird das kortikale Pfannenlager hinsichtlich dorsaler Abflachung, bikonkaver Deformität und glenoidalem Inklinationswinkel beurteilt. Nach Markierung des Pfannenmittelpunktes erfolgt die Glenoidfräsung, wobei Inklinationsebene und Retroversionsebene ggf. zu korrigieren sind. Das Pfannenlager hat nach Abschluss der Fräsung kongruent mit der Glenoidkomponente zu sein, da sonst eine frühzeitige Pfannenlockerung droht. Anschließend erfolgt das Implantieren der definitiven Glenoidkomponente (Abb. 3.25), wobei zwischen zementierten und unzementierten Glenoidersätzen, sog. „metal-backs", zu unterscheiden ist. Nach Abschluss der Pfannenimplantation erfolgen die Implantation der Humeruskopfkomponente und die Überprü-

- Implantation der Humeruskopfkomponente
- Überprüfung von joint play, Balancing, Stabilität

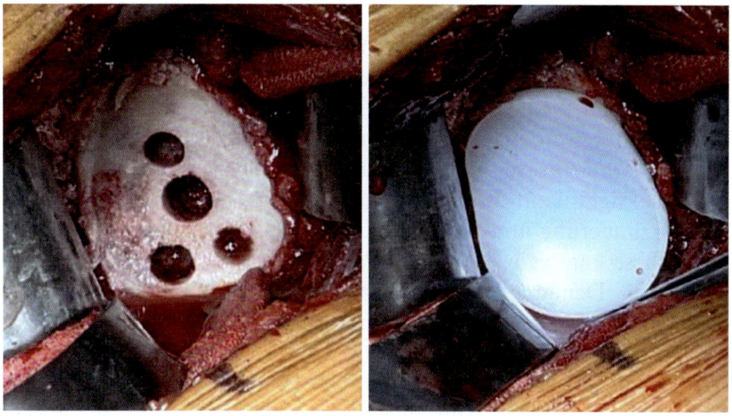

(a) (b)

Abb. 3.25: (a, b) Implantation eines zementierten „pegged" Glenoides

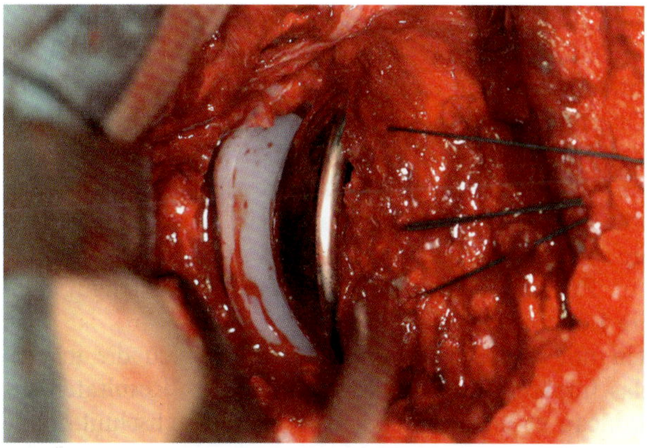

Abb. 3.26: Überprüfung des „joint play"

fung von joint play, Balancing und Stabilität (Abb. 3.26). Ziel sollte eine dorsale Kopftranslation von 15 mm sowie eine Abduktionsfähigkeit von mindestens 90°, Innenrotationsfähigkeit von 70° und Außenrotationsfähigkeit von 40° sein. Nach Reposition und definitiver Prothesenimplantation ist eine sorgfältige Readaption der Subscapularissehne in leichter Abduktions- und Außenrotationsstellung essentiell. Zur Reinsertion dienen die vorgelegten Fäden am Humerushals. Abschließend erfolgt der Verschluss des Rotatorenmanschettenintervalles durch eine Seit-zu-Seit-Naht von Subscapularis und Supraspinatus.

▶ abschließende Schritte

3.7 Ergebnisse

Gute Ergebnisse bei Schmerzreduktion und Funktionsverbesserung

Im Verlauf des vergangenen Jahrzehntes hat die moderne Schulterendoprothese zunehmend unter Beweis gestellt, dass mit ihr analog zur Hüft- und Knieendoprothetik bei korrekter Indikationsstellung zuverlässig gute Ergebnisse hinsichtlich Schmerzreduktion und Funktionsverbesserung möglich sind.

Schultertotalendoprothese: signifikant bessere Ergebnisse für postoperative Funktion, Schmerzlinderung, Beweglichkeit als Hemiprothese

Vorteile einer Schulterhemiprothese liegen bei dem technisch weniger schwierigen Eingriff, geringerem Blutverlust, kürzeren Operationszeiten und niedrigeren Kosten. In einer Metaanalyse konnte jedoch gezeigt werden, dass Patienten mit einer primären, konzentrischen Omarthrose nach Implantation einer Schultertotalendoprothese signifikant besser in Bezug auf postoperative Funktion, Schmerzlinderung und Beweglichkeit abschneiden. Nach Schulterhemiprothese kam es bei 20 % der Patienten sekundär zur Glenoidimplantation. Dennoch sind weitere längerfristige Ergebnisse auch mit den neueren Prothesenmodellen notwendig, um den Einfluss einer fortlaufenden Glenoiddegeneration nach Hemiprothese bzw. einer Glenoidkomponentenlockerung nach Totalendoprothese auf das postoperative Resultat beurteilen zu können.

Glenoiddegeneration nach Hemiprothese

Glenoidkomponentenlockerung nach Totalendoprothese

Vor- und Nachteile des Oberflächenersatzes

Ergebnisse für den Oberflächenersatz des Humeruskopfes liegen bislang insbesondere für die rheumatoide Arthritis und Omarthrose vor. Diese entsprechen im Wesentlichen denjenigen modularer Prothesen auch der neueren Generationen. Nachteil des Oberflächenersatzes ist die technisch extrem schwierige Implantation einer Glenoidkomponente. Dafür wiederum ist ein möglicher Systemwechsel auf eine Schaftprothese technisch einfach. Die besten klinischen Ergebnisse mittels Oberflächenersatz ließen sich für die Patienten mit primärer Omarthrose feststellen. Copeland et al. erreichten einen Constant-Score von 73,5 % nach Hemiprothese sowie von 93,7 % nach Totalendoprothese. Patienten mit rheumatoider Arthritis wiesen im Constant-Score schlechtere Ergebnisse als die Patienten mit primärer Omarthrose auf. Zusätzlich fanden sich in diesem Patientengut auch deutlich höhere Lockerungsraten von bis zu 25 %.

Beste klinische Ergebnisse bei primärer Omarthrose, schlechtere bei rheumatoider Arthritis

Defektarthropathie: beste klinische Resultate mit inverser Prothese

Bei Patienten mit einer Defektarthropathie hat sich die inverse Prothese als das Implantat mit den besten klinischen Resultaten herausgestellt. Boileau et al. konnten nach einem durchschnittlichen Nachuntersuchungszeitraum von 40 Monaten eine Verbesserung des durchschnittlichen Constant-Score von 18 auf 66 Punkte sowie eine

Verbesserung der aktiven Flexion von präoperativ 53° auf postoperativ 123° feststellen. Als Revisionsimplantat sind die Ergebnisse zwar schlechter als bei Patienten mit Defektarthropathie, dennoch profitiert auch dieses schwierige Patientenkollektiv signifikant von der Implantation einer inversen Prothese. Ein sogenanntes „scapular notching", d. h. die Aushöhlung der unteren Gelenkpfanne unterhalb der Glenosphäre, beobachteten Boileau et al. in 68 % aller Fälle. Allerdings hatte diese Osteolyse keinen Einfluss auf das klinische Ergebnis.

Inverse Prothese als Revisionsimplantat

Aushöhlung der unteren Gelenkpfanne unterhalb der Glenosphäre in 68 %

3.8 Komplikationen

Die Gesamtkomplikationsrate in der Schulterendoprothese wird in der Literatur mit 16 % angegeben. Dabei gilt es zwischen intra- und postoperativen sowie zwischen allgemeinen und prothesenspezifischen Komplikationen zu differenzieren.

16 % Gesamtkomplikationsrate

Infektionen nach Schulterprothese treten mit einer Prävalenz von 0,7 % auf. Das Risiko einer intraoperativen periprothetischen Fraktur liegt bei 1,1 %. Postoperative periprothetische Frakturen zeigen eine Häufigkeit von 0,7 %. Neurologische Komplikationen treten mit einer Wahrscheinlichkeit von unter 1 % auf. In über 50 % aller Fälle ist der N. axillaris betroffen. In über 2/3 aller neurologischen Komplikationen kommt es zu einer Restitutio ad integrum. Die Prävalenz von postoperativen Rupturen der Rotatorenmanschette liegt bei 1,3 %. Dabei ist in über der Hälfte aller Rupturen die Subscapularissehne betroffen.

Prävalenzen der unterschiedlichen Komplikationen

Das Risiko glenohumeraler Instabilitäten nach Schulterprothesenimplantation liegt bei knapp 5 % und stellt damit die insgesamt zweithäufigste Komplikation dar. In über 80 % der Fälle kommt es dabei zu einer superioren oder anterioren Instabilität, deren Ursache häufig multifaktoriell (neurogen, muskulär, kapsulär oder implantatbezogen) ist.

Zweithäufigste Komplikation: glenohumerale Instabilitäten

Fast 40 % aller Komplikationen nach Schulterendoprothese sind Prothesenlockerungen. Insgesamt liegt die Prävalenz bei 6,3 %. Über 80 % aller Lockerungen betreffen die Glenoidkomponente. Nur ein geringer Anteil dieser radiologisch sichtbaren Lockerungen ist jedoch

Häufigste Komplikation: Prothesenlockerungen

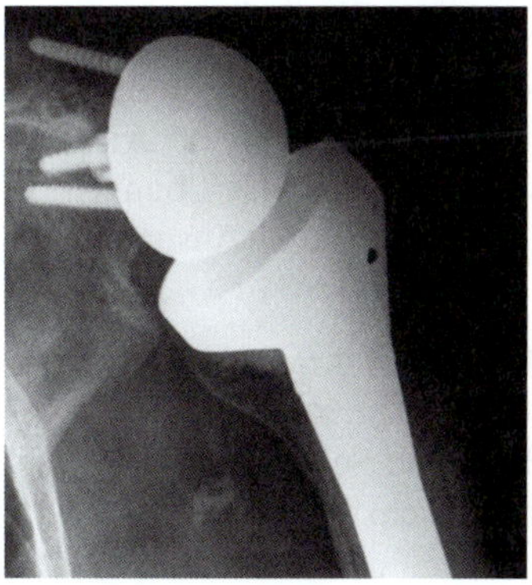

Abb. 3.27: Scapular notching im Nativ-Röntgen

auch klinisch relevant. Eine weitere Komplikation im Bereich der Gelenkpfanne ist eine zunehmende Glenoidarrosion nach Schulterhemiprothese, welche die Hauptursache für eine operative Revision nach Hemiprothese darstellt.

„Scapular notching" spezifische Komplikation der inversen Schulterprothesen

Eine spezifische Komplikation der inversen Schulterprothesen stellt das sogenannte „scapular notching" dar (Abb. 3.27). Dieses radiologische Phänomen beschreibt eine Osteolyse im Bereich der inferioren Anteile der Gelenkpfanne und des Scapulahalses, resultierend aus einem Impingement der Metaglenekomponente am Scapulahals. Als Folge dieser Osteolyse kann es zur Lockerung und zum Ausbruch der Glenosphäre aus der Gelenkpfanne kommen.

3.9 Postoperative Rehabilitation

Einheilungszeit der refixierten Subscapularissehne bestimmt Nachbehandlung

Bei Implantation einer Schulterprothese liegt in der Regel eine intakte Subscapularissehne vor, die abgelöst und zum Operationsende wieder refixiert werden muss. Einzige Ausnahme bildet das Vorliegen einer Rotatorenmanschettenmassenruptur beim Krankheitsbild der Defektarthropathie. Die Nachbehandlung wird im Wesentlichen durch die Einheilungszeit der refixierten Subscapularissehne bestimmt. In der Regel haben weder Prothesenart noch Glenoidersatz einen Einfluss auf das Nachbehandlungskonzept.

▸ 1.–14. postop. Tag

1. Phase: 1.–14. postop. Tag: Passive Schultergelenksmobilisation
- Ruhigstellung im Gilchrist-Verband für vier Wochen,
- erlaubte Bewegungsumfänge (schmerzfrei ohne harten Anschlag): 90° Flexion, 60° Abduktion und **maximal 10° ARO**,
- unterstützende Maßnahmen: Eisbehandlung, Lymphdrainage, Wärme,
- aktiv und passiv freie Bewegung des Ellenbogens und des Handgelenkes,
- vorsichtige passive Skapulamobilisation.

▸ 3.–6. postop. Woche

2. Phase: 3.–6. postop. Woche: Erarbeiten der passiven und Beginn mit aktiver Gelenkbeweglichkeit

Ziel 6. Woche: schmerzfreies Erreichen des Scheitels und des Gesäßes
- Abnahme des Gilchrist-Verbandes nach der 4. postoperativen Woche und Beginn mit aktiver Mobilisation,
- erlaubte Bewegungsumfänge (schmerzfrei ohne harten Anschlag): 90° Flexion, 90° Abduktion und **maximal 20° ARO**,
- vorsichtige aktive Mobilisation sowie isometrische Übungen für Skapulastabilisatoren und Rotatorenmanschette (Ausnahme M. subscapularis).

▸ 7.–12. postop. Woche

3. Phase: 7.–12. postop. Woche: Erarbeiten der aktiven Gelenkbeweglichkeit und muskuläre Kräftigung

Ziel 12. Woche: schmerzfreier Nacken- und Schürzengriff
- freie aktive und passive Gelenkbeweglichkeit erlaubt (Schmerzgrenze!),

- humeruszentrierende, dynamische und stabilisierende Übungen,
- Kräftigung der Rotatorenmanschette ab der 9. Woche auch exzentrisch,
- Skapulastabilisierung.

4. Phase: Ab der 13. postop. Woche

▸ ab 13. postop. Woche

- Festlegen des weiteren Procederes bzw. Rückkehr zu körperlichen Arbeiten und Sport,
- zunehmende muskuläre Kräftigung der Rotatorenmanschette und skapulothorakalen Muskulatur, ggf. an Geräten,
- dynamische Bewegungsübungen zur Verbesserung der Koordination.

3.10 Ökonomische Aspekte

3.10.1 Diagnosis Related Groups in der Schulterendoprothetik

Diagnosis Related Groups

Für die Schulterendoprothetik gibt es keine eigene DRG, eines der Probleme für die Schulterchirurgie. Es wird deshalb immer die I05Z genommen, die sonst für Hüftendoprothetikrevisionschirurgie vorgesehen ist. Bei modularen Prothesen, insbesondere bei den inversen Prothesen, werden Zusatzentgelte gezahlt, die aber von Klinik zu Klinik unterschiedlich sind. Die mittlere Verweildauer bezieht sich auf die gesamte I05Z. Ein Schulterprothesenpatient bleibt nicht länger als 5–10 Tage (s. Tab. 3.1).

Tab. 3.1: DRGs in der Schulterendoprothetik (CC: Komorbiditäten)

DRG	Bezeichnung	Ertrag in Euro	Bewertungsrelation bei Hauptabteilung	Untere Grenzverweildauer Erster Tag mit Abschlag	Obere Grenzverweildauer Erster Tag zusätzliches Entgelt	Mittlere Verweildauer
I05Z	Implantation einer Endoprothese an Gelenken der oberen Extremität: Totalendoprothese Schultergelenk: invers	5.000–6.000	2,837	4	28	15,9
I05Z	Implantation einer Endoprothese an Gelenken der oberen Extremität: Totalendoprothese Schultergelenk: konventionell (nicht invers)	5.000–6.000	2,837	4	28	15,9
I05Z	Implantation einer Endoprothese an Gelenken der oberen Extremität: Totalendoprothese Schultergelenk: Humeruskopfprothese	5.000–6.000	2,837	4	28	15,9

Implantatkosten

3.10.2 Implantatkosten

Tab. 3.2: Implantatkosten

Implantat	Kosten
Oberflächenersatz (Kappenprothese)	1.000–1.400 €
Modulare Hemiprothese	1.900–2.300 €
Glenoid zementiert	200– 350 €
Glenoid zementfrei	600– 800 €
Inverse Prothese	2.100–3.800 €

Literatur

Bohsali KI, Wirth MA, Rockwood CR. Complications of total shoulder arthroplasty. J Bone Joint Surg Am 2005;88:2279–92.

Boileau P, Avidor C, Krishnan SG et al. Cemented polyethylene versus uncemented metal-backed glenoid components in total shoulder arthroplasty: a prospective, double-blind, randomized study. J Shoulder Elbow Surg 2002;11: 351–9.

Boileau P, Walch G. The three-dimensional geometry of the proximal humerus. Implications for surgical technique and prosthetic design. J Bone Joint Surg Br 1997;79: 857–65.

Boileau P, Watkinson D, Hatzidakis AM, et al. Neer Award 2005: The Grammont reverse shoulder prosthesis: Results in cuff tear arthritis, fracture sequelae, and revision arthroplasty. J Shoulder Elbow Surg 2006;15: 527–40.

Bryant D, Litchfield R, Sandow M, et al. A comparison of pain, strength, range of motion, and functional outcomes after hemiarthroplasty and total shoulder arthroplasty in patients with osteoarthritis of the shoulder. A systematic review and meta-analysis. J Bone Joint Surg Am 2005;87: 1947–56.

Gartsmann GM, Roddey TS, Hammerman SM. Shoulder Arthroplasty with or without Resurfacing of the Glenoid in Patients Who Have Osteoarthritis. J Bone Joint Surg Am 2000;82:26–34.

Grammont PM, Baulot E. Delta shoulder prosthesis for rotator cuff rupture. Orthopedics 1993;16: 65–68.

Habermeyer P, Engel G. Endoprothetik. In: Habermeyer P, ed. Schulterchirurgie. 3rd ed. München, Jena: Urban und Fischer, 2002:497–554.

Jonsson E, Egund N, Kelly I et al. Cup arthroplasty of the rheumatoid shoulder. Acta Orthop Scand 1986;57:542–6.

Karduna AR, Williams GR, Williams JL et al. Kinematics of the glenohumeral joint: influences of muscle forces, ligamentous constraints, and articular geometry. J Orthop Res 1996;14:986–93.

Karduna AR, Williams GR, Williams JL et al. Glenohumeral joint translations before and after total shoulder arthroplasty. A study in cadavera. J Bone Joint Surg Am 1997;79:1166–74.

Kronberg M, Brostrom LA, Soderlund V. Retroversion of the humeral head in the normal shoulder and its relationship to the normal range of motion. Clin Orthop 1990;253:113–7.

Levy O, Copeland SA.Cementless surface replacement arthroplasty (Copeland CRSA) for osteoarthritis of the shoulder. J Shoulder Elbow Surg 2004;13: 266–71.

Matsen FA 3rd, Rockwood CA Jr, Wirth MA et al. Glenohumeral arthritis and its management. In Rockwood CA Jr, Matsen FA 3rd, ed. The Shoulder. Philadelphia: Saunders, 1998:840–964.

Murphy LA, Prendergast PJ, Resch H . Structural analysis of an offset-keel design glenoid component compared with a center-keel design. J Shoulder Elbow Surg 2001;10:568–79.

Pearl ML, Volk AG. Coronal plane geometry of the proximal humerus relevant to prosthetic arthroplasty. J Shoulder Elbow Surg 1996;5:320–6.

Pearl ML, Volk AG. Retroversion of the proximal humerus in relationship to prosthetic replacement arthroplasty. J Shoulder Elbow Surg 1995;4:286–9.

Pearl ML. Proximal humeral anatomy in shoulder arthroplasty: Implications for prosthetic design and surgical technique. J Shoulder Elbow Surg 2005;14(Suppl 1):99–104.

Rodosky MW, Bigliani LU. Indications for glenoid resurfacing in shoulder arthroplasty. J Shoulder Elbow Surg 1996;5:231–48.

Walch G, Boileau P. Shoulder Arthroplasty. Berlin, Heidelberg, New York: Springer, 1999.

Walch G, Edwards TB, Boulahia A et al. The influence of glenohumeral prosthetic mismatch on glenoid radiolucent lines: results of a multicenter study. J Bone Joint Surg Am 2002;84:2186–91.

Wirth MA, Rockwood CA Jr. Complications of shoulder arthroplasty. Clin Orthop 1994;307:47–69.

4 Primäre Endoprothetik des Hüftgelenkes

O. Kilian, R. Schnettler

4.1 Einleitung

In Deutschland werden pro Jahr etwa 190.000 Hüftprothesen implantiert. Grund für die steigende Tendenz in der Anzahl implantierter Hüftendoprothesen ist die höhere Lebenserwartung. Der Hüftgelenkersatz hat sich zu einer der häufigsten Operationen in der Orthopädie entwickelt. Mit 95 % Zufriedenheit der Patienten gehört sie zu den erfolgreichsten Operationen.

Pro Jahr etwa 190.000 Hüftprothesen-implantationen

95 % Patientenzufriedenheit

In den letzten Jahren gibt es bei der Primärimplantation der Hüftgelenksendoprothese Bewährtes, aber auch viel Innovatives. Über 75 % der Versagerfälle nach Primärimplantation betreffen die aseptische Prothesenlockerung. Innerhalb der ersten 15 Jahre müssen etwa 10 % der Implantate wegen aseptischer Prothesenlockerung gewechselt werden. Stabilere Verankerungstechniken der Implantate in zementfreier Technik durch Veränderung der Oberflächenstrukturen oder der Hydroxylapatitbeschichtung, verbesserte Materialien in den Gleitpaarungen zur Reduzierung des Polyethylenabriebes und neuartige Prothesendesigns führten zu verlängerten Standzeiten der Endoprothesen. In der operativen Technik stehen mittlerweile durch Navigation unterstützte Methoden zur verbesserten Positionierung der Implantate zur Verfügung. Minimalinvasive Zugangswege haben sich etabliert. So können eine anatomiegerechtere Implantation, eine noch geringere Weichteilschädigung und eine schnellere Rehabilitation erreicht werden.

Häufigste Spätkomplikation: aseptische Lockerung (75 % aller Komplikationen)

Verlängerte Standzeiten der Endoprothesen und schnellere Reha durch

- stabilere Verankerung
- verbessertes Material
- neuartiges Prothesendesign
- verbesserte operative Technik

Auch im perioperativen Management der Implantation einer Hüftgelenksendoprothese konnten Weiterentwicklungen verzeichnet werden. Neuentwickelte Medikamente zur isolierten Hemmung von Gerinnungsfaktoren können möglicherweise die Thromboseprophylaxe im Hochrisikobereich verbessern, eine heparininduzierte Thrombozytopenie vermeiden und eine patientenfreundliche orale Applikation ermöglichen.

Neuentwickelte Medikamente zur isolierten Hemmung von Gerinnungsfaktoren

Diese stetige Weiterentwicklungen der Implantate, der Werkstoffe und der Designs, aber auch Verbesserungen in den Operationstechniken und dem perioperativen Management führen zu einer kontinuierlichen Verbesserung in der Primärendoprothetik des Hüftgelenkes.

Kontinuierliche Verbesserung in Hüftgelenksprimärendoprothetik

4.2 Anatomie des Hüftgelenkes

Anatomie des Hüftgelenkes

Das Hüftgelenk (Articulatio coxa) ist die Verbindung des Acetabulums mit dem Caput femoris. Das Caput femoris ist zu zwei Dritteln mit Knorpel überzogen. In der Mitte der knorpeligen Gelenkfläche des Hüftkopfes liegt die Fovea capitis, in der das Ligamentum capitis femoris mit dem Ramus acetabularis (Ast der Arteria obturatoria) ansetzt.

Aufbau des Acetabulums

Das Acetabulum ist halbkugelig mit einer kaudalen Unterbrechung, der Incisura acetabuli. Um den Rand des Acetabulums liegt ein faserknorpeliger Ring, das Labrum glenoidale, das im Bereich der Incisura durch das Ligamentum acetabulare überbrückt wird. Das Acetabulum ist halbmondförmig in der Fossa lunata mit Knorpel überdeckt, die übrige Fläche ist mit Binde- und Fettgewebe ausgefüllt.

Aufbau der Gelenkkapsel

Die Gelenkkapsel entspringt am knöchernen Rand des Acetabulums und setzt im Bereich der Linea intertrochanterica am Femur an. Die Gelenkkapsel ist durch die Ligamenta iliofemorale, pubofemorale und ischiofemorale verstärkt, die Bewegungen im Hüftgelenk ausbalancieren und teilweise hemmen.

Kugelgelenk mit drei Hauptachsen der Bewegung

Das Hüftgelenk ist ein Kugelgelenk mit drei Hauptachsen der Bewegung bei Neutralstellung im Stehen:

- Transversalachse für Ante- und Retroversion (Normalbefund Anteversion/Retroversion = 130°/0°/10°),
- Sagittalachse für die Abduktion und Anteversion (Normalbefund Abduktion/Adduktion = 30–45°/0°/20–30°),
- Longitudinalachse für die Innen- und Außenrotation (Normalbefund Innenrotation/Außenrotation = 40–50°/0°/30–40°).

Muskelgruppen für Bewegungen im Hüftgelenk in den drei Hauptachsen

Die Bewegungen im Hüftgelenk in den drei Hauptachsen werden durch verschiedene Muskelgruppen ausgeführt:

- Anteversion: M. iliopsoas, M. glutaeus maximus, M. glutaeus medius (oberer Teil), M. rectus femoris, M. tensor fascia latae,
- Retroversion: M. glutaeus maximus, M. glutaeus medius (unterer Teil),
- Abduktion: M. glutaeus maximus (obere Hälfte), M. glutaeus medius et minimus,
- Adduktion: M. iliopsoas, M. glutaeus maximus (untere Hälfte), M. pectineus, M. adductor longus, brevis et magnus, M. gracilis,
- Innenrotation: M. glutaeus medius, M. glutaeus minimus, M. adductor magnus,
- Außenrotation: M. glutaeus maximus (untere Hälfte), medius et minimus (hinterer Teil), M. piriformis, M. obturatorius internus, M. gemelli, M. quadratus femoris, M. obturatorius externus.

Arterielle Versorgung des Hüftkopfes

Die arterielle Versorgung des Hüftkopfes erfolgt durch die Arteriae circumflexa femoris medialis et lateralis aus der Arteria femoralis. Für die Blutversorgung des Hüftkopfes hat der Ramus acetabularis, der im Ligamentum capitis femoris verläuft, beim Erwachsenen keine Bedeutung. Die Arteria circumflexa femoris medialis verläuft zwischen dem M. iliopsoas und dem M. pectineus nach medial und weiter in Richtung des Trochanter minor. In den Adduktoren verzweigen sich zwei Äste, die Rami superficialis et profundes, die den hinteren Anteil der Gelenkkapsel versorgen. Die Arteria circumflexa femoris lateralis liegt topographisch unter dem M. rectus femoris und teilt sich ebenfalls in zwei Äste: den Ramus ascendens, der den vorderen Anteil der Gelenkkapsel versorgt, und den Ramus descendens zur Versorgung des M. quadriceps femoris. Aufgrund der Gefäßversorgung bergen Zerreißungen der Gelenkkapsel die Gefahr einer Hüftkopfnekrose.

Gefahr einer Hüftkopfnekrose durch Zerreißungen der Gelenkkapsel

4.3 Implantatwerkstoffe

Die für die Hüftendoprothetik verwendeten Materialen müssen die Anforderungen an die Bioverträglichkeit und -funktionsfähigkeit erfüllen.

Bioverträglichkeit und -funktionsfähigkeit des Materials wichtig

Als geeignete Werkstoffe für zementiert verankerte Schaftprothesen gelten als Standard zum jetzigen Zeitpunk in dieser Reihenfolge:

- geschmiedete Kobalt-Chrom-Molybdän- (CoCrMo-)Legierungen,
- CoCrMo-Gusslegierungen,
- geschmiedete, hochpolierte Titanlegierungen.

Werkstoffe für zementiert verankerte Schaftprothesen

Bei der Wahl des Implantatwerkstoffes ist zu beachten, dass CoCrMo-Legierungen geringfügige Anteile von Nickel aufweisen, wodurch implantatassoziierte Reaktionen bei Nickelallergie ausgelöst werden könnten. Es wird daher empfohlen, bei bekannter Nickelallergie zementfreie Implantate aus Titanlegierungen zu wählen.

Bei bekannter Nickelallergie: zementfreie Implantate aus Titanlegierungen

Für zementfrei verankerte Prothesenschäfte ist der heutige Standard:

- geschmiedete Kobalt-Chrom-Molybdän- (CoCrMo-)Legierungen,
- geschmiedete Titanlegierungen.

Werkstoffe für zementfrei verankerte Prothesenschäfte

Zementiert implantierte Pfannenprothesen bestehen aus Polyethylen (PE). Bei der zementlosen Implantation werden geschraubte oder Press-fit-verankerte Pfannen mit einem Polyethylen-Inlay eingebracht. Die für Pfannenprothesen geeigneten Werkstoffe sind in dieser Reihenfolge:

Zementiert implantierte Pfannenprothesen aus Polyethylen

Zementlos implantierte geschraubte/Press-fit-Pfannen mit Polyethylen-Inlay

Für Pfannenprothesen geeignete Werkstoffe

- Reintitan,
- Titanlegierungen,
- geschmiedete Kobalt-Chrom-Molybdän- (CoCrMo-)Legierungen.

Durch eine Oberflächenrauigkeit wie auch durch eine Beschichtung mit Hydroxylapatit wird bei zementfreier Implantation eine verbesserte Osteointegration der Schaft- und Pfannenprothesen erreicht.

Verbesserte Osteointegration durch Oberflächenmodifikation

Für die Gleitpaarung zwischen Prothesenkugel und Inlay der Hüftpfanne stehen verschiedene Werkstoffe zur Verfügung. Die Werkstoffhärte der beiden artikulierenden Komponenten sind für den Materialabrieb und dadurch ausgelöste zelluläre, resorbierende

Werkstoffhärte der artikulierenden Komponenten entscheidend für Materialabrieb und dadurch ausgelöste zelluläre Aktivitäten

Metall-Polyethylen-Gleitpaarung ungünstig

Alternative Gleitpaarungen

Aktivitäten entscheidend, wobei die Metall-Polyethylen-Gleitpaarung die ungünstigere Paarung darstellt.

Alternative Gleitpaarungen sind:

- Al_2O_3-Polyethylen-Gleitpaarung (Keramik-PE),
- Al_2O_3-Al_2O_3-Gleitpaarung (Keramik-Keramik),
- Zirkonium-Zirkonium-Gleitpaarung (Keramik-Keramik, Deltaprothese). Zirkonium besitzt eine höhere Werkstoffhärte als Aluminiumoxid.
- CoCrMo-CoCrMo-Gleitpaarung (Metall-Metall, Metasul). Durch einen höheren Molybdänanteil wird eine „weichere Metalleigenschaft" erreicht, die in Kombination mit einem Flüssigkeitsfilm einen geringen Abrieb aufweist.

4.4 Zementierte versus zementfreie Implantation

Ziele der Endoprothetik

Ziel der Endoprothetik ist neben einer schmerzfreien Funktion und der Minimierung des Abriebes zwischen den Gleitpaarungen eine dauerhafte Fixierung der Implantate. Die Verankerung der Pfannen- und Schaftsysteme kann zementiert oder zementfrei erfolgen.

Zementierte Technik: antibiotikahaltige Knochenzemente

Für die zementierte Technik kommen antibiotikahaltige Knochenzemente zur Anwendung. Der Knochenzement besteht aus einer polymeren Pulverkomponente (Methylmethacrylat-Methylester-Copolymer, PMMA), einer monomeren Flüssigkeitskomponente (Methylmethacrylat, stabilisiert mit Hydrochinon), Katalysatoren (Benzolperoxid) und Aktivatoren (Radikalen-Bildner, N,N-Dimethyl-p-toluidin, DmpT). Mit Anmischen des Zweikomponentensystems, bestehend aus einem Pulver (Polymer) und einer Flüssigkeit (Methylmethacrylat), wird ein Polymerisationsprozess ausgelöst, der zum Aushärten des Zementes innerhalb von 10–12 Minuten führt. Die Polymerisation ist mit einem Temperaturanstieg (exotherme Reaktion) verbunden, wobei pro Mol polymerisierten Methacrylats eine Energie von 57 kJ freigesetzt wird. In vivo wurden Temperaturmaxima im Bereich von 40–46 °C an der Grenzschicht zwischen Knochen und Zement ermittelt.

Verarbeitung des Knochenzementes

Polymerisation ist exotherme Reaktion

Temperaturmaxima in vivo: 40–46 °C

Osteointegration Prinzip der zementfreien Verankerung

Das Prinzip der zementfreien Verankerung ist neben einer Primärinstabilität das Anwachsen von Knochen an die Oberfläche der Prothese (Osteointegration).

Primärstabilität des Implantates beeinflusst Kipp- und Rotationsinstabilitäten

Eine Primärstabilität des Implantates wird durch die Formgebung zur Verklemmung des Implantates, durch an der Prothese angebrachte Stabilisatoren und durch die zusätzliche Fixierung der Pfanne mit Schrauben erreicht. Ziel ist die initiale Vermeidung von Kipp- und Rotationsinstabilitäten nach Implantation.

Sekundärstabilität durch Osteointegration

Die Sekundärstabilität wird durch eine Osteointegration der Implantate gewährleistet, die durch mikroporöse Oberflächenstrukturen oder durch Hydroxylapatitbeschichtungen erreicht werden kann.

Kontroverse Diskussion über zementierte oder zementfreie Implantation

Die Frage, ob zementiert oder zementfrei implantiert werden soll, wird kontrovers diskutiert. Die Wechselwirkung zwischen Implantat bzw. Zement mit dem umgebenden Gewebe ist entscheidend für die

Standzeit der Endoprothese. Es ist bekannt, dass mit der zementierten Implantationstechnik eine höhere primäre Stabilität erreicht wird, indem der Zement in die Markräume zwischen den Spongiosabälkchen penetriert und sich an die Formgebung der endostalen Kontaktfläche anpasst. Die Osteointegration, d. h. das Anwachsen von neu formierten Knochen, ist an einer Titanoberfläche deutlich besser als an einem Zementköcher, der keine Bioaktivität aufweist. Eine gesteigerte osteogenetische Aktivität führt zu einer höheren Sekundärstabilität bei zementfreier Implantationstechnik.

Wechselwirkung zwischen Implantat/ Zement und Gewebe entscheidend für Standzeit

Zementierte Implantation: höhere Primärstabilität

Zementfreie Implantation: höhere Sekundärstabilität

Langzeitergebnisse zeigten keine Überlegenheit der zementfreien Implantation bezüglich der Standzeiten, sodass die zementierte Technik als Standardtechnik weiterhin gerechtfertigt ist. Vorteil der zementierten Implantation für die Frührehabilitation ist die sofortige Belastbarkeit des operierten Beines. Nach einer zementfreien Implantation wird häufig eine Entlastung des operierten Beines bis zu sechs Wochen empfohlen, während eine zementierte Hüftgelenksendoprothese sofort belastet werden kann. So wird bei älteren Patienten häufig eine zementierte und bei jüngeren Patienten eine zementfreie Implantation der Endoprothese durchgeführt, wobei ein biologisches Alter von etwa 70 Jahren für die Entscheidung zementierte oder zementfreie Implantation gesehen wird. Ein weiterer Grund für die zementfreie Implantationstechnik beim jüngeren Patienten ist die hohe Wahrscheinlichkeit von Wechseloperationen im Verlauf, die sich bei einer zementfrei implantierten Hüftgelenksendoprothese häufig einfacher als bei zementierten Implantaten durchführen lässt. Eine alternative Möglichkeit zur reinen zementierten oder zementfreien Implantationstechnik für Patienten zwischen 60 und 70 Jahren ist die Hybridmethode (zementfreie Pfanne, zementierter Schaft).

Zementierte Technik als Standardtechnik

Sofortige Belastbarkeit des operierten Beines bei zementierter Implantation

Ältere Patienten: zementierte Implantation

Jüngere Patienten: zementfreie Implantation

Wechseloperationen bei zementfreier Implantation einfacher

Hybridmethode als Alternative

4.5 Zementierte Implantate

4.5.1 Polyethylenpfanne

Für die zementierte Implantationstechnik stehen Schalen aus hochmolekularem Polyethylen zur Verfügung. Dieses Material weist einen geringen Reibekoeffizienten in unterschiedlichen Gleitpaarungen und geringen Abrieb auf. Für die korrekte Positionierung der Pfanne werden Abduktionswinkel zwischen 30° und 55° und ein Anteversionswinkel zwischen 0° und 30° in der Literatur angegeben. Eine Fehlimplantation der Pfanne kann zu einem Iliopsoas-Impingement, Luxationen, Pfannenmigrationen und frühzeitigen Lockerungen durch einen vermehrten Polyethylenabrieb führen. Die Lockerung zementierter Pfannen im Verlauf ist nach wie vor das Hauptproblem mit exponentieller Zunahme ab dem 8. postoperativen Jahr.

Schalen aus hochmolekularem Polyethylen für zementierte Implantationstechnik

Folgen einer Fehlimplantation der Pfanne

Hauptproblem: Lockerung zementierter Pfannen im Verlauf

4.5.2 Der zementierte Schaft

Im Bereich der Schaftzementierung konnte in den letzten Jahren nachgewiesen werden, dass nicht das Prothesendesign (Abb. 4.1), sondern die Zementiertechnik entscheidend für die Standzeit der

Zementiertechnik entscheidend für Standzeit der Prothesen

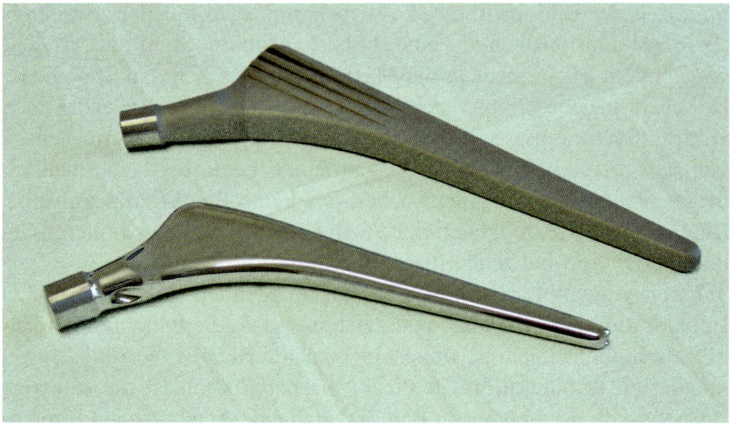

Abb. 4.1: Zementfreier (oben) und zementierter Schaft (unten)

Prothesen ist. Ein gleichmäßiger Zementmantel ohne Lufteinschlüsse und mit einer Dicke von 2–3 mm sollte bei der Implantation erreicht werden.

Wichtig für Vorbereitung des Markraumes: Verwendung einer Geradschaft- oder einer anatomischen Prothese

Bei der zementierten Technik des Schaftes ist es für die Vorbereitung des Markraumes wichtig, ob eine Geradschaftprothese oder eine anatomisch angepasste Prothese (Tab. 4.1) verwendet wird. Beim Geradschaft wird der Markraum aufgeraspelt, während bei den gering gebogenen Prothesen der Markraum durch vorsichtiges Einschlagen komprimiert wird. Die Vakuum-Zementiertechnik als auch die Jet-Lavage vor Einbringen des Zementes in den Markraum sind bewährte Verfahren. Um eine Ausdehnung des Zementes in den gesamten Markraum zu vermeiden, werden Zementstopper aus Polyethylen oder aus einem kortikospongiösen Span, der aus dem Hüftkopf präpariert wird, verwendet.

Zementstopper vermeiden Zementausdehnung in gesamten Markraum

Tab. 4.1: Auswahl von zementierten Schäften

	Prothesentyp	Firma
Geradschaft	Basis CL	Smith&Nephew GmbH
	Bicontact	Aesculap
	CPS	Plus Orthopedics
	Endo-Modell	Link
	Müller Geradschaft	Plus Orthopedics
	CPT	Zimmer Germany GmbH
Anatomischer Schaft	Olympia	Biomet
	SP II	Link

4.6 Zementfreie Implantate

4.6.1 Schraub- und Press-fit-Pfannen

Zementfreie Pfannensysteme

Als zementfreies Pfannensystem kommen konische Schraubpfannen und sphärische Press-fit-Pfannen zur Anwendung (Abb. 4.2 und 4.3).

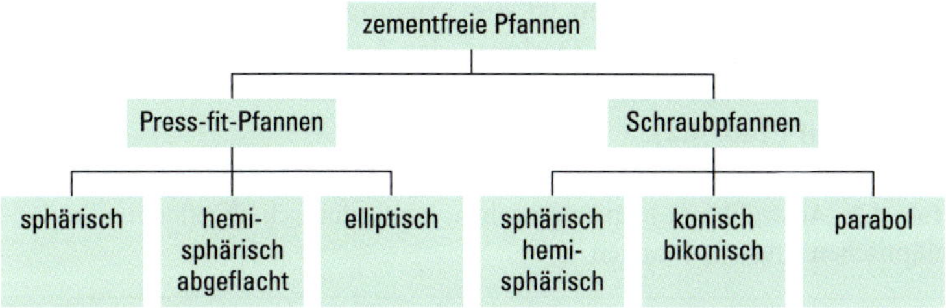

Abb. 4.2: Einteilung zementfreier Pfannen

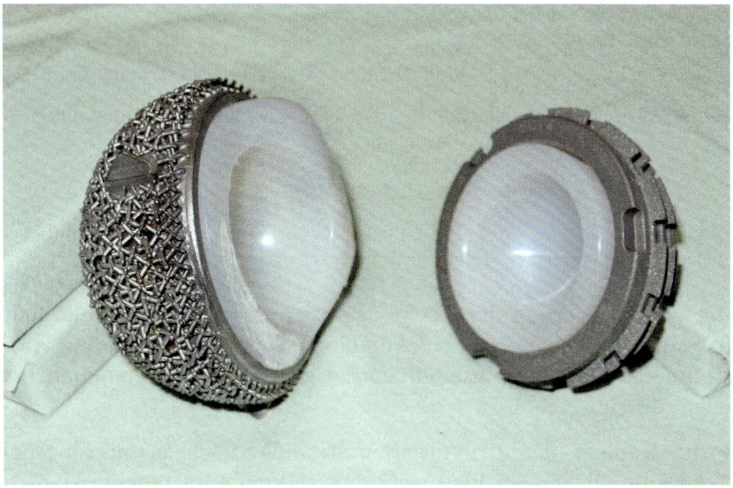

Abb. 4.3: Press-fit-Pfanne (links) und Schraubpfanne (rechts) mit Polyethylen-Inlay

Verankerungsprinzip bei Schraubpfannen

Das Prinzip der Verankerung bei den Schraubpfannen ist ein konisches Vorfräsen, das Eindrehen der Pfanne und das Erreichen einer Primärstabilität durch die Gewindegeometrie.

Press-fit-Implantation

Bessere Osteointegration und niedrigere Lockerungsraten bei sphärischen Pfannen

Zusätzliche Stabilität durch Schrauben, Spikes, Zapfen

Bei der Press-fit-Implantation wird sphärisch subchondral gefräst und das Implantat mit einer Vorspannung in das Pfannenlager eingeschlagen. Die Kontaktfläche der sphärischen Pfannen ist größer als bei den konischen Implantaten. Daraus resultiert eine bessere Osteointegration und niedrigere Lockerungsraten der sphärischen Pfannen. Eine zusätzliche Stabilität wird durch die Verwendung von Schrauben, Spikes oder Zapfen gewährleistet, die in der Belastungsrichtung im oberen Pfannerand verlaufen, damit nur eine Belastung auf Zug und Druck, nicht auf Verkippung, erfolgt und ein Impingement vermieden wird.

Primärstabilität der Press-fit-Pfanne durch Verklemmung

Die stabile Verankerung einer Press-fit-Pfanne wird durch eine Überdimensionierung der Pfanne im Vergleich zur Fräsung des Acetabulums erreicht. Die Primärstabilität der Press-fit-Pfanne wird somit durch eine Verklemmung (Kraft und Reibeschluss) im Acetabulum erzielt. Im Gegensatz zur konischen Fräsung bei der Verwen-

Press-fit-Pfannen mit hemisphärischem oder elliptischem Design

dung von Schraubpfannen ist die Fräsung bei der Press-fit-Pfanne aufgrund des „Halbkugel-Designs“ des Acetabulums hemisphärisch. Die Pfannen weisen ein ebenfalls hemisphärisches oder elliptisches Design auf (Tab. 4.2).

Tab. 4.2: Auswahl von hemisphärischen, hemisphärisch abgeflachten und elliptischen Press-fit-Pfannen

	Prothesentyp	Firma
Hemisphärisch	ABG-II-Pfanne	Stryker
	Duraloc	DePuy
	Interfit	Smith&Nephew GmbH
	RM Pressfit	Mathys
	Spider Cup	Biomet
	Wagner Standard	Zimmer Germany GmbH
Hemisphärisch abgeflacht	Allofit	Zimmer GermanyGmbH
	Plasmacup	Aesculap
	Rimcup	Biomet
	BetaCup	Link
Elliptisch	TM-Cup	Zimmer Germany GmbH

Eine Optimierung der Osteointegration der Press-fit-Pfanne und das Erreichen einer hohen Sekundärstabilität zur Vermeidung von Rotations- und Kippinstabilitäten wird bei den Implantaten erreicht durch:

Methoden zur Optimierung der Osteointegration und zur Erhöhung der Sekundärstabilität

- die Rauheit der strukturierten Titanoberflächen (mikroporös) oder durch eine im Plasmaspray-Verfahren aufgebrachte Hydroxylapatitbeschichtung,
- zusätzliche Stabilisatoren wie Zapfen, Spikes, Stifte etc.,
- das zusätzliche Einbringung von Schrauben durch Bohrlöcher in der Pfanne.

Tab. 4.3: Auswahl von Schraubpfannen

	Prothesentyp	Firma
Sphärisch	CLW-Pfanne	Zimmer Germany GmbH
	Typ V Pfanne	Link
Hemisphärisch	Rotacup	Matthys
	S-Cup	Biomet
	Spirofit	DePuy
	Trident	Stryker
Konisch	Alloclassic Zweymüller	Zimmer Germany GmbH
	Axis	Smith&Nephew GmbH
	PPF-Pfanne	Biomet
	SC-Cup	Stemcup
Bikonisch	Bicon Plus	Plus Orthopedics
Parabol	Hi-Cup	Plus Orthopedics
	Parabol	Chiropro

Die Verankerung von Schraubpfannen (Tab. 4.3) wird durch die Gewindegeometrie erreicht. Nach einem konischen Fräsvorgang wird das Implantat aus Reintitan in das knöcherne Pfannenlager selbstschneidend eingedreht. Ein flaches Gewinde führt zu einem besseren Einschneiden in den vorgefrästen Knochen, während es bei einem Spitzgewinde häufig zu einem Verklemmen der Pfanne im knöchernen Lager kommt.

Verankerung von Schraubpfannen durch Gewindegeometrie bestimmt

4.6.2 Die bipolare Prothese (Duokopfprothese)

Hauptindikation für die Implantation einer Duokopfprothese (Tab. 4.4) ist die osteoporotisch bedingte mediale Schenkelhalsfraktur beim älteren Patienten. Die Duokopfprothese ist eine bipolare, femorale Hemiprothese mit einer äußeren Keramik- oder Metallkappe, einem Polyethylen-Inlay, einem zementierten Schaft mit Keramik- oder Metallkopf, jedoch ohne Versorgung des Acetabulums (Abb. 4.4). Die durch den Verzicht auf Implantation einer Pfanne deutlich kürzeren OP-Zeiten und ein geringerer Blutverlust im Vergleich zur „konventionellen" Hüftendoprothese stellen für den älteren Patienten eine geringere Belastung dar. Die Patienten können sofort voll belasten und eine Frührehabilitation kann eingeleitet werden.

Osteoporotisch bedingte mediale Schenkelhalsfraktur beim älteren Patienten Hauptindikation für Duokopfprothese

- kürzere OP-Zeiten
- geringerer Blutverlust
- sofort volle Belastung

Tab. 4.4: Auswahl von Duokopfprothesen

Prothesentyp	Firma
Duokopf	Chiroplant
Biolox®Duo-Bipolarkopf	Duolox-System, Ceramtec
Bioball®Duo Head bipolar	Merete
Duokopfprothese	Centerpulse
Duokopf	Stryker Howmedica
Duokopf	DePuy
Bipolarkopf	Zimmer Germany GmbH

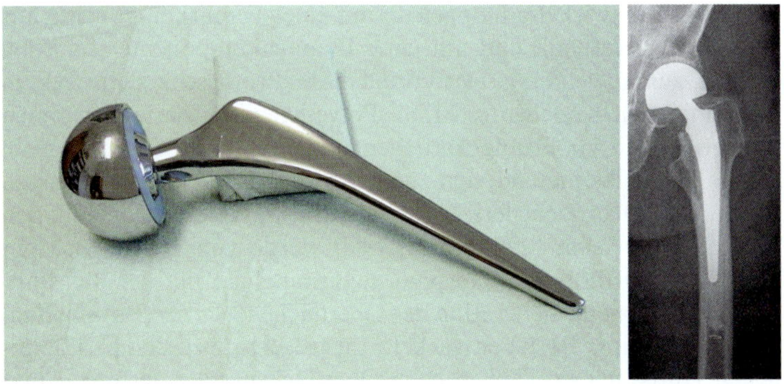

Abb. 4.4: Duokopfprothese und röntgenologischer Befund einer Duokopfprothese

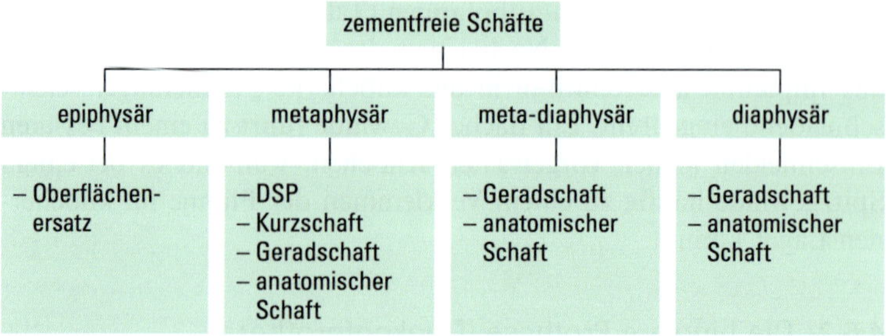

Abb. 4.5: Einteilung zementfreier Schäfte

Hohe Rotationsfreiheit und geringe Relativbewegungen

Die Keramik- bzw. Metallkappe und die Kopfprothese sind selbstzentrierend, wobei die Rotationszentren der inneren und äußeren Kopfeinheit exzentrisch verlaufen. Die äußere Kappe tendiert zur Einnahme einer senkrechten Position gegenüber der Richtung der Hauptbelastungszone. Dadurch werden eine hohe Rotationsfreiheit und geringe Relativbewegungen zwischen Acetabulum und Pfanne erreicht.

Kontraindikationen für Duokopfprothese:

- zusätzlich vorliegende Acetabulumfraktur
- Protrusionscoxarthrose

Hüftkopfnekrose ausschließliche Indikation für Implantation einer bipolaren Prothese beim jüngeren Patienten

Eine zusätzlich zur medialen Schenkelhalsfraktur vorliegende Acetabulumfraktur oder eine Protrusionscoxarthrose sind Kontraindikationen für die Verwendung einer Duokopfprothese. Aufgrund der möglichen Komplikationen mit Protrusion des künstlichen Hüftkopfes in das Becken und die Zerstörung des Knorpels der Gelenkpfanne nach kurzer Standzeit wird die Implantation einer Duokopfprothese beim jüngeren Patienten zurückhaltend angewendet. Indikation für die Implantation einer bipolaren Prothese beim jüngeren Patienten ist ausschließlich die Hüftkopfnekrose. Ein Vorteil der Duokopfprothese besteht in der Möglichkeit des Wechsels auf eine unipolare (konventionelle) Hüftprothese ohne Entfernung der Femurkomponente.

4.6.3 Die epiphysäre Verankerung (Oberflächenersatz)

Minimale Knochenresektion Vorteil des Oberflächenersatzes

Frühlockerungen und Fremdkörpergranulome durch polyethyleninduzierte Osteolysen

McMinn-Prothese neue Generation des Oberflächenersatzes

Vorteile:

- unveränderte Biomechanik

Bereits in den 70er-Jahren kam der Oberflächenersatz, z. B. der von H. Wagner entwickelte Doppelcup mit einer Femurkomponente aus Metall oder Keramik und mit einer Pfannenkomponente aus Polyethylen, zur Anwendung. Der Vorteil dieses Prothesensystems liegt in der minimalen Knochenresektion. Polyethyleninduzierte Osteolysen führten jedoch zu Frühlockerungen und Fremdkörpergranulomen, sodass dieses Prothesendesign zunächst weitgehend wieder verlassen wurde. Der Oberflächenersatz (hip resurfacing) erlebte jedoch in den letzten Jahren eine Renaissance. 1990 wurde von Derek McMinn vom Royal Orthopaedic Hospital in Birmingham mit der McMinn-Prothese eine neue Generation des Oberflächenersatzes (Birmingham Hip Resurfacing, BHR) entwickelt. Im Gegensatz zu den herkömmlichen Hüftsystemen bleiben beim Oberflächenersatz der meta- und epiphysäre Femuranteil weitgehend erhalten. Die anatomische Form des Schenkelhalses mit dem Collum-Centrum-Diaphysenwinkel

(CCD) und der Torsionswinkel bleiben bestehen. Die minimale Resektion gewährleistet eine unveränderte Biomechanik mit Kraftübertragung über den Schenkelhals zum Femur und die Vermeidung eines Stress-Shieldings. Eine Deformität des proximalen Femurs oder eine Beinlängendifferenz können mit einem Oberflächenersatz nicht korrigiert werden.

▶ Vermeidung eines Stress-Shieldings

Keine Korrektur einer Deformität des proximalen Femur oder Beinlängendifferenz

Die Indikation für den Oberflächenersatz ist die Coxarthrose bei dem jüngeren und aktiven Patienten ohne wesentliche Deformierung der Gelenkstrukturen. Die sekundäre Coxarthrose bei Dysplasie, eine manifeste Osteoporose, eine Coxa vara, Knochenzysten im Schenkelhals und die Hüftkopfnekrose sind Kontraindikationen für die Implantation eines Oberflächensystems. Als relative Kontraindikationen werden ein hoher body mass index (BMI) und eine vorangegangene Osteosynthese des betroffenen Hüftgelenkes angesehen.

Coxarthrose beim jüngeren und aktiven Patienten Indikation für Oberflächenersatz

Kontraindikationen

Relative Kontraindikationen

Der Oberflächenersatz (Abb. 4.6, Tab. 4.5) besteht aus der Acetabulum-Komponente, die durch Press-fit (zementfrei) im Acetabulum verankert wird. Die Pfannen sind bei den meisten Modellen mit einem mikroporigen Reintitan oder Hydroxylapatit beschichtet, um durch eine verbesserte Osteokonduktion die Stabilität und Integration des Implantates zu verbessern. Die Hüftkopfkappe wird in zementierter Technik implantiert. Das Hüftsystem weist als Besonderheit sehr große Kopfdurchmesser auf, was der minimalen Knochenresektion als auch einer höheren Stabilität und einem größeren Bewegungsumfang der Prothese gerecht wird. Das Prothesendesign umfasst eine abriebresistente Metall-Metall-Gleitpaarung (Metasul®), sodass polyethyleninduzierte Osteolysen nicht auftreten.

Aufbau, Material und Design des Oberflächenersatzes

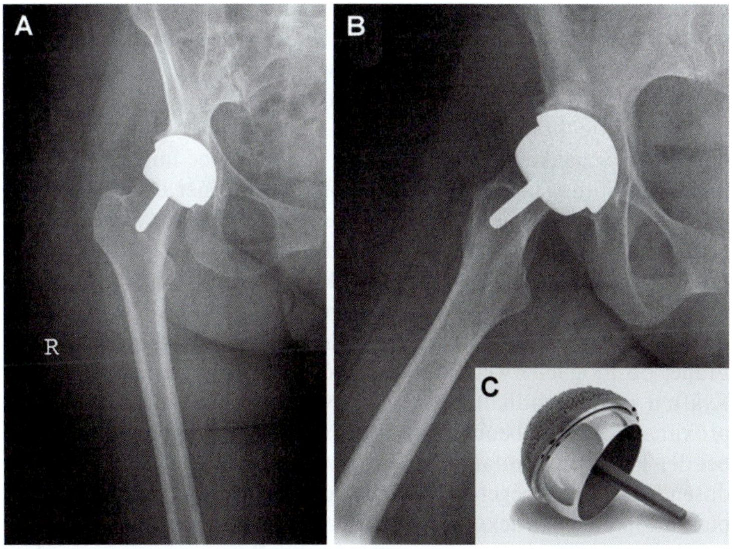

Abb. 4.6: Oberflächenersatz und röntgenologischer Befund (Orthopädische Klinik der Thüringen-Klinik Saalfeld)

Tab. 4.5: Auswahl von Oberfächenersatz-Prothesen

Prothesentyp	Firma
DUROM®Hip-Oberflächenersatz	Zimmer Germany GmbH
ADEPT® Hüft Resurfacing	Finsbury Orthopedics
ASR-Oberflächenersatz	DePuy
BHR®-Birmingham Hip Resurfacing	Smith&Nephew GmbH
ReCap®-Oberflächenersatz	Biomet Deutschland GmbH
C-Kappe Silver ESKA.Bionic® System	ESKA

Operativer Zugangsweg

Die Implantation erfolgt meistens in Seitenlage und über einen dorsalen Zugang zum Hüftgelenk, wobei auch ein erweiterter anterolateraler Zugang zum Hüftgelenk möglich ist.

Mögliche Komplikationen nach Implantation eines Oberflächenersatzes

Als Komplikationsmöglichkeiten nach Implantation eines Oberflächenersatzes können Schenkelhalsfrakturen nach intraoperativen Mikrofrakturen, ein implantatassoziiertes Impingement durch Anschlagen des Schenkelhalses an die Pfanne, Luxationen bzw. Subluxationen sowie zugangsbedingt nervale Schäden auftreten.

Revisionsrate nach Oberflächenersatz-Implantation ca. 2,8 % in 36 Monaten

Eine australische Studie (National Joint Replacement Register 2007) zeigte eine durchschnittliche Revisionsrate nach Implantation eines Oberflächenersatzes von 2,8 % (0–8,4 %) nach 36 Monaten Follow-up. Bei 3.497 nachuntersuchten Patienten traten 50 Schenkelhalsfrakturen, zwölf aseptische Pfannenlockerungen, vier aseptische Lockerungen der Femurkomponente und zwei Infektionen auf.

4.6.4 Die metaphysäre Schaftverankerung

Schenkelhals-schraubenprothese (Druckscheibenprothese)

Schenkelhalsschraubenprothesen (Druckscheibenprothesen). Die Schenkelhalsschraubenprothese (Druckscheibenprothese) ist ein zementfreies Hüftsystem mit einer metaphysären Verankerung im erhaltenen Schenkelhals und proximalen Femur (Abb. 4.7 und 4.8). Die auf dem Schenkelhals aufliegende Druckscheibe soll bei diesem Hüftsystem die Druckkräfte und die am proximalen Femur befestigte Platte die Zugkräfte kompensieren. Beide Komponenten sind mit einer durch den Schenkelhals verlaufenden Zugschraube miteinander verbunden. Voraussetzungen für die Implantation einer Druckscheibenprothese sind eine regelrechte Form des Schenkelhalses, ein physiologischer CCD-Winkel (125–130°) und normale Knochenstrukturen. Die osteoporotische Schenkelhalsfraktur ist eine Kontraindikation für die Verwendung dieses Hüftsystems. Aus den hohen Lockerungsraten nach Implantation einer Druckscheibenprothese stellt sich die Frage, ob möglicherweise der spongiöse Knochen den auftretenden Kräften nicht standhält. Zusätzlich wurden Kortikalisatrophien im proximalen Femur beobachtet. Durch den geringen Knochenverlust bei der Primärimplantation sind die Voraussetzungen für die Revisionsendoprothetik gegeben. Heutzutage wird die Indikation zur Implantation einer Druckscheibenprothese sehr eng gestellt. Indikation ist die Coxarthrose des „jungen“, aktiven Patienten mit normalem Knochenstoffwechsel und regelrechter Morphologie des Hüftgelenkes.

Voraussetzungen für Implantation

Kontraindikation: osteoporotische Schenkelhalsfraktur

Geringer Knochenverlust bei Primärimplantation Voraussetzung für Revisionsendoprothetik

Indikation: Coxarthrose des „jungen“, aktiven Patienten

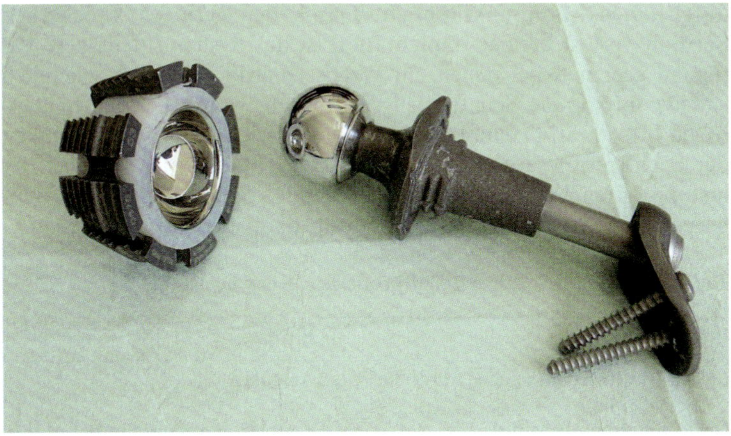

Abb. 4.7: Druckscheibenprothese mit Metasul-Gleitpaarung

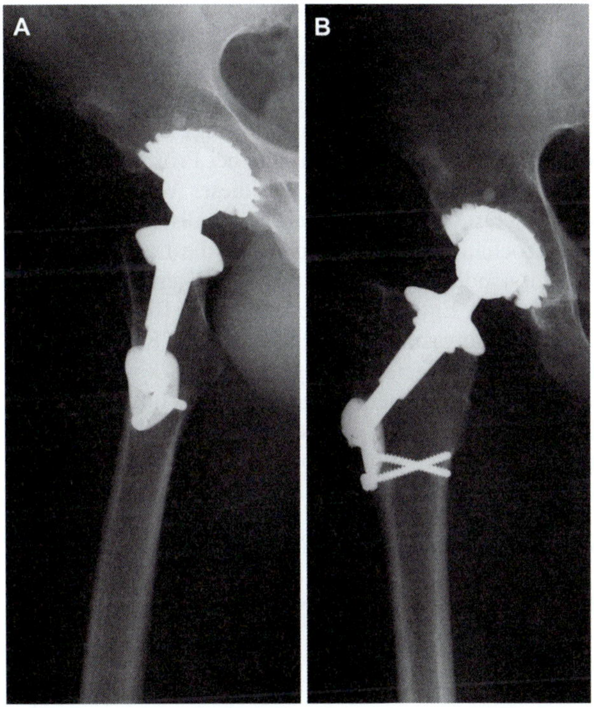

Abb. 4.8: Röntgenologischer Befund einer Druckscheibenprothese (Orthopädische Klinik der Thüringen-Klinik Saalfeld)

Kurzschaftprothese: metaphysäre Verankerung in Spongiosa des

Kurzschaftprothese (Kurzstielprothese). Der zementfrei zu implantierende Mayo®Hüftschaft wurde 1988 in der Mayo-Klinik Rochester entwickelt. Die Kurzschaftprothese (Tab. 4.6) basiert auf einer metaphysären Verankerung in der Spongiosa des proximalen Femurs proximalen Femurs durch Multipunktkontakt

Wegen des geringen knöchernen Substanzverlustes bei Implantation für jüngere Patienten geeignet

durch einen Multipunktkontakt. Durch den geringen knöchernen Substanzverlust bei der Implantation ist das System für jüngere Patienten geeignet, bei denen ein Wechseleingriff sehr wahrscheinlich ist. Der proximale Schaftanteil ist konisch, womit bei der zementfreien Implantation eine Primärstabilität erreicht und ein Nachsinken der Schaftprothese verhindert wird. Die Rotationsstabilität bei der metaphysären Verankerung wird durch das Schaftdesign mit Annäherung an die anatomische Form des proximalen Femurs erreicht.

Tab. 4.6: Auswahl von Kurzschaftprothesen (Kurzstielprothesen)

Prothesentyp	Firma
Metha-Modulare Kurzschaftprothese	Aesculap
CFP Hüftschaft	Link
Mayo Kurzschaftprothese	Zimmer Germany GmbH
Nanos Kurzschaftprothese	Plus Orthopedics
ESKA GEHE/s	ESKA Implants
Proxima	DePuy
Cut	ESKA
DSP	Sulzer medica
Cigar	ESKA
Spiron	ARGE

Vermeidung des Stress-Shieldings durch Kurzschaftprothese

Stress-Shielding: Demineralisierung und Deformierung des Knochens aufgrund des Muskelzuges bei diaphysärer Verankerung

Folgen: Saumbildungen, Lockerungen, periprothetische Frakturen

Mit der Kurzschaftprothese soll auch der Effekt des Stress-Shieldings vermieden werden, ein Phänomen, das bei Prothesen mit diaphysärer Verankerung erscheinen kann. Bei dieser Verankerung des Schaftes kann es zur Druckentlastung der Kortikalis des proximalen Femurs und der Trochanterregion kommen, da die Last nicht mehr über den Knochen, sondern über den distal verankerten Prothesenschaft geleitet wird. Die „Entlastung“ des Knochens führt zur Demineralisierung und zur langsamen Deformierung des Knochens aufgrund des Muskelzuges. Folgen des Stess-Shieldings können Saumbildungen, Lockerungen und periprothetische Frakturen sein. Mit der Verwendung von Kurzschaftprothesen soll eine gleichmäßige Druckverteilung auf den meta- und diaphysären femoralen Knochen erreicht werden.

Metaphysäre Verankerung durch spezielles Prothesendesign

Metaphysär verankerter Geradschaft. Die metaphysäre Verankerung eines Geradschaftes (Tab. 4.7) und eines anatomischen Schaftes (Tab. 4.8) wird durch das Prothesendesign erreicht. Zusätzliche proximale Längsrippen können eine noch höhere Rotationsstabilität garantieren.

Tab. 4.7: Auswahl metaphysär verankerter Geradschaftprothesen

Prothesentyp	Firma
GSS System C	Matthys
Bi-Metric	Biomet
Bicontact	Aesculap
CLS®Sportorno®Schaft	Zimmer Germany GmbH
Enosis	Plus Orthopedics
Future Hip	DePuy

Tab. 4.8: Auswahl metaphysär verankerter anatomischer Schäfte

Typ	Firma
CFP Schaft	Link
Proxima	DePuy
Antega	Aesculap
Eumetric	DePuy

Die metaphysär verankerten Schäfte weisen keinen Implantat-Knochen-Kontakt im distalen Anteil auf und vermeiden dadurch ein Stress-Shielding. Durch Hydroxylapatitbeschichtung oder grobgestrahlte Titanlegierung ist eine hohe Osteointegration der zementfrei implantierten Schaftprothesen gewährleistet.

Vermeidung von Stress-Shielding

Hohe Osteointegration

Meta-diaphysär verankerter Geradschaft. Der meta-diaphysär verankerte Geradschaft beruht auf einer proximalen Verklemmung mit einer distalen Kraftübertragung (Tab. 4.9, Abb. 4.9).

Meta-diaphysär verankerter Geradschaft: proximale Verklemmung mit distaler Kraftübertragung

Tab. 4.9: Auswahl meta-diaphysär verankerter Standardschäfte

Typ	Firma
Alloclassic Zweymüller	Zimmer Germany GmbH
PPF	Biomet
SL-Plus Schaft	Plus Orthopedics
Corail	DePuy
Alloclassic Variall	Zimmer
BetCone	Link
Echelon	Smith&Nephew GmbH

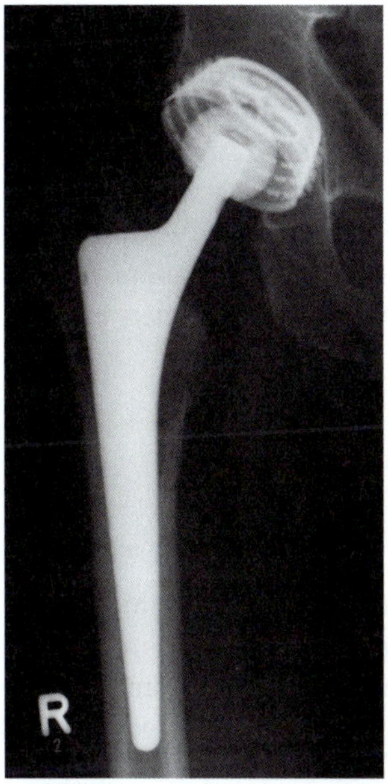

Abb. 4.9: Röntgenologischer Befund eines meta-diaphysär verankerten Schaftes und einer Schraubpfanne

Meta-diaphysär verankerter anatomischer Schaft:
- erhöhte Primär- und Rotationsstabilität
- verbesserte Osteointegration
- Vermeidung von Stress-Shielding

Meta-diaphysär verankerter anatomischer Schaft. Eine primäre Stabilität mit einer optimalen Anpassung des Prothesenschaftes im knöchernen Lager soll durch eine anatomische Formgebung des Implantates erreicht werden (Tab. 4.10). Die anatomische Anpassung führt zu einer gleichmäßigen Krafteinleitung in den proximalen Femur und erhöht die Primär- und Rotationsstabilität. Durch eine Oberflächenrauigkeit oder HA-Beschichtungen des proximalen Prothesenanteils wird eine verbesserte Osteointegration induziert. Abgeflachte distale Schaftspitzen vermeiden ein Stress-Shielding.

Tab. 4.10: Auswahl meta-diaphysär verankerter anatomischer Schäfte

Typ	Firma
ABG II	Stryker
Cenos	Biomet
CL-Hüftstiel	ESKA
Optan	Zimmer Germany GmbH
Anatomic C	Implantcast
SBG	Plus Orthopedics

Diaphysär verankerte Schäfte in Revisionsendoprothetik

Diaphysär verankerter Schaft. Diaphysär verankerte Schäfte sind Monoblock- oder Modularprothesen und kommen weniger in der Primärimplantation, sondern eher in der Revisionsendoprothetik zur Anwendung.

4.7 Operative Zugangswege

Zunehmende Etablierung minimalinvasiver Zugänge bei Primärimplantation

Vorteile:
- Weichteil- und Muskelschonung
- Erhalt der Sensomotorik

Minimalinvasive Zugänge (minimal invasive surgery, MIS) im Rahmen der Primärimplantation wurden in den letzten Jahren vorangetrieben und scheinen sich zunehmend zu etablieren. Das Grundprinzip der minimalinvasiven Techniken ist ein so gering wie mögliches Gewebetrauma bei der Implantation der Hüftendoprothese. Die Vorteile dieser Zugänge im Vergleich zu den konventionellen Zugängen (z. B. transglutealer Zugang nach Bauer, dorsaler Zugang) liegen in einer Weichteil- und insbesondere Muskelschonung (v. a. der Abduktorenmuskulatur) und einem Erhalt der Sensomotorik, wodurch eine postoperative Schmerzreduzierung, eine geringere muskuläre Insuffizienz und eine schnellere Frührehabilitation der Patienten erreicht werden sollen.

Als minimalinvasive Zugänge sind dabei möglich:

Minimalinvasive Zugänge

- anteriorer Smith-Peterson-Zugang,
- anterolateraler Watson-Jones-Zugang,
- posteriorer Zugang.

Bei minimalinvasiver Technik eingesetzte Verankerungsmethoden und Implantatdesigns

Die minimalinvasiven Techniken erfordern spezielle Instrumente und Lagerungshilfsmittel. Für die Implantation werden Standardimplantate bei ausschließlich zementfreier Verankerung verwendet. Die Implantation einer Press-fit-Pfanne ist technisch günstiger als die Schraubpfanne, bei den Schäften kommen sowohl Kurzschaftprothesen als auch meta- und diaphysär verankerte Prothesen zur Anwendung.

Eine Metaanalyse von minimalinvasiven und konventionellen Zugängen konnte bisher nur einen signifikanten Unterschied beim Blutverlust aufzeigen. In Bezug auf Operationszeiten, Liegezeit der Patienten, auf den Schmerzscore, auf Luxations- und Revisionsraten, neurologische Komplikationen und periprothetische Frakturen konnten – auch aufgrund einer noch niedrigen Datenlagen – bisher keine signifikanten Unterschiede zwischen den verschiedenen Zugangswegen festgestellt werden.

Keine signifikanten Vorteile des minimalinvasiven Zugangs außer geringerer Blutverlust

4.8 Prophylaxe heterotoper Ossifikationen

Die Inzidenz heterotoper Ossifikationen (HO) nach Implantation einer Hüftgelenksendoprothese wird in der Literatur ohne Prophylaxe mit über 40 Prozent angegeben. Risikofaktoren für die Ausbildung ektoper Ossifikationen sind das Vorliegen einer chronischen Polyarthritis, eine ankylosierende Spondylarthritis, eine Low-dose-Heparinisierung, operationsbedingte Faktoren (Zugang, intraoperativ versprengte Zellen) und Ossifikationen nach vorangegangener Endoprothesenimplantation auf der kontralateralen Seite.

Inzidenz heterotoper Ossifikationen nach Implantation einer Hüftgelenksendoprothese > 40 %

Risikofaktoren

Ursache der Knochenneubildung sind durch den Entzündungsreiz eingeleitete autoinduktive Prozesse mit Invasion stimulierter Histiozyten, Riesenzellen und Leukozyten in das periartikuläre Weichteilgewebe. Durch Aktivierung von Kollagenasen wird die Kollagenmatrix degradiert und in eine gefäßreiche, unreife Matrix transformiert. Einwandernde mesenchymale, pluripotente Stammzellen differenzieren zu Osteoprogenitorzellen, die wiederum zu Osteoblasten reifen und heterotope Ossifikationen bilden. Dieser Prozess wird möglicherweise durch bone morphogenetic proteins (BMP) ausgelöst. Die Klassifikation der HO erfolgt nach Brooker:

Entstehung der heterotopen Ossifikationen

- Grad 0: kein Nachweis von Knocheninseln,
- Grad 1: vereinzelte Knocheninseln in den periartikulären Weichteilen,
- Grad 2: Knochen/Exophyten vom Becken oder Femurkopf mit über 1 cm Abstand,
- Grad 3: Knochen/Exophyten vom Becken oder Femurkopf mit unter 1 cm Abstand,
- Grad 4: knöcherne Spange/Ankylose zwischen Femurkopf und Becken.

Klassifikation der heterotopen Ossifikationen nach Brooker

Aufgrund der hohen Inzidenzrate heterotoper Ossifikationen ist eine Prophylaxe bei Implantation einer Hüftgelenksendoprothese notwendig. Eine wirksame Prophylaxe kann medikamentös oder durch eine lokale Bestrahlung erreicht werden.

Prophylaxe wegen hoher Inzidenzrate nötig

Medikamentös kommen nichtsteroidale Antiphlogistika oder selektive Cox-2-Hemmer zur Anwendung, wobei die prophylaktische Applikation über 14–21 Tage erfolgen sollte (Tab. 4.11). Die antiinflammatorische Wirkung beruht auf der Hemmung der Prostaglan-

Prophylaxe:
- nichtsteroidale Antiphlogistika

▸ selektive Cox-2-Hemmer

Nichtsteroidale Antiphlogistika effizienter, aber stärkere Nebenwirkungen

dinsynthese und die dadurch verminderte Proliferationsrate mesenchymaler Vorläuferzellen. Studien haben gezeigt, dass nichtsteroidale Antiphlogistika effizienter als Cox-2-Hemmer in der Vermeidung ektoper Ossifikationen sind (Indomethacin mit höchster Wirksamkeit), die Nebenwirkungen wie gastrointestinale Symptome jedoch deutlich höher als bei Cox-2-Hemmern ausfallen.

Tab. 4.11: Medikamentöse Therapie zur Prophylaxe heterotoper Ossifikationen

Gruppe	Medikament	Applikation
NSAR	Indomethacin	100 mg/die für 14 Tage
	Voltaren resinat	150 mg/die für 14 Tage
	Diclofenac	100 mg/die für 14–21 Tage
	Ibuprofen	1.200 mg/die
	Naproxen	750–1.000 mg/die für 8–14 Tage
	Flubiprofen	300 mg/die für 14 Tag
	Acemetacin	200–300 mg/die für 21 Tage
	Tenoxicam	20–40 mg/die für 14 Tage
Cox-2-Hemmer	Meloxicam	15 mg/die für 14 Tage

Acetylsalicylsäure und Biphosphonate unwirksam

Die prophylaktische Applikation von Acetylsalicylsäure und Biphosphonaten hat sich in mehreren Studien als unwirksam erwiesen.

Hochrisikopatienten: Kombination aus Bestrahlung und medikamentöser Therapie

Bei Hochrisikopatienten können bei der Salvage-Therapie im Rahmen einer Revisionschirurgie die Bestrahlung und die medikamentöse Therapie kombiniert angewendet werden.

4.9 Thromboseprophylaxe

Operationsbedingte Aktivierung der Blutgerinnung

Mechanisch, hypoxisch oder metabolisch bedingte venöse Endothelläsionen durch operative Eingriffe

Die in der Virchow-Trias definierten thrombembolischen Risikofaktoren tragen, einzeln betrachtet, in unbekanntem Maße zur Thrombogenese bei. Es kommt zur operationsbedingten Aktivierung der Blutgerinnung, deren Ausmaß mit der Schwere des Gewebstraumas korreliert. Wegen des unterschiedlichen Gehaltes an Thromboplastin in verschiedenen Geweben besteht auch eine Abhängigkeit von der Art des Gewebes, an dem der operative Eingriff durchgeführt wird. Operative Eingriffe führen außerdem zu venösen Endothelläsionen, die mechanisch, hypoxisch oder metabolisch bedingt sein können.

Thromboserisiko für jeden operierten oder länger immobilisierten Patienten

In den Mitteilungen der Deutschen Gesellschaft für Chirurgie „Empfehlungen zur stationären und ambulanten Thromboembolie-Prophylaxe in der Chirurgie" wurde inauguriert: „Grundsätzlich besteht für jeden operierten oder länger immobilisierten Patienten ein Thromboserisiko."

Elektiver Hüftersatz mit hohem Thromboserisiko verbunden

Häufigkeit einer tiefen Beinvenenthrombose 40–80 %

Der Empfehlung der Deutschen Gesellschaft für Chirurgie entsprechend, gehört der elektive Hüftersatz zur Gruppe mit einem hohen Thromboserisiko. Während bei einem mittleren Thromboserisiko die Häufigkeit einer tiefen Beinvenenthrombose (TVT) mit 10 bis 40 % angegeben wird, liegt sie bei einem hohen Thromboserisiko zwischen 40 und 80 %.

Zur medikamentösen Thromboseprophylaxe stehen folgende Präparategruppen zur Verfügung:

Präparategruppen zur medikamentösen Thromboseprophylaxe

- unfraktioniertes Heparin,
- niedermolekulares Heparin (NMH),
- Heparinoid oder rekombinante Hirudin-Präparate bei bekannter heparininduzierter Thrombozytopenie,
- isolierte Hemmer von Faktor X und II.

Wirkung von unfraktioniertem Heparin

Low-dose-Heparinisierung mit unfraktioniertem Heparin. Der gerinnungshemmende Effekt beruht auf der Aktivierung von Antithrombin III, das wiederum die Aktivierung von Prothrombin zu Thrombin hemmt.

Vorteile des niedermolekularen gegenüber dem unfraktionierten Heparin

Im Vergleich zum unfraktionierten Heparin hat die Applikation von NMH (Tab. 4.12) den Vorteil der geringeren Applikationsfrequenz, ein geringeres Blutungsrisiko und eine niedrigere Inzidenz heparininduzierter Thrombozytopenie. Die Prophylaxe sollte am Vorabend der Operation begonnen und etwa 21 Tage durchgeführt werden.

Tab. 4.12: Niedermolekulare Heparine (NMH) zur Thromboseprophylaxe in der Primärendoprothetik des Hüftgelenkes

NMH	Bezeichnung
Enoxaparin 40 mg	Clexane 40®
Certoparin-Natrium	Monoembolex®
Nadoparin-Calcium	Fraxiparin 0,3®
Dalteparin-Natrium	Fragmin®
Reviparin	Clivarin®

Ausbildung einer heparininduzierten Thrombozytopenie nach Applikation von niedermolekularem Heparin möglich

Nach Applikation von niedermolekularem Heparin kann es zur Ausbildung einer heparininduzierten Thrombozytopenie (HIT) kommen. Unterschieden wird zwischen der HIT Typ I, die asymptomatisch verläuft und nicht behandlungsbedürftig ist, und einer symptomatischen, lebensbedrohlichen HIT Typ II. Bei der HIT Typ II kommt es zu einer immunologischen Reaktion gegen den durch NMH induzierten Heparin-Plättchenfaktor-4-Komplex mit Aktivierung der Thrombozyten und des plasmatischen Gerinnungssystems. Das Risiko einer symptomatischen heparininduzierten Thrombozytopenie nach NMH-Applikation wird mit 0,05–6,5% angegeben.

Risiko: 0,05–6,5%

Die Diagnose einer HIT II umfasst drei Kriterien:

Diagnose einer heparininduzierten Thrombozytopenie Typ II

- Heparinisierung (unfraktioniert oder niedermolekular),
- Vorliegen einer Thrombozytopenie,
- Nachweis von Heparin-Plättchenfaktor-4-Komplex mittels ELISA.

Heparininduzierte Thrombozytopenie korreliert mit höherem Risiko für tiefe Beinvenenthrombose

Eine heparininduzierte Thrombozytopenie korreliert mit einem höheren Risiko für eine tiefe Beinvenenthrombose nach einer endoprothetischen Operation. Patienten mit einem Risiko für HIT II und geplanter Implantation einer Hüftgelenksendoprothetik darf weder unfraktioniertes noch niedermolekulares Heparin appliziert werden.

Kein unfraktioniertes oder niedermolekulares Heparin für Risikopatienten

Die Antikoagulation erfolgt mit dem Heparinoid Danaproid-Natrium (Orgaran®) oder mit dem rekombinanten Hirudin-Präparat Lepirudin (Refludan®; Tab. 4.13).

Tab. 4.13: Medikamentöse Thromboseprophylaxe bei HIT II

Gruppe	Bezeichnung	Applikation
Danaproid-Natrium	Orgaran®	zweimal täglich 750 IE s.c. über maximal 14 Tage
Lepirudin	Refludan®	0,4 mg/kg Körpergewicht i.v. als Bolus, anschließend 0,15 mg/kg KG pro Stunde i.v.

Neue antithrombotische Therapie durch gezielte Hemmung einzelner Enzyme der Gerinnungskaskade

Eine neue Ära der antithrombotischen medikamentösen Therapie wurde mit der gezielten Hemmung einzelner Enzyme der Gerinnungskaskade eingeleitet. Vorteile gegenüber der bisherigen Prophylaxe mit NMH sind die Unabhängigkeit von Antithrombin 3, die orale Applikationsform und der Wegfall des therapeutischen Monitorings. Zur Zeit sind zwei Medikamente verfügbar. Dabigatran (Pradaxa®) ist ein direkter Thrombininhibitor.

Keine signifikanten Unterschiede zwischen oraler und subkutaner Applikation

Eine vergleichende doppelblinde Studie ergab keine signifikanten Unterschiede in der Vermeidung von venösen Thromboembolien nach Implantation einer Hüftgelenksendoprothese zwischen oral appliziertem Dabigatran und subkutan appliziertem Enoxaparin 40.

Rivaroxaban mit signifikant geringerem Auftreten tiefer Beinvenenthrombosen

Rivaroxaban (Xarelto®), ein direkter Faktor-Xa-Hemmer (Tab. 4.14), zeigte in mehreren Studien ein signifikant geringeres Auftreten von tiefen Beinvenenthrombosen im Vergleich zu Enoxaparin nach Implantation einer Hüftgelenksendoprothese. Das Blutungsrisiko bei der Anwendung beider Substanzen wies keine signifikanten Unterschiede auf.

Tab. 4.14: Orale Thromboseprophylaxe mit Faktor-X- und Faktor-II-Hemmern

Gruppe	Bezeichnung	Applikation
Dabigatran	Pradaxa®	ab 1.– 4. h postoperativ 1 Kapsel (110 mg), ab. 1. p.o. Tag 220 mg/die für 10 Tage
Rivaroxaban	Xarelto®	ab 1.–4. h postoperativ 1 Kapsel (10 mg) ab. 1. p.o. Tag 10 mg/die für 5 Wochen

4.10 Autologe Transfusionen

Durchschnittlicher Blutverlust: intraoperativ 900 ± 500 ml, postoperativ 1.150 ± 450 ml

Die durchschnittlichen Blutverluste bei Primärimplantation einer Hüftgelenksendoprothese, unabhängig vom System, werden intraoperativ mit 900 ± 500 ml und postoperativ mit 1.150 ± 450 ml (Blutverlust total 2.050 ± 950 ml) angegeben. Die Transfusion von homologen Blutkonserven sollte bei einer geplanten Implantation weitgehend vermieden werden. Für die Substitution autologer Blutkomponenten stehen verschiedene Verfahren zur Verfügung:

Vermeidung der Transfusion homologer Blutkonserven

Verfahren zur Substitution autologer Blutkomponenten

- Eigenblutspende,
- Frischplasmaspende,
- normovolämische Hämodilution,
- maschinelle Autotransfusion aus Wundblut-Rückgewinnung.

Abnahme von Eigenblut etwa 4–6 Wochen vor geplanter Implantation

Wahrscheinlichkeit für Verabreichung autologer Blutkonserven etwa 5 %

Effizienz der Hämodilution abhängig von Ausgangshämatokrit und Verdünnungsgrad

Kontraindikationen für intraoperative Autotransfusion aus Wundblut: Malignome, Sepsisherde

Autotransfusion aus Wundblut eine der häufigsten Transfusionsmethoden

Die Abnahme von Eigenblut erfolgt etwa 4–6 Wochen vor der geplanten Implantation. Aufgrund der eingeschränkten Lagerungszeit ist der Operationszeitpunkt mit Beginn der Eigenblutspende festgelegt. Zur Aufbewahrung nach Eigenblutabnahme wird das Blut aufgearbeitet und getrennt als Erythrozytenkonzentrat (EK) und Plasma (fresh frozen plasma, FFP) gelagert. Die Wahrscheinlichkeit, dass eine Verabreichung von autologen Blutkonserven bei der Primärimplantation notwendig ist, liegt bei etwa 5 %. Alternativen zur Eigenblutspende sind die Anwendung der akuten Hämodilution und die maschinelle Autotransfusion von Wundblut. Die Effizienz der Hämodilution ist abhängig vom Ausgangshämatokrit und dem Verdünnungsgrad. Die durch Hämodilution gewonnenen Blutkomponenten können aufgrund der darin enthaltenen Gerinnungsfaktoren erst zum Ende der Operation dem Patienten retransfundiert werden. Da ausschließlich Malignome und Sepsisherde als Kontraindikation für eine intraoperative mechanische Autotransfusion aus Wundblut gelten, gehört diese Maßnahme zu den am häufigsten angewendeten Methoden der Transfusion autologer Blutkomponenten bei der Primärimplantation.

4.11 Rehabilitation nach Implantation einer Hüftgelenksendoprothese

Unterschiedliche Handhabung der frühpostoperativen Rehabilitation

Die frühpostoperative Rehabilitation in einer Akutklinik nach Implantation einer Hüftgelenksendoprothese wird nicht einheitlich gehandhabt, sondern ist oft von der Entscheidung des Operateurs abhängig. Wichtigstes Kriterium für eine möglichst sofortige Belastung ist die Primärstabilität der Implantate. Die erheblichen Differenzen in der Nachbehandlung zeigen sich darin, dass die Angaben in der Literatur von einer sofortigen Belastung ohne Nutzung zweier Unterarmstützen bis zur einer sechswöchigen Entlastung bzw. Teilbelastung im 3-Punkte-Gang reichen.

Ziel der Frührehabilitation ist die Verbesserung der Gelenkfunktion und die gleichzeitige Stabilisierung des Gelenkes durch:

Methoden der Frührehabilitation zur Verbesserung der Gelenkfunktion und Stabilisierung des Gelenkes

- Vermeidung muskulärer Defizite durch aktives Beüben,
- Schmerzlinderung durch muskeldetonisierende Maßnahmen,
- Verbesserung der Gelenkfunktion (passives und aktives Üben, Einsatz der CPM-Schiene bei Hüftbeugung unter 90°, danach Ergometer),
- Verbesserung der Gelenkfunktion durch manuelle Dehnung der kontrakten Gelenkkapsel (Wärme, Dehnungsmassage),

- Gangschule mit Teilbelastung (3-Punkte-Gang) bis zur vollen Belastung (4-Punkte-Gang),
- Vermeiden eines Duchenne- oder Trendelenburg-Hinken durch eine effiziente Gangschule durch Vollbelastung des operierten Beines so früh wie möglich und Weglassen der Unterarmstützen,
- Schulung der Aktivitäten des täglichen Lebens (ADL).

Rehabilitation am Operationstag

Am Operationstag wird das operierte Bein in einer flachen Schaumstoffschiene gelagert, Kryotherapie angewendet und mit isometrischen Spannungsübungen begonnen.

Rehabilitative Maßnahmen am 1. postoperativen Tag

Rehabilitative Maßnahmen am 1. postoperativen Tag sind:

- aktive Streckung und Beugung des Sprunggelenkes zur Verbesserung der Blutzirkulation (Thromboseprophylaxe),
- isometrische Spannungsübungen für die Hüftbeuger und -strecker,
- Atemgymnastik,
- Sitzen am Bett.

Innerhalb von 24 Stunden sollte der Patient bereits vor dem Bett gestanden haben.

Krankengymnastische Übungsbehandlungen ab dem 3. bis 4. postoperativen Tag

Am 3. bis 4. postoperativen Tag beginnen die krankengymnastischen Übungsbehandlungen, die in der Frührehabilitation entscheidend zur schnellen Wiedererlangung physiologischer Bewegungsabläufe beitragen:

- Streckung und Beugung im Hüftgelenk, zunächst passiv, dann aktiv,
- isometrische Spannungsübungen für die Innenrotatoren,
- Gangschule.

Gangschulung

Insbesondere durch eine Gangschulung soll in kürzester Zeit wieder ein physiologisches Gangbild erreicht werden. In Abhängigkeit von der Belastbarkeit des operierten Beines sind verschiedene Gangarten unter Nutzung von Unterarmstützen möglich:

▸ 2-Punkte-Gang

- 2-Punkte-Gang: Die Unterarmstützen werden diagonal (rechtes Bein – linke Gehstütze, linkes Bein – rechte Gehstütze) gleichzeitig aufgesetzt, damit wird axial mit dem halben Körpergewicht belastet.

▸ 3-Punkte-Gang

- 3-Punkte-Gang: Das betroffene Bein wird zwischen zwei Unterarmstützen vorn nur mit Bodenkontakt oder Teilbelastung aufgesetzt.

▸ 4-Punkte-Gang

- 4-Punkte-Gang: Die Unterarmstützen werden diagonal (rechtes Bein – linke Gehstütze, linkes Bein – rechte Gehstütze) nacheinander zeitversetzt aufgesetzt, damit kann voll belastet werden.

Sicheres Gangbild zur Entlassung

Zur Entlassung aus der Akutklinik nach etwa 14 Tagen bei normalem Verlauf (untere Verweildauer: 4 Tage, obere Verweildauer: 21 Tage) sollten die Patienten ein sicheres Gangbild aufweisen.

Fortführung der Rehabilitation nach Entlassung

Die Fortführung der Rehabilitation nach Entlassung aus der Akutklinik kann im Rahmen der Leistungen der Gesetzlichen Kranken- und Rentenversicherungsanstalten in einer stationären Anschlussheilbehandlung (AHB), im Rahmen einer berufsgenossenschaftlich stationären Weiterbehandlung oder in einer ambulanten, erweiterten Rehabilitation (EAP) erfolgen. Eine stationäre Rehabilitation dauert etwa drei Wochen; sie ist notwendig bis zum Erreichen des individuell optimalen Gangbildes bei Vollbelastung.

Röntgenverlaufskontrollen

Röntgenverlaufskontrollen werden unmittelbar postoperativ sowie nach 3, 6 und 12 Monaten empfohlen.

4.12 DRG-Kodierung der Hüftgelenksendoprothetik (Version 2008)

Diagnosegruppen

In der Kodierung der Diagnosegruppen (ICD-Katalog, Version 2008) für die Implantation einer Hüftgelenksendoprothese werden die Diagnosen in primäre und sekundäre Coxarthrosen (M16) sowie Hüftkopfnekrosen (M87) unterteilt (Tab. 4.15).

Tab. 4.15: Diagnosegruppen Coxarthrose/Hüftkopfnekrose

M16.0	Primäre Coxarthrose beidseits
M16.1	Sonstige primäre Coxarthrose
M16.2	Coxarthrose als Folge einer Dysplasie beiderseits
M16.3	Sonstige dysplastische Coxarthrose
M16.4	Posttraumatischen Coxarthrose beidseits
M16.5	Sonstige posttraumatische Coxarthrose
M16.6	Sonstige sekundäre Coxarthrose beidseits
M16.7	Sonstige sekundäre Coxarthrose
M87.05	Idiopathische aseptische Hüftkopfnekrose
M87.15	Hüftkopfnekrose durch Arzneimittel
M87.25	Posttraumatische Hüftkopfnekrose
M87.35	Sonstige sekundäre Hüftkopfnekrose
M87.85	Sonstige Hüftkopfnekrose

Sachkosten

Im OPS-Katalog (Operationen- und Procederenschlüssel) in der Version 2008 wird als Sachkosten (Implantatkosten) einer Hüftgelenksendoprothese ein Betrag von 1.351,11 Euro kalkuliert. Bei komplexen Eingriffen sind mehrere Kodierungen möglich (Tab. 4.16).

Tab. 4.16: OPS-Katalog (Operationen- und Procederenschlüssel) für Sachkosten (Implantatkosten) einer Hüftgelenksendoprothese

5-820.0	Implantation einer Endoprothese am Hüftgelenk
5-820.2	Implantation einer Totalendoprothese, Sonderprothese
5-820.3	Implantation einer Femurkopfprothese
5-820.4	Implantation einer Duokopfprothese
5-820.5	Implantation einer Gelenkpfannenstützschale
5-820.7	Implantation einer Gelenkschnapp-Pfanne
5-820.8	Oberflächenersatzprothese
5-820.9	Schenkelhalserhaltende Femurkopfprothese (Kurzschaftprothese)

Hauptdiagnosegruppen (DRGs)

Für die Hüftgelenksendoprothetik sind die Hauptdiagnosegruppen (DRG, Version 2008) in Tab. 4.17 relevant.

Tab. 4.17: DRGs in der Hüftgelenksendoprothetik (CC: Komorbiditäten)

DRG	Bezeichnung	Ertrag in Euro	Bewertungsrelation bei Hauptabteilung	Mittlere Verweildauer
I03A	Revision/Ersatz des Hüftgelenkes mit komplizierende Diagnose oder Arthrodese oder Alter unter 16 Jahren oder beidseitige Eingriffe mit komplexem Eingriff mit einem patientenbezogenen Gesamtschweregrad (PCCL) über3/unter 4	ca. 13.000	4,422	27,2 Tage
I03B	Revision/Ersatz des Hüftgelenkes mit komplizierender Diagnose oder Arthrodese oder Alter unter 16 Jahren oder beidseitige Eingriffe mit komplexem Eingriff ohne äußerst schwere CC	ca. 8.500	2,903	18,1 Tage
I05Z	Revision/Ersatz des Hüftgelenkes ohne komplizierende Diagnose oder Arthrodese ohne komplexen Eingriff mit PCCL über 3	ca. 8.000	2,837	15,9 Tage
I08A	Revision/Ersatz des Hüftgelenkes mit Eingriff an der oberen Extremität oder Wirbelsäule	ca. 11.000	3,711	17,0 Tage
I36Z	beidseitige Implantation einer Hüftgelenksendoprothese	ca. 9.000	3,247	15,4 Tage
I47A	Revision/Ersatz des Hüftgelenkes ohne komplizierende Diagnose oder Arthrodese ohne komplexen Eingriff mit PCCL unter 4, Alter über 15 Jahre mit äußerst schweren CC	ca. 7.600	2,686	14,7 Tage
I47B	Revision/Ersatz des Hüftgelenkes ohne komplizierende Diagnose oder Arthrodese ohne komplexen Eingriff mit PCCL unter 4, Alter über 15 Jahre ohne komplexen Eingriff	ca. 7.000	2,368	13,8 Tage

Literatur

Breusch SJ, Berghof R, Schneider U, Weiß G, Simank HG, Lukoschek M, Ewerbeck V. Der Stand der Zementiertechnik bei Hüfttotalendoprothesen in Deutschland. Z Orthop 1999;137:101–7.

Drees P, Eckardt A, Gay R, Gay S, Huber LC. Molekulare Signalwege der aseptischen Prothesenlockerung. BMT 2008;3:93–103.

Grifka J, Haas S, Hovy L, Knopp W, Refior HL, Schürmann M, Wirth T. Update der Thromboseprophylaxe in Orthopädie und Unfallchirurgie. Der Orthopäde 2004;7:762–73.

Grochola LF, Habermann B, Mastrodomenico N, Kurth A. Comparison of periprosthetic bone remodelling after implantation of anatomic and straight stem prostheses in total hip arthroplasty. Archives of Orthopaedic and Trauma Surgery 2008;4:383–92.

Grübl A. Ergebnisse zementfreier Hüftendoprothetik. Der Radiologe 2006;6: 779–84.

Heisel J, Jerosch J. Rehabilitation nach Hüft- und Knieendoprothese. Köln: Deutscher Ärzteverlag 2007.

Honl M, Schwieger K, Gauck CH, Lampe F, Morlock MM, Wimmer MA, Hille E. Pfannenposition und Orientierung im Vergleich. Der Orthopäde 2005;11:1131–6.

Kirschner P. Hüftendoprothetik. Der Chirurg 2005;1:95–104.

Knecht A, Witzleb WC, Günther KP. Oberflächenersatz am Hüftgelenk. Der Orthopäde 2005;1:79–90.

Özkir S, Droste P, Echtermeyer V. Wann wird zementiert. Trauma und Berufskrankheit 2007;9:S351–8.

Plitz, W. Die Metall-Metall-Gleitpaarung in der Hüftgelenkendoprothetik. Der Orthopäde 2007;3:212–9.

Rittmeister M, König DP, Eysel P, Kerchbaumer F. Minimal-invasive Zugänge zum Hüft- und Kniegelenk bei künstlichen Gelenkersatz. Der Orthopäde 2004;11:1229–35.

Schneider U, Breusch SJ, Thomsen M, Wirtz DC, Lukoschek M. Einfluss der Implantatposition einer Hüftprothese auf die Standzeit am Beispiel des CLS-Schaftes. Der Unfallchirurg 2002;1:31–5.

Wetzel R. Verankerungsprinzipien in der Hüftendoprothetik. Darmstadt: Steinkopffverlag 2001.

Wohlrab D, Hagel A, Hein W. Vorteile der minimalinvasiven Implantation von Hüfttotalendoprothesen in der frühen postoperativen Rehabilitationsphase. Z Orthop 2004;42:685–90.

5 Endoprothetik des Kniegelenkes

C. Merle, P. R. Aldinger

5.1 Einleitung

Der primäre endoprothetische Ersatz des Kniegelenkes zählt zu den am häufigsten durchgeführten operativen Interventionen in der Orthopädie und Unfallchirurgie und stellt den Goldstandard in der Behandlung der fortgeschrittenen Gonarthrose dar. In Deutschland werden jährlich über 150.000 Implantationen mit steigender Tendenz durchgeführt. Durch die kontinuierliche Weiterentwicklung der Prothesendesigns und -materialien sowie die Standardisierung der Implantationstechnik liegen mittlerweile sehr gute Langzeitergebnisse mit revisionsfreien Standzeiten von über 90 % nach 15 Jahren vor. Seit der erstmaligen experimentellen Implantation einer Kniegelenksscharnierprothese aus Elfenbein durch Themistocles Gluck im Jahr 1890 hat die Kniegelenksendoprothetik insbesondere durch die Fortschritte der letzten 15 Jahre einen hohen Entwicklungsstand erreicht. Es steht eine Vielzahl von Prothesenmodellen zur Verfügung, die eine individuelle Patientenversorgung auch bei komplexen Ausgangssituationen ermöglichen. Hierbei kommt der Wahl eines geeigneten Implantatsystems in Verbindung mit einer präzisen Indikationsstellung und einer exakten Operationstechnik entscheidende Bedeutung für das Erzielen eines guten Langzeitergebnisses zu.

Über 150.000 primäre Implantationen einer Kniegelenksendoprothese pro Jahr

Goldstandard in Behandlung der fortgeschrittenen Gonarthrose

Revisionsfreie 15-Jahres-Standzeiten über 90 %

Vielzahl von Prothesenmodellen

Individuelle Patientenversorgung auch bei komplexen Ausgangssituationen

5.2 Anatomische und biomechanische Grundlagen

Das Kniegelenk (Abb. 5.1) ist das größte Gelenk des menschlichen Körpers und unterliegt einer hohen mechanischen Beanspruchung. Es wird in drei Gelenkanteile (Kompartimente) mit insgesamt sechs Gelenkflächen unterteilt:

Kniegelenk größtes Gelenk des Körpers, mit hoher mechanischer Beanspruchung

- Articulatio femoropatellaris (femoropatellares Kompartiment),
- Articulatio femorotibialis medialis (mediales femorotibiales Kompartiment),
- Articulatio femorotibialis lateralis (laterales femorotibiales Kompartiment).

Gelenkanteile des Kniegelenks

Die Stabilität des Kniegelenkes wird durch ein komplexes Zusammenspiel von passiven (Gelenkkapsel, Kollateralbänder, Kreuzbänder, Retinacula, Menisci) und aktiven (M. quadriceps femoris, ischiocrurale Muskulatur, M. popliteus) Stabilisatoren gewährleistet.

Stabilität des Kniegelenkes durch komplexes Zusammenspiel passiver und aktiver Stabilisatoren

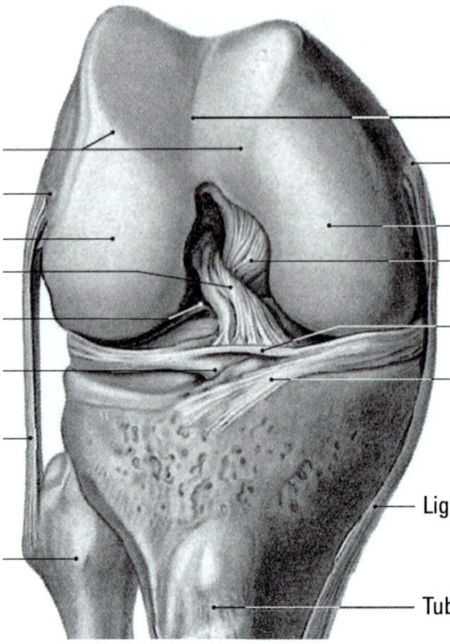

Abb. 5.1: Anatomie des Kniegelenkes, Ansicht von ventral (Quelle: B. Tillmann, Atlas der Anatomie des Menschen. Springer, Berlin, Heidelberg, 2005)

Mikulicz-Linie = mechanische Beinachse

Bei einer neutralen Beinachse verläuft die Traglinie (Mikulicz-Linie, mechanische Beinachse) in der Frontalebene vom Mittelpunkt des Hüftkopfes zum Mittelpunkt der Talusrolle durch den medialen Anteil der Eminentia intercondylaris. Ist die Mikulicz-Linie medialisiert bzw. lateralisiert, spricht man von einer Varus- bzw. Valgusfehlstellung (Abb. 5.2). Die anatomische Beinachse, die sich aus dem Winkel der intramedullären Femur- und Tibiaachse ergibt, bildet einen Valguswinkel von ca. 5–10°. Physiologischerweise fällt die Gelenklinie des Kniegelenkes in der Frontalebene von lateral nach medial um ca. 3° ab, die Gelenkfläche der Tibia ist in der Sagittalebene um ca. 5–15° nach dorsal geneigt (Slope).

Varus- bzw. Valgusfehlstellung, wenn Mikulicz-Linie medialisiert bzw. lateralisiert ist

Bewegungsablauf des Kniegelenkes als komplexe Roll-Gleit-Drehbewegung

Der Bewegungsablauf des Kniegelenkes geht über die Reproduktion einer einfachen Scharniergelenksbewegung hinaus. Es handelt sich um eine komplexe Roll-Gleit-Drehbewegung mit ventrodorsaler Translation des Femurs gegenüber der Tibia bei zunehmender Flexion des Kniegelenkes (Rollback-Mechanismus).

Bewegungsablauf des Kniegelenkes

Da das mediale Tibiaplateau konkav geformt ist, während das laterale Tibiaplateau eine Konvexität aufweist, gleitet der kleinere laterale Femurkondylus weiter nach dorsal als der mediale, sodass es mit zunehmender Flexion des Kniegelenkes zu einer zusätzlichen Innenrotationsbewegung der Tibia gegenüber dem Femur kommt. Dies entspricht dem Prinzip des medial pivot (pivot, engl. Drehachse). Weiterhin ist in Beugestellung durch das Entspannen der Kreuzbänder ein limitierter Spielraum für eine aktive Rotation des Kniegelenkes möglich. In der Endphase der Extension kommt es durch Zug des vorderen Kreuzbandes und des Tractus iliotibialis zu einer Au-

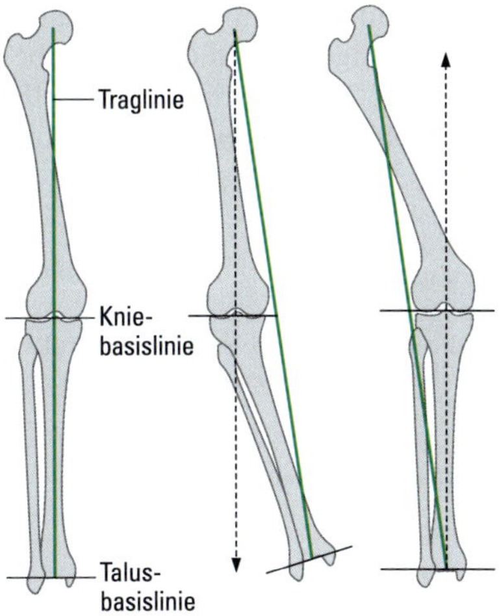

Abb. 5.2: Achsverhältnisse der unteren Extremität a.p.: physiologische Beinachse (links), Varusdeformität (Mitte) und Valgusdeformität (rechts) (Quelle: C. R. Fraitzl et al.: Kniegelenk-Arthrose und Arthritis, Orthopädie und Unfallchirurgie up2date. 3. Jg., Juni 2008, S. 155–232, Thieme-Verlag)

ßenrotation der Tibia gegenüber dem Femur (Schlussrotation), was eine maximale Stabilisierung des Gelenkes in Streckung durch Anspannen der Kapsel und der Kollateralbänder ermöglicht. Die Schlussrotation wird durch Anspannen des M. popliteus in der Frühphase der Flexion aufgehoben.

5.3 Gonarthrose

5.3.1 Epidemiologie

Die Arthrose des Kniegelenkes zählt zu den häufigsten Arthroseformen. Ihre Prävalenz steigt mit dem Lebensalter und ist in der weiblichen Bevölkerung höher als in der männlichen. Studien gehen von einer Prävalenz symptomatischer Gonarthrosen bei über 55-Jährigen von ca. 12,5 % aus. Die Prävalenz radiologisch manifester Gonarthrose bei über 50-Jährigen liegt bei bis zu 68 %. Die Einschätzung der Inzidenz der Gonarthrose variiert stark (45–900 Neuerkrankungen pro 100.000 Lebensjahre). Angesichts der zukünftigen demographischen Entwicklung in der BRD wird die „Volkskrankheit Arthrose“ als sozialmedizinisches und volkswirtschaftliches Problem immer größere Bedeutung gewinnen. Dem gegenüber stehen eine hohe Erwartungshaltung des Patienten an das Ergebnis einer operativen Intervention sowie ein zunehmender Aktivitätsanspruch bis in das hohe Alter.

Kniegelenksarthrose eine der häufigsten Arthroseformen

Prävalenz steigt mit Lebensalter

Prävalenz bei Frauen höher

Hohe Erwartungshaltung an Ergebnis

Zunehmender Aktivitätsanspruch bis ins hohe Alter

5.3.2 Ätiologie und Klassifikation

Arthrosen werden klinisch hinsichtlich ihrer Ätiologie in zwei Gruppen unterteilt: Man unterscheidet die primäre (idiopathische) Arth-

Primäre Arthrose mit unbekannter Ursache

Sekundäre Arthrose als Folge eines angeborenen oder erworbenen Gelenkschadens

rose, deren Ursache weitgehend unbekannt ist, von den sekundären Arthroseformen, die sich als Folge eines angeborenen oder erworbenen Gelenkschadens manifestieren (Tab. 5.1). Die primäre Gonarthrose steht zu den sekundären Arthroseformen in einem Verhältnis von 2 : 1.

Tab. 5.1: Wichtige Ursachen der sekundären Gonarthrose mit Beispielen

Trauma	traumatische Läsionen von Kniebinnenstrukturen (z. B. Knorpel, Meniskus, Kreuzbänder) intraartikuläre Frakturen freie Gelenkkörper posttraumatische Instabilitäten
Dysplastische Gelenkanlage	Kondylenhypoplasie
Achsfehlstellungen	Genu varum/valgum kongenital oder erworben extraartikuläre Frakturen
Entzündliche Erkrankungen	bakterielle Arthritis rheumatoide Arthritis
Metabolische Erkrankungen	Hyperurikämie Chondrokalzinose Hämochromatose Ochronose
Gerinnungsstörungen	Hämophilie
Sonstige Ursachen	Osteochondrosis dissecans aseptische Osteonekrosen (M. Ahlbäck) Marfan-Syndrom Ehlers-Danlos-Syndrom neuropathische Gelenkzerstörung (Charcot-Gelenk)

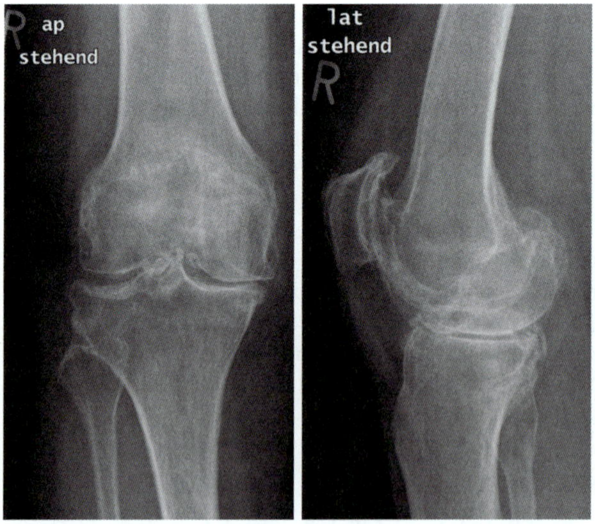

Abb. 5.3: Pangonarthrose, a.p. und seitlich

Entgegen früheren Annahmen, dass die primäre Gonarthrose eine altersbedingte, rein mechanische Abnutzung der am meisten belasteten Gelenkflächen ist, werden heute multifaktorielle Ursachen angenommen. Risikofaktoren, die das Entstehen bzw. die Progression primärer Arthrose begünstigen, sind zunehmendes Alter, weibliches Geschlecht, Übergewicht sowie eine erhöhte Knochendichte. Auch eine genetische Prädisposition erscheint ätiologisch relevant.

Primäre Gonarthrose mit multifaktoriellen Ursachen assoziiert

Risikofaktoren

Hinsichtlich der intraartikulären Lokalisation wird die Pangonarthrose (Abb. 5.3) mit ausgeprägten degenerativen Veränderungen

Lokalisation: Unterscheidung der Pangonarthrose von Varusgonarthrose, Valgusgonarthrose und Femoropatellararthrose

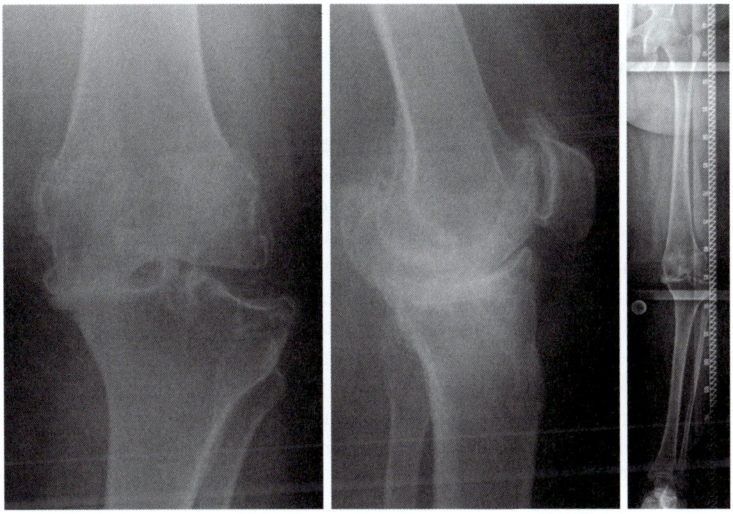

Abb. 5.4: Varusgonarthrose, a.p., seitlich, Ganzbeinstandaufnahme

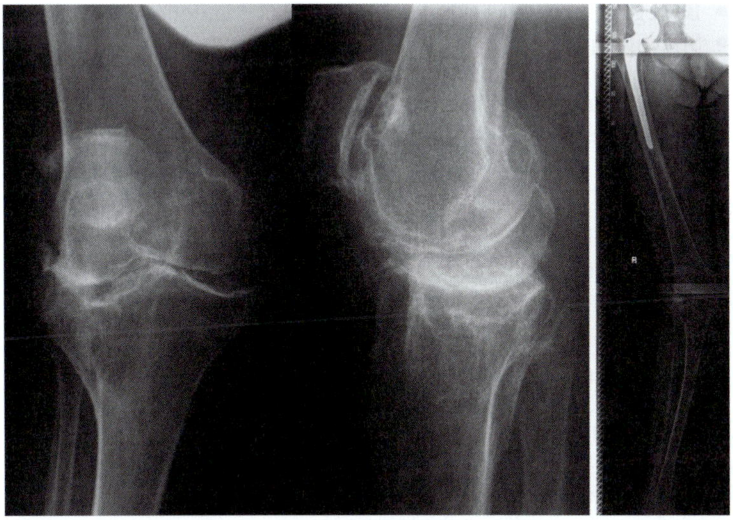

Abb. 5.5: Valgusgonarthrose mit lateraler tibialer Defektzone, a.p., seitlich, Ganzbeinstandaufnahme

in allen drei Kniegelenkskompartimenten von der Varusgonarthrose (Abb. 5.4), der Valgusgonarthrose (Abb. 5.5) und der Femoropatellaarthrose unterschieden. Bei der Varus- und Valgusgonarthrose ist vorwiegend das mediale bzw. laterale Kompartiment betroffen, was durch den einseitigen Höhenverlust des Gelenkspaltes zu einer entsprechenden Achsdeformität der unteren Extremität führt. Isolierte Arthrosen des femoropatellaren Kompartimentes sind seltener und betreffen vorwiegend das weibliche Geschlecht. Ausmaß und Lokalisation der arthrotischen Veränderungen beeinflussen das Therapiekonzept, die Implantatwahl, die Nachbehandlung und Prognose der operativen Intervention.

5.3.3 Klinik

Gonarthrose: Schmerzen im Bereich des Kniegelenkes

Häufig arthrosetypischer Anlaufschmerz, Instabilitätsgefühl, belastungsinduzierte Schwellneigung

Patienten mit Gonarthrose beklagen vorwiegend Schmerzen im Bereich des Kniegelenkes, die initial belastungsabhängig sind und in fortgeschrittenen Stadien auch als Ruhe- oder Nachtschmerz beschrieben werden. Außerdem sind ein arthrosetypischer Anlaufschmerz, ein Instabilitätsgefühl und eine belastungsinduzierte Schwellneigung häufig vorhanden. Die schmerzfreie Gehstrecke ist zunehmend limitiert, Belastungen werden vermieden, was für die Patienten einen Verlust an Lebensqualität bedeutet.

Anamnese: vorangegangene Therapiemaßnahmen

Anamnestisch sind gezielt vorangegangene konservative (Physiotherapie, Schmerzmedikation) und invasive Therapiemaßnahmen (intraartikuläre Injektionen, Voroperationen) zu eruieren.

Die klinische Untersuchung des Kniegelenkes sollte folgende Aspekte berücksichtigen:

Parameter der klinischen Untersuchung des Kniegelenkes

- Gangbild des Patienten, evtl. benötigte Hilfsmittel,
- Beurteilung der Beinachse und einer möglichen Beinlängendifferenz,
- Bewegungsausmaß nach der Neutral-Null-Methode,
- Stabilitätsprüfung,
- Beurteilung der Patellaführung,
- orientierende Untersuchung der angrenzenden Gelenke, insbes. des Hüftgelenkes,
- Erhebung eines neurovaskulären Status,
- Infektzeichen.

Vielzahl an intra- bzw. extraartikulären Schmerzursachen

Differentialdiagnostisch ist eine Vielzahl an intra- bzw. extraartikulären Schmerzursachen in Betracht zu ziehen, wobei zu berücksichtigen ist, dass einige der folgenden Differentialdiagnosen auch sekundärarthrotischen Veränderungen zugrunde liegen können:

Mögliche Differentialdiagnosen

- intraartikuläre Pathologien (z. B. Meniskusläsionen, Osteochondrosis dissecans, Osteonekrosen),
- periartikuläre Pathologien (z. B. Bursitiden, Insertionstendinopathien),
- Erkrankungen des Hüftgelenkes (z. B. Coxarthrose, Schmerzausstrahlung in das Kniegelenk),
- entzündliche Erkrankungen (z. B. Erkrankungen des rheumatischen Formenkreises, bakterielle Arthritis),

- metabolische Erkrankungen (z. B. Chondrokalzinose, Hyperurikämie),
- Gefäßerkrankungen (z. B. PAVK, Claudicatio intermittens),
- neurologische Erkrankungen (z. B. radikuläre/pseudoradikuläre Syndrome, Neuropathien),
- Neoplasien (z. B. Primärtumoren, Metastasen, PVNS).

5.3.4 Bildgebende Diagnostik

Diagnosesicherung einer Gonarthrose mittels Röntgenaufnahmen des betroffenen Kniegelenkes

Ggf. weitere Röntgenaufnahmen bei speziellen Fragestellungen

Zur Diagnosesicherung einer Gonarthrose sind native Röntgenaufnahmen des betroffenen Kniegelenkes im Stehen in zwei Ebenen (a.p. und seitlich) sowie eine Patellatangentialaufnahme in 30° Flexion ausreichend. Bei speziellen Fragestellungen sind ggf. weitere Aufnahmen erforderlich. Zur Beurteilung der Beinachse sollte eine Ganzbeinstandaufnahme (a.p.) angefertigt werden. Steht eine Pathologie der Patella im Vordergrund, sind Tangentialaufnahmen in 30°, 60° und 90° Flexion des Kniegelenkes aufschlussreich. Bei unikompartimentellen Arthrosen können zur Beurteilung des Ausmaßes der Knorpelschädigung Varus- und Valgusstressaufnahmen bzw. eine p.a. Rosenberg-Aufnahme (bei posterolateraler Defektzone) zusätzliche Informationen liefern.

Weitere bildgebende Verfahren bei speziellen Fragestellungen

Weitere bildgebende Verfahren (MRT, CT, Sonographie, Skelettszintigraphie) sind speziellen Fragestellungen vorbehalten und spielen in der Diagnostik und Therapieplanung der Gonarthrose eine untergeordnete Rolle.

5.4 Indikationen und Kontraindikationen

Indikation: fortgeschrittene, manifeste Gelenkzerstörung mit therapieresistenten Schmerzen

Die Indikation zur Implantation einer Kniegelenksendoprothese kann bei fortgeschrittener, klinisch und radiologisch manifester Gelenkzerstörung mit therapieresistenten Schmerzen trotz umfassender konservativer und ggf. invasiver Maßnahmen und einer Beeinträchtigung der Lebensqualität des Patienten gestellt werden. Kontraindikationen eines endoprothetischen Eingriffes sind:

Kontraindikationen eines endoprothetischen Eingriffs

- akute oder chronische Infektionen des Kniegelenkes,
- Hautverletzungen im Bereich des Operationsgebietes,
- Ulcus cruris,
- Thrombose,
- Nagelbettinfektionen,
- vaskuläre Störungen.

5.5 Operationsziele

Operationsziele:
- Schmerzfreiheit
- suffiziente Stabilität des operierten Gelenkes

Hauptziel des endoprothetischen Kniegelenksersatzes ist die Schmerzfreiheit des Kniegelenkes, welche bei der überwiegenden Anzahl der operierten Patienten erreicht werden kann. Darüber hinaus ist eine suffiziente Stabilität des operierten Gelenkes von entscheidender Bedeutung, da postoperative Instabilitäten nicht nur die Patien-

▶ gute Alltagsfunktion

Patientenzufriedenheit nach Kniegelenksprothesen ca. 85 %

Faktoren der Ergebnisqualität nach Implantation einer Kniegelenksendoprothese

Präoperative Risikominimierung von entscheidender Bedeutung

▶ Begleiterkrankungen

▶ aktuelles Labor mit Gerinnungs- und Entzündungsparametern

Präoperative Planung essentieller Aspekt des Standardvorgehens bei endoprothetischen Eingriffen.

Radiologische Basisdiagnostik

tenzufriedenheit beinträchtigen, sondern auch die Standzeit des Implantates durch vermehrten Abrieb mit frühzeitiger Lockerung limitieren. Eine Beweglichkeit mit einer Flexion von über 100° bei voller Extension ist für eine gute Alltagsfunktion erforderlich. Sehr häufig kann durch den endoprothetischen Kniegelenksersatz eine entscheidende Verbesserung der Lebensqualität des Patienten durch Schmerzreduktion (> 90 %) und Funktionsverbesserung erzielt werden. Im Vergleich zur totalendoprothetischen Versorgung des Hüftgelenkes, bei der nahezu alle Patienten hohe Zufriedenheitswerte aufweisen, ist die postoperative Patientenzufriedenheit nach Kniegelenksprothesen signifikant geringer und liegt bei ca. 85 %.

5.6 Risiko- und Erfolgsfaktoren

Die Ergebnisqualität nach Implantation einer Kniegelenksendoprothese hängt von verschiedenen Faktoren ab:

- Patientenalter zum Zeitpunkt der Implantation,
- Patientenaktivität im Umgang mit dem endoprothetischen Gelenkersatz, Compliance,
- Begleiterkrankungen,
- Design des Implantates,
- tribologische Eigenschaften der Implantatkomponenten,
- Fixationsmodus der Implantate,
- adäquate Patientenselektion und Indikationsstellung,
- operative Technik: korrekte Ausrichtung der Implantatkomponenten, verlässliche Verankerung, Herstellung einer ausgeglichenen Weichteilspannung, exakte Patellaführung.

5.7 Präoperative Maßnahmen

Bei den meisten endoprothetischen Eingriffen handelt es sich um ein operatives Verfahren mit elektivem Charakter, sodass der präoperativen Risikominimierung entscheidende Bedeutung zukommt. Initial sollten Begleiterkrankungen des Patienten eruiert werden, um in Kooperation mit den betreuenden internistischen und anästhesiologischen Fachrichtungen eine umfassende Einschätzung des Operationsrisikos vornehmen zu können und entsprechende therapeutische Maßnahmen einzuleiten. Präoperativ ist ein aktuelles Labor mit Gerinnungs- und Entzündungsparametern (CRP) erforderlich.

5.7.1 Operationsplanung

Die präoperative Planung ist ein essentieller Aspekt des Standardvorgehens bei endoprothetischen Eingriffen. Zur radiologischen Basisdiagnostik gehören Aufnahmen des Kniegelenkes in zwei Ebenen, eine Ganzbeinstandaufnahme sowie eine Patellatangentialaufnahme, um die ossäre Ausgangssituation, die Beinachse und die Patellaführung (patella tracking) beurteilen zu können. Anhand der präoperativen Röntgenaufnahmen können unter Berücksichtigung des Befun-

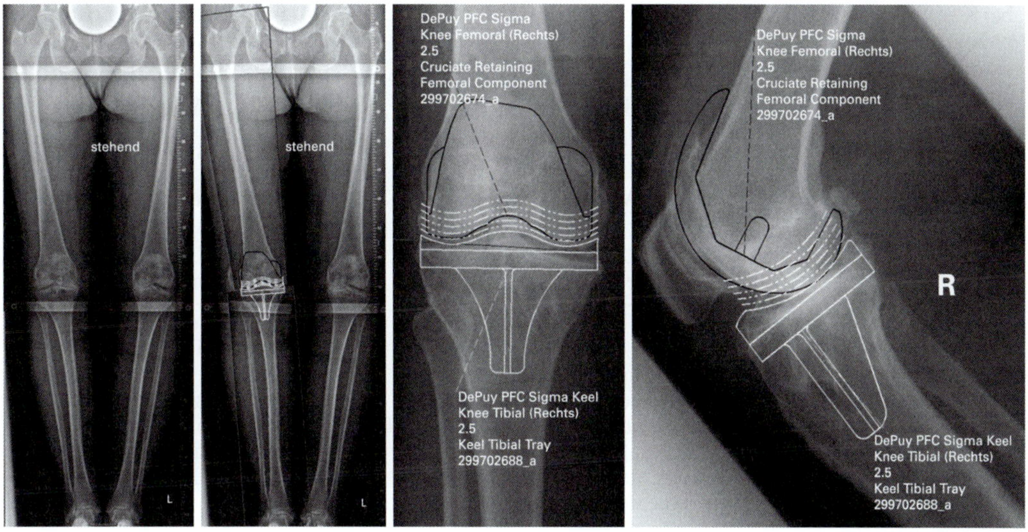

Abb. 5.6: Planungsskizze mit Achskorrektur und Größenbestimmung der Implantatkomponenten

des der klinischen Untersuchung Prothesenmodell, -größe, Kopplungsgrad und Resektionsebenen bestimmt werden. Beim bikondylären Oberflächenersatz erfolgt die Größenbestimmung der femoralen Komponente im seitlichen Röntgenbild anhand des a.p. Durchmessers der Kondylen, die Größe der Tibiakomponente wird im a.p. Röntgenbild unter Berücksichtigung der mediolateralen Tibiaausdehnung ermittelt. Bei digitaler Bildverarbeitung und -archivierung (PACS) kommen Planungsprogramme zur Anwendung (Abb. 5.6). Besonderheiten in der Planung können sich bei komplexen Situationen, beispielsweise bei augmentationsbedürftigen knöchernen Defektzonen oder ausgeprägten Deformitäten mit Kontrakturen, ergeben.

Planungsprogramme bei digitaler Bildverarbeitung und -archivierung

5.7.2 Patientenaufklärung

Die Patientenaufklärung sollte bei einem rein elektiven Eingriff gemäß den rechtlichen Grundlagen in einem präoperativen Zeitabstand von mindestens 24 Stunden erfolgen. Jede operative Intervention stellt gemäß § 229 StGB eine Körperverletzung dar, die erst durch das Aufklärungsgespräch und eine mündliche oder schriftliche Patienteneinwilligung zum geplanten Eingriff keine rechtlichen Konsequenzen für den Operateur hat. Die Verwendung eines standardisierten Aufklärungsbogens mit entsprechenden Ergänzungsmöglichkeiten für individuelle Besonderheiten hat sich bewährt. Neben dem Ablauf der Operation und möglichen Therapiealternativen sollten dem Patienten allgemeine und spezielle Operationsrisiken erläutert werden (Tab. 5.2). Ebenfalls ist der zu erwartende zeitliche Verlauf hinsichtlich des postoperativen Ergebnisses für den Patienten interes-

Rechtlich erforderlich: Aufklärungsgespräch und mündliche oder schriftliche Patienteneinwilligung zum geplanten Eingriff

Standardisierter Aufklärungsbogen mit Ergänzungsmöglichkeiten für individuelle Besonderheiten

Postoperative Schmerzreduktion und Funktionsverbesserung

bei Kniegelenksendoprothetik deutlich später als bei Hüftgelenksendoprothetik

sant. Hier sollte darauf hingewiesen werden, dass sich die postoperativ zu erwartende Schmerzreduktion und Funktionsverbesserung im Vergleich zur Hüftgelenksendoprothetik in der Regel langsamer einstellt und das definitive Operationsergebnis frühestens nach 6–12 Monaten beurteilbar ist.

Tab. 5.2: Allgemeine und spezielle Komplikationen der Kniegelenksendoprothetik

Allgemeine Komplikationen	Spezielle Komplikationen
Hämatom	aseptische Lockerung
Infektion	Achs-/Rotationsfehler
Wundheilungsstörung	Luxation
tiefe Beinvenenthrombose/Embolie	periprothetische Frakturen
intraoperative Verletzung von Gefäßen, Nerven, Sehnen, Bändern u. a.	Bewegungseinschränkung
	Beinlängendifferenz
Beschwerdepersistenz	heterotope Ossifikationen
ggf. erneute Operation	

5.7.3 Anästhesieverfahren

Allgemeinanästhesie und Spinal-/Periduralanästhesie möglich

Suffiziente intra- und postoperative Schmerztherapie wichtig

Endoprothetischer Ersatz des Kniegelenkes schmerzhafter als der des Hüftgelenkes

Der teil- und totalendoprothetische Ersatz des Kniegelenkes kann grundsätzlich sowohl in Allgemeinanästhesie als auch in rückenmarksnahen Narkoseformen (Spinal-/Periduralanästhesie) durchgeführt werden. Von entscheidender Bedeutung für eine schnelle Rehabilitation und ein gutes funktionelles Operationsergebnis ist eine suffiziente intra- und postoperative Schmerztherapie, da der endoprothetische Ersatz des Kniegelenkes erfahrungsgemäß schmerzhafter ist als der des Hüftgelenkes. Da in Allgemeinanästhesie die perioperative Stressantwort in der Regel nur durch hohe Opiatdosen kontrolliert werden kann, kommen zusätzlich rückenmarksnahe oder periphere Regionalanästhesieverfahren (z. B. Periduralanästhesie, kathetergestützte Nerven-/Plexusblockaden) zur Anwendung, welche im frühen postoperativen Verlauf zur Analgesie weiterverwendet werden können.

5.8 Perioperative Maßnahmen

Perioperative Maßnahmen

- Blutsperre (möglichst kurzer Einsatz während der Zementierphase),
- perioperative Antibiotikaprophylaxe (Single-shot-Antibiose = einmalige intravenöse Gabe eines Antibiotikums zur kurzandauernden perioperativen antibiotischen Abschirmung, z. B. mit Cefuroxim 1,5 g i.v.),
- fremdblutsparende Maßnahmen (z. B. Autotransfusion mit Drainagenblutaufbereitung),
- intraoperative Röntgenmöglichkeit/BV in Spezialfällen.

5.9 Postoperative Maßnahmen

5.9.1 Allgemeine postoperative Maßnahmen

Allgemeine postoperative Maßnahmen

- Erheben eines neurovaskulären Status,
- allgemeine Therapiemaßnahmen: Kryotherapie, Elevation, Kompression,
- Entfernung von Drainagen 12–24 Stunden postoperativ,
- spezielle Lagerung in Extension des Kniegelenkes (Fersenkissen),
- gewichts- und risikoadaptierte Thromboseprophylaxe (z. B. mit niedermolekularem Heparin für 4–6 Wochen postoperativ),
- postoperative Röntgenkontrolle des Kniegelenkes nach Entfernung des Drainagematerials (in der Regel am 2. postoperativen Tag) in zwei Ebenen, Patellatangentialaufnahme (ggf. Ganzbeinstandaufnahme zur Überprüfung der postoperativen mechanischen Beinachse),
- erneute ausführliche Patientenaufklärung über Bewegungsumfang, Belastbarkeit und physiotherapeutische Nachbehandlung,
- individuelle postoperative Physiotherapie: Die Erstmobilisation kann grundsätzlich schon am Operationstag erfolgen. Abhängig von der Art des Eingriffes und der individuellen Patientensituation sollte zur Vermeidung möglicher postoperativer Komplikationen (Thrombose, Lungenembolie, Bewegungsdefizit) möglichst früh mit der krankengymnastischen Mobilisation und Beübung des Gelenkes begonnen werden. Ggf. individueller Belastungsaufbau, abhängig vom Implantatmodell und Verankerungsmodus.
- regelmäßige Nachuntersuchungen mit klinischer und ggf. radiologischer Verlaufskontrolle (z. B. 1 Jahr, 3 Jahre, 5 Jahre, 10 Jahre postoperativ).

5.9.2 Postoperative Schmerztherapie

Gewährleistung einer suffizienten postoperativen Schmerztherapie grundlegende Voraussetzung für frühzeitige Mobilisation und adäquate physiotherapeutische Nachbehandlung

Unzureichende Schmerztherapie als prädiktiver Faktor für schlechtes funktionelles Ergebnis

Die Gewährleistung einer suffizienten postoperativen Schmerztherapie ist nicht nur eine rechtliche ärztliche Verpflichtung, sondern auch die grundlegende Voraussetzung für eine frühzeitige Mobilisation und eine adäquate physiotherapeutische Nachbehandlung. Postoperative Schmerzen zählen überwiegend zur Gruppe der nozizeptiven Schmerzen, wobei der postoperative Schmerz nach Kniegelenkseingriffen im Vergleich zu Hüftgelenksoperationen häufig stärker ausgeprägt ist. Eine unzureichende Schmerztherapie ist ein prädiktiver Faktor für ein schlechtes funktionelles Ergebnis nach Implantation einer Kniegelenksprothese, was einer systematischen und qualitätsgesicherten Schmerztherapie ebenfalls entscheidende Bedeutung zukommen lässt. Die Objektivierung des postoperativen Schmerzniveaus anhand visueller Analogskalen (z. B. VAS 0–10, 0 = kein Schmerz, 10 = maximal vorstellbarer Schmerz) oder numerischer Ratingskalen (NRS) sollte regelmäßig erfolgen und dokumentiert werden.

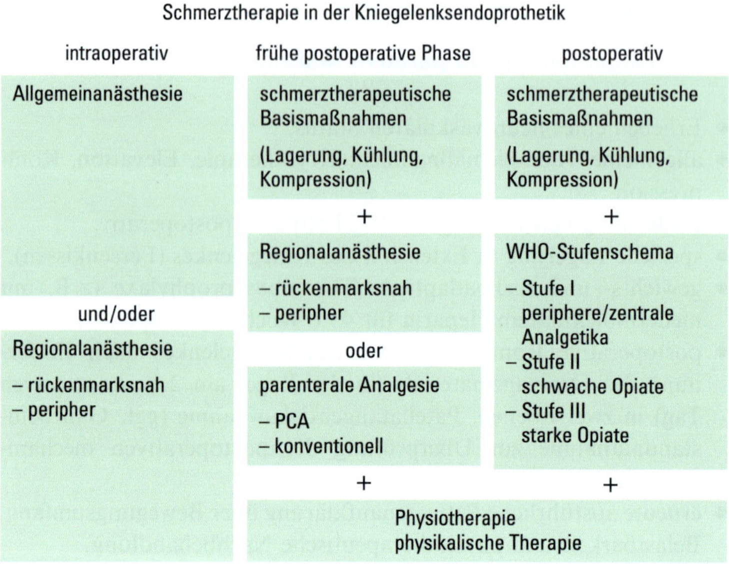

Abb. 5.7: Anästhesieverfahren, peri- und postoperative Analgesiemaßnahmen

Schmerztherapie:
- schmerztherapeutische Basismaßnahmen
- frühe physiotherapeutische Mobilisation
- Lymphdrainage
- pharmakologische Schmerztherapie

Zu den schmerztherapeutischen Basismaßnahmen zählen Kryotherapie, Elevation und Kompression, ggf. mit Lagerung der operierten Extremität in leichter Flexion, um die Schwellung sowie die Ausschüttung von Schmerz- und Entzündungsmediatoren zu reduzieren. Auch eine frühe physiotherapeutische Mobilisation dient der Schmerzlinderung. Supportiv kann durch die Anwendung manueller Lymphdrainage zur Reduktion von Schwellung und Hämatom eine Beschwerdebesserung erzielt werden. Die pharmakologische Schmerztherapie sollte gemäß dem 3-Stufen-Konzept der WHO erfolgen (Abb. 5.7).

Patientenkontrollierte Analgesie unter Verwendung programmierter Pumpensysteme

Zu den spezifischen postoperativen Analgesieverfahren (Abb. 5.7), die zunehmend mit gutem Erfolg eingesetzt werden, zählt die patientenkontrollierte Analgesie (PCA, patient controlled anaesthesia), die dem Patienten unter Verwendung programmierter Pumpensysteme mit definierbaren Dosisintervallen und -obergrenzen die Steuerung der intravenösen Schmerztherapie (z. B. mit Piritramid) überlässt. Entscheidend hierfür ist eine gute Patientencompliance.

Kathetergestützte Verfahren der Regionalanästhesie:
- peridurale Analgesie
- periphere Nervenblockaden
- keine Sedierung und hohe Effektivität bei geringem Risiko

Weitere spezifische Analgesieverfahren, die insbesondere in der frühen postoperativen Phase etabliert sind, sind kathetergestützte Verfahren der Regionalanästhesie wie die peridurale Analgesie oder periphere Nervenblockaden (z. B. „3-in-1-Block“: Verfahren der peripheren Regionalanästhesie, bei dem N. femoralis, N. cutaneus femoris lateralis und N. obturatorius durch die Platzierung eines Katheters und Applikation von Lokalanästhetika über einen inguinalen Zugang zum Plexus lumbalis blockiert werden). Sie kommen häufig schon intraoperativ zur Anwendung und sind einer isolierten systemischen Opiattherapie aufgrund nicht vorhandener Sedierung und

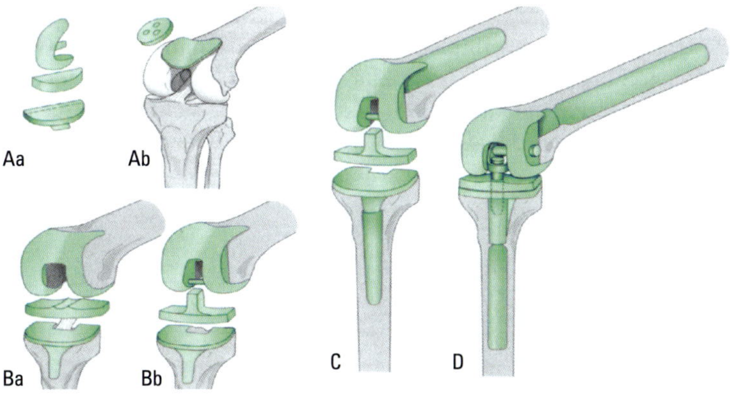

Abb. 5.8: Prothesendesigns:
A unikompartimenteller Oberflächenersatz, (a) femorotibial/unikondylär, (b) femoropatellar,
B bikondylärer Oberflächenersatz, (a) mit Erhalt des hinteren Kreuzbandes („cruciate retaining"), (b) mit Erhalt des hinteren Kreuzbandes („cruciate substituting/posterior stabilized"),
C teilgekoppelte Prothese („semi- constrained"),
D achsgeführte gekoppelte Prothese („constrained, rotating hinge")
(Quelle: C. R. Fraitzl et al.: Kniegelenk-Arthrose und Arthritis, Orthopädie und Unfallchirurgie up2date. 3. Jg., Juni 2008, S. 155–232, Thieme-Verlag)

der hohen Effektivität bei geringem Risiko vorzuziehen. Mögliche unerwünschte Wirkungen wie vorübergehende sensible oder motorische Beeinträchtigungen müssen jedoch insbesondere im Hinblick auf eine mögliche Mobilisationseinschränkung berücksichtigt werden.

5.10 Prothesendesign

Unikompartimenteller, bikompartimenteller und trikompartimenteller Gelenkersatz

Grundsätzlich wird der unikompartimentelle, bei dem nur ein femorotibiales Gelenkkompartiment (medial oder lateral) ersetzt wird, vom bi- (femorotibial) und trikompartimentellen (femorotibial und retropatellar) Gelenkersatz unterschieden (Abb. 5.8). Der unikompartimentelle Ersatz des femoropatellaren Gleitlagers wird gegenwärtig in Deutschland nur selten durchgeführt und ist einem speziellen Indikationsspektrum vorbehalten. Weiterhin wird bezüglich der stabilisierenden Eigenschaften der Totalendoprothesen zwischen ungekoppelten, teilgekoppelten und achsgeführten Implantaten differenziert, welche abhängig von der gegebenen ligamentären Führung des zu operierenden Gelenkes zur Anwendung kommen.

Ungekoppelte, teilgekoppelte und achsgeführte Implantate

5.10.1 Unikondylärer Gelenkersatz (Schlittenprothese)

Unikondylärer Gelenkersatz bei isolierten medialen

Das Konzept des unikondylären Gelenkersatzes (Abb. 5.9) wurde zur Therapie isolierter medialer oder lateraler Gelenkzerstörungen mit intaktem Bandapparat und weitgehend physiologischen Achsver-

oder lateralen Gelenkzerstörungen mit intaktem Bandapparat und physiologischen Achsverhältnissen

hältnissen entwickelt. Durch die kontinuierliche Optimierung des Prothesendesigns, des Implantationsinstrumentariums und der Operationstechnik sowie durch ein klar definiertes Indikationsspektrum mit präziser Patientenselektion sind die Standzeiten der aktuellen Schlittenprothesen mit denen des bikondylären Oberflächenersatzes vergleichbar.

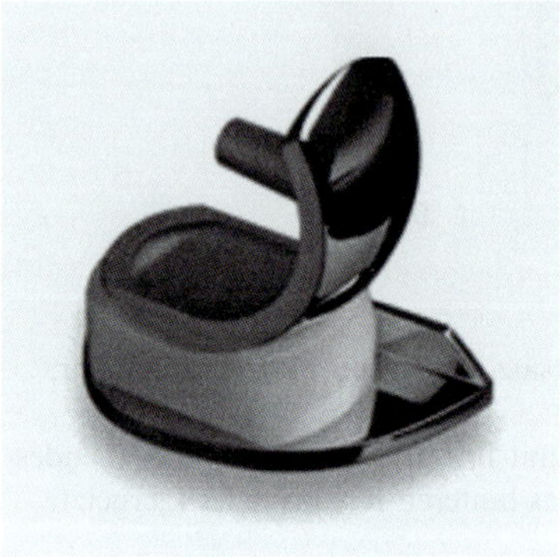

Abb. 5.9: Unikondylärer Oberflächenersatz (Implantat, mediale Schlittenprothese) (Quelle: Biomet, Warsaw, IN, USA)

Unikompartimenteller Gelenkersatz versus totalendoprothetische Versorgung

Die Vorteile eines unikompartimentellen Gelenkersatzes gegenüber der totalendoprothetischen Versorgung werden seit dessen Einführung Anfang der 70er-Jahre in der Literatur kontrovers diskutiert.

Unikondyläre Schlittenprothese:
- weniger invasiv
- natürliche Kniegelenkfunktion
- geringere peri- und postoperative Morbidität
- seltener intra- und postoperative Komplikationen
- schnellerer Rehabilitationsverlauf
- technisch anspruchsvolle Prozedur mit entsprechender Lernkurve

Die unikondyläre Schlittenprothese ist deutlich weniger invasiv und gewährleistet durch den Erhalt aller nicht beschädigten Strukturen des Kniegelenkes (v. a. der Kreuzbänder) eine möglichst natürliche Kniegelenksfunktion mit erhaltenem Bewegungsumfang.

Durch die Möglichkeit einer zunehmend angewandten minimalinvasiven Implantationstechnik, bei der die Prothesenkomponenten über eine parapatellare Miniarthrotomie ohne Eversion der Patella implantiert werden können, ergibt sich ein geringeres Gewebetrauma mit niedrigerem intraoperativem Blutverlust gegenüber dem bikondylären Oberflächenersatz, was mit einer geringeren peri- und postoperativen Morbidität assoziiert wird. Studien konnten zeigen, dass intra- und postoperative Komplikationen seltener auftreten und weniger schwerwiegend sind. Ebenfalls konnte ein schnellerer Rehabilitationsverlauf im Vergleich zum totalendoprothetischen Gelenkersatz belegt werden.

Ein wesentlicher Nachteil des unikondylären Gelenkersatzes liegt darin, dass es sich um eine technisch anspruchsvolle und wenig fehlerverzeihende („less forgiving") Prozedur mit entsprechender Lernkurve handelt. Es konnte gezeigt werden, dass Operateure in Kliniken mit einer hohen Operationsfrequenz („high volume surgery") deutlich bessere Ergebnisse erzielen konnten als Operateure, welche die Operation nur gelegentlich durchführen.

Operationsprinzip

Operationsprinzip. Teilendoprothetischer Ersatz des medialen oder lateralen Kniegelenkkompartimentes durch einen femoralen Metallschlitten (Schlittenprothese) und ein tibiales Metallplateau mit fixiertem oder mobilem Polyethylen-Inlay. Die Operationsdauer beträgt ca. 60–90 Minuten.

Patientenselektion und Indikationsspektrum. Indikation für den unikondylären Gelenkersatz sind rein unikompartimentelle tibiofemorale Gelenkzerstörungen bei Patienten, die einen intakten Bandapparat mit weitgehend physiologischen Achsenverhältnissen aufweisen. Hierbei bildet die Entität der anteromedialen Gonarthrose die Hauptindikation. Weitere Indikationen sind ausgedehnte Osteonekrosen (M. Ahlbäck) oder große osteochondrale Defekte, die durch konservative oder gelenkerhaltende Maßnahmen nicht mehr therapierbar sind.

Hauptindikation: anteromediale Gonarthrose

Weitere Indikationen: Osteonekrosen, große osteochondrale Defekte

Mediale Schlittenprothese. Idealerweise bietet der Patient mit anteromedialer Arthrose in der klinischen Befragung nach der vorrangigen Schmerzlokalisation das sogenannte „one-finger-sign", was bedeutet, dass er mit einem Finger auf den anteromedialen Gelenkspalt des betroffenen Kniegelenkes deutet.

„One-finger-sign" zur Schmerzlokalisation bei anteromedialer Arthrose

Bei radiologisch manifester medialseitiger Degeneration sollte das laterale Gelenkkompartiment bei intaktem Meniskus eine vollständig erhaltene Knorpeldicke aufweisen, was durch eine erhaltene Gelenkspalthöhe in Valgusstressaufnahmen des Kniegelenkes in 20° Flexion belegt werden kann. Die klinisch oft vorhandene Varusfehlstellung des Gelenkes (Varusgonarthrose; Abb. 5.10) sollte passiv korrigierbar sein, ein Extensionsdefizit mit fixierter Beugekontraktur, das häufig durch osteophytäre Anbauten im Bereich des Ansatzes des vorderen Kreuzbandes (footprint osteophytes) bedingt ist, sollte maximal 15° betragen. Arthrotische Veränderungen des Femoropatellargelenkes, die intraoperativ oft in Form von Erosionen sowohl an der medialen Patellafacette als auch im Bereich der medialen Trochlea femoris zu beobachten sind, stellen keine absolute Kont-

Voraussetzungen für mediale Schlittenprothese

Arthrotische Veränderungen des Femoropatellargelenkes keine absolute Kontraindikation

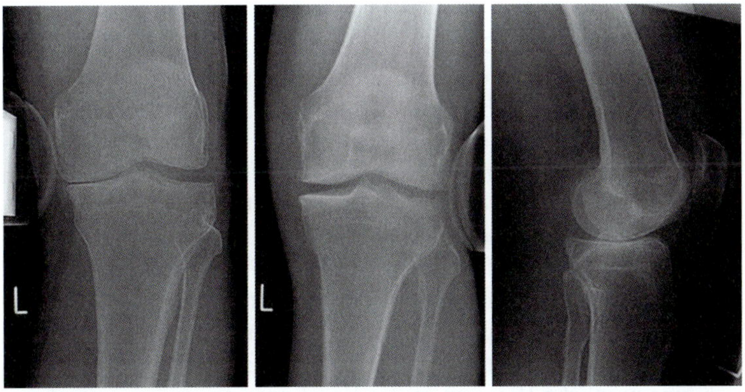

Abb. 5.10: Varusgonarthrose, Varus- und Valgusstressaufnahme, seitliche Aufnahme

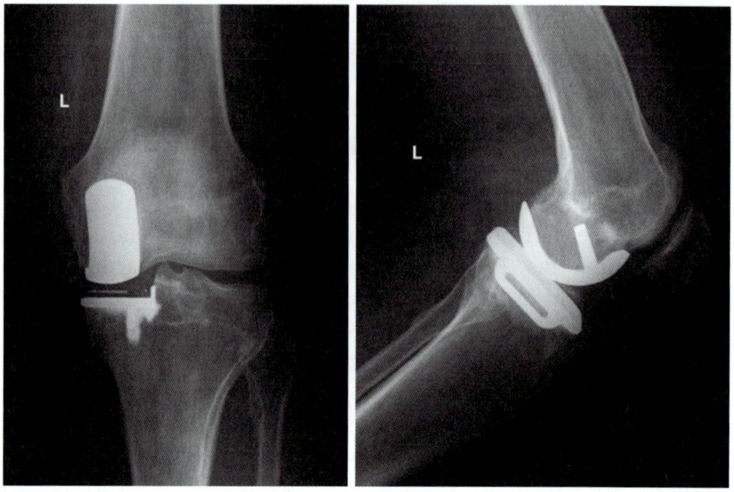

Abb. 5.11: Unikondyläre Schlittenprothese mit Mobile-bearing-Inlay, a.p. und seitliche Aufnahme

raindikation für eine unikondyläre Schlittenprothese dar, insbesondere bei Implantaten mit einem Mobile-bearing-Inlay (Abb. 5.11). Dies konnte in mehreren Studien gezeigt werden und ist auf eine postoperative mechanische Entlastung des betroffenen Knorpelareals (wie bei der Umstellung) durch die Korrektur der Varusfehlstellung zurückzuführen. Hierbei ist zu beachten, dass im Gegensatz zum totalendoprothetischen Gelenkersatz nicht eine vollständige Korrektur der mechanischen Beinachse, sondern ein Ausgleich der medialen Verschleißerscheinungen angestrebt wird.

Keine vollständige Korrektur der mechanischen Beinachse, sondern Ausgleich der medialen Verschleißerscheinungen

Ziel des unikondylären Gelenkersatzes ist die Wiederherstellung einer möglichst physiologischen Kniegelenkskinematik mit ausgeglichener Bandspannung. Das vordere und das hintere Kreuzband müssen intakt sein, da durch das Implantat keine Stabilisierung des Kniegelenkes in der Sagittalebene gewährleistet wird.

Ziel: Wiederherstellung einer physiologischen Kniegelenkskinematik mit ausgeglichener Bandspannung

Das Patientenalter stellt ebenfalls keine Kontraindikation für eine Schlittenprothese dar. Die geringe Morbidität des unikondylären Gelenkersatzes aufgrund des geringeren intraoperativen Gewebetraumas und Blutverlustes bei minimalinvasiver Implantation ist ein klarer Vorteil gegenüber der Option einer Totalprothese bei älteren Patienten. Auch bei jüngeren Patienten kann ein medialer Schlitten empfohlen werden, da die Revisionsrate im 10- bis 15-Jahres-Intervall nicht höher als bei einer alternativen totalendoprothetischen Versorgung liegt. Ebenfalls konnte gezeigt werden, dass sich die 10-Jahres-Überlebensrate der Implantate bei Patienten um die 50 Jahre nicht signifikant von der bei älteren Patienten unterscheidet (jeweils > 90 %). Weiterhin bietet der unikondyläre Ersatz den Vorteil, dass sich eine mögliche Revision in der Regel operativ relativ einfach gestaltet und eine Wechseloperation auf ein bikondyläres Oberflächenimplantat gute Ergebnisse zeigt.

Patientenalter keine Kontraindikation

Geringe Morbidität des unikondylären Gelenkersatzes als Vorteil gegenüber Totalprothese

Unikondylärer Ersatz: mögliche Revision relativ einfach, Wechseloperation auf bikondyläres Oberflächenimplantat mit guten Ergebnissen

Mäßiges Übergewicht beeinflusst das Langzeitergebnis nicht negativ.

Mäßiges Übergewicht unproblematisch

Sind die oben genannten Kriterien erfüllt, ist etwa jedes vierte Kniegelenk, das zur endoprothetischen Versorgung ansteht, für eine mediale Schlittenprothese geeignet.

¼ der endoprothetisch zu versorgenden Kniegelenke geeignet

Präoperative Planung. Eine exakte Indikationsstellung in Verbindung mit einer adäquaten präoperativen Planung ist für den Erfolg einer unikondylären Versorgung von essentieller Bedeutung. Präoperativ sollten Röntgenbilder des betroffenen Kniegelenkes in zwei Ebenen sowie Varus- und Valgusstressaufnahmen angefertigt werden. Klassischerweise zeigt sich hierauf ein aufgehobener medialseitiger Gelenkspalt (vollschichtiger Knorpeldefekt). In der Valgusstressaufnahme sollte sich das laterale Kompartiment hinsichtlich der Gelenkspalthöhe regelhaft darstellen. In der seitlichen Aufnahme darf die Tibia gegenüber dem Femur weder eine Subluxation nach anterior oder posterior aufweisen noch eine Auswälzung des Tibiaplateaus mit einer nach posterior reichenden Defektzone zeigen, da dies als Insuffizienz des vorderen Kreuzbandes gewertet werden kann und somit eine Kontraindikation für den unikondylären Gelenkersatz besteht.

Exakte Indikationsstellung und adäquate präoperative Planung für Erfolg einer unikondylären Versorgung essentiell

Insuffizienz des vorderen Kreuzbandes Kontraindikation

Laterale Schlittenprothese. Die Implantation lateraler Schlittenprothesen (Abb. 5.12) ist den seltenen isolierten lateralen Gonarthrosen mit intaktem Bandapparat vorbehalten und wird nur in wenigen spezialisierten Zentren angeboten. Im Gegensatz zu der medialen Gonarthrose ist die Knorpeldefektzone bei der isolierten Valgusgonarthrose posterolateral lokalisiert. Auf den konventionellen Röntgenauf-

Laterale Schlittenprothesen:

- bei seltenen isolierten lateralen Gonarthrosen mit intaktem Bandapparat

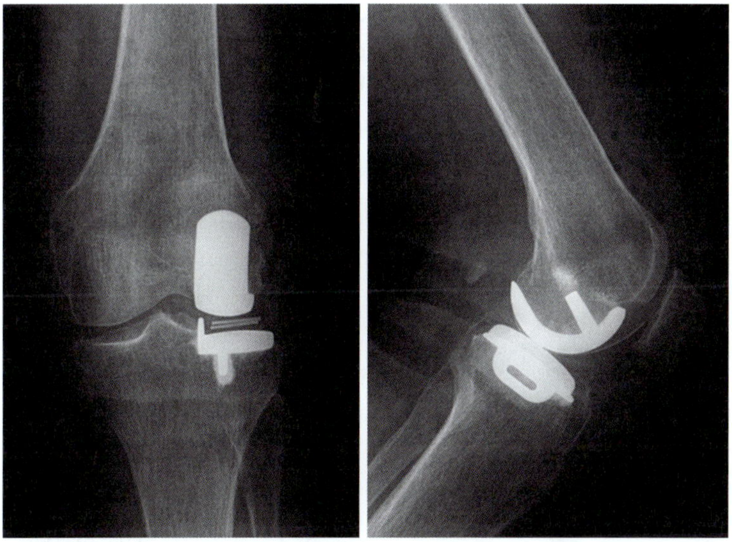

Abb. 5.12: Laterale Schlittenprothese, a.p. und seitlich

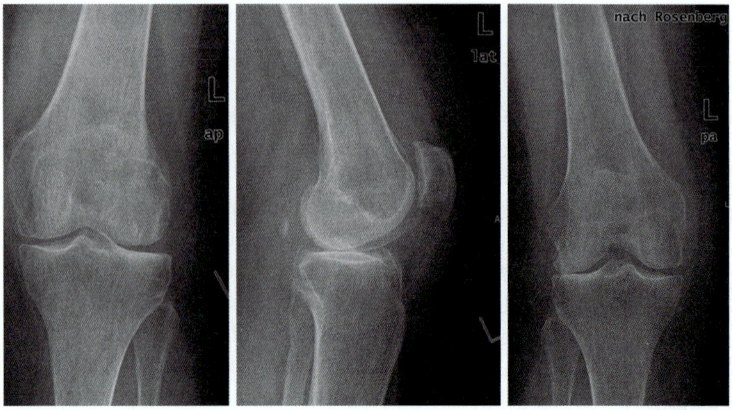

Abb. 5.13: Valgusgonarthrose, a.p., seitlich, p.a. Aufnahme nach Rosenberg mit vollständiger Aufhebung des lateralen Gelenkspaltes bei posterolateraler Defektzone

- nur in wenigen spezialisierten Zentren
- Operationstechnik sehr anspruchsvoll

nahmen im a.p. Strahlengang ist daher das Ausmaß der chondralen Destruktion nur unzureichend beurteilbar, weswegen eine Rosenberg-Aufnahme in 40° Flexion angefertigt werden sollte (Abb. 5.13). Auch die Operationstechnik ist aufgrund der hohen Mobilität des lateralen Kompartimentes sehr anspruchsvoll und erfordert eine hohe Präzision.

5.10.2 Ungekoppelter bikondylärer Oberflächenersatz

Ungekoppelter Oberflächenersatz Standardtherapie der Gonarthrose mit ausreichender ligamentärer Gelenkführung

Seit der Mitte der 80er-Jahre hat sich der ungekoppelte (unconstrained) Oberflächenersatz (Abb. 5.14) zur Standardtherapie der Gonarthrose mit ausreichender ligamentärer Gelenkführung etabliert. Er ermöglicht ein an die normale Kniegelenkfunktion angelehntes Roll-Gleitverhalten mit begrenzter Rotationsmöglichkeit. Im Vergleich zu gekoppelten Implantaten zeigt sich eine deutliche Reduktion der Krafteinwirkung auf die Implantatverankerung.

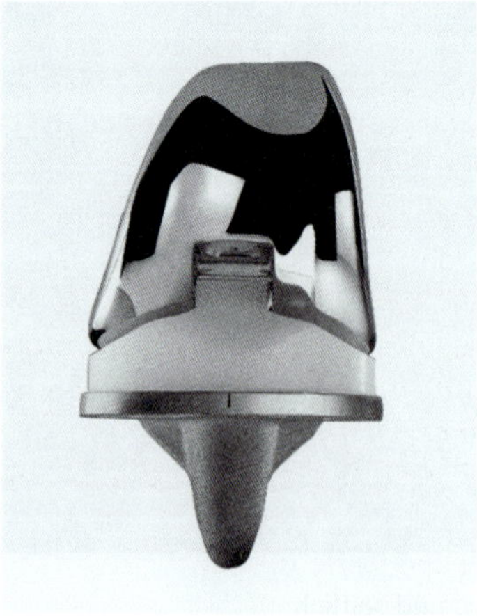

Abb. 5.14: Bikondylärer Oberflächenersatz (Implantat) (Quelle: De Puy, Warsaw, IN, USA)

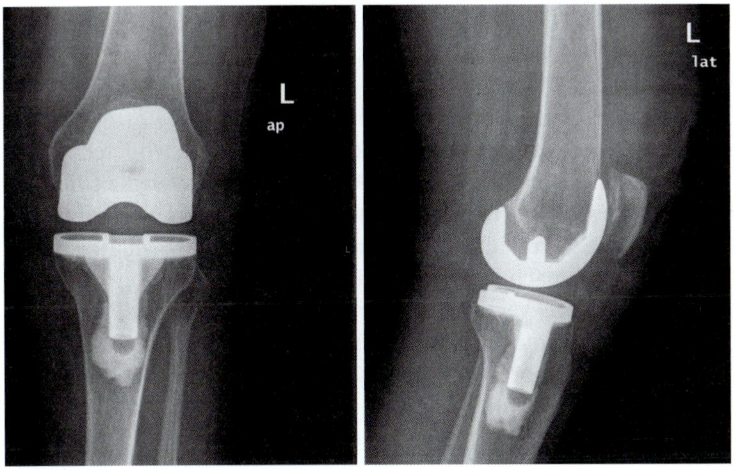

Abb. 5.15: Bikondylärer Oberflächenersatz, a.p. und seitlich

Operationsprinzip. Totalendoprothetischer Oberflächenersatz (bi- oder trikompartimentell) durch ein femorales Metallschild und ein tibiales Metallplateau mit fixiertem oder mobilem Polyethylen-Inlay und der Option des Retropatellarersatzes (Polyethylen). Die Operationsdauer beträgt ca. 60–120 Minuten.

Operationsprinzip

Patientenselektion und Indikationsspektrum. Klassische Indikation für den ungekoppelten Oberflächenersatz (Abb. 5.15) ist die fortgeschrittene Pangonarthrose. Entscheidende Voraussetzung ist eine ausreichende ligamentäre Stabilität durch intakte Kollateralbänder, welche den Kraftschluss der Prothese gewährleisten. Das vordere Kreuzband (VKB) ist nicht erforderlich und wird bei den meisten Implantaten reseziert. Eine Fehlstellung der Beinachse in der Frontalebene sollte nicht mehr als 25° betragen. Eine fixierte Beugekontraktur sollte 20° nicht überschreiten.

Klassische Indikation: fortgeschrittene Pangonarthrose

Voraussetzungen

Kreuzbanderhaltendes vs. kreuzbandersetzendes Vorgehen. Die Bedeutung des hinteren Kreuzbandes (HKB) für das funktionelle Ergebnis nach Implantation eines bikondylären Oberflächenersatzes ist Gegenstand kontroverser wissenschaftlicher Diskussion. HKB-ersetzende Implantate verwenden speziell konfigurierte Inlays, die durch einen Zapfen im Notchbereich die Kongruenz der Prothesenkomponenten erhöhen und das Gelenk in der Sagittalebene stabilisieren. Autoren, die Prothesenmodelle mit Erhalt des HKB (cruciate retaining) befürworten, verweisen auf die stabilisierenden und propriozeptiven Eigenschaften des HKB sowie auf einen geringeren intrakondylären Knochenverlust. Operateure, die HKB-ersetzende Implantate (cruciate substituting/posterior stabilized) favorisieren, führen an, dass das HKB, insbesondere bei ausgeprägten Arthrosen, häufig eine strukturelle Schädigung mit entsprechendem funktionellem Defizit aufweist. Insbesondere bei fixierten Valgusgonarthrosen und Flexi-

Kontroverse Diskussion der Bedeutung des hinteren Kreuzbandes für funktionelles Ergebnis nach Implantation eines bikondylären Oberflächenersatzes

Hinteres Kreuzband mit stabilisierenden und propriozeptiven Eigenschaften

Fixierte Valgusgonarthrosen und Flexionskontrakturen: Resektion des hinteren Kreuzbandes für

Korrektur der Deformität erforderlich

onskontrakturen ist eine Resektion des HKB für die Korrektur der Deformität häufig erforderlich.

Notwendigkeit des Retropatellarersatzes wird kontrovers diskutiert

Retropatellarersatz. Der Ersatz der Patellarückfläche erfolgt durch eine Polyethlenkomponente, welche direkt auf die retropatellare Resektionsfläche zementiert werden kann. Die Notwendigkeit des Retropatellarersatzes wird in der Literatur kontrovers diskutiert. Bei Patienten mit gut erhaltener Patellarückfläche und regelhafter Patellaführung kann nach derzeitiger Studienlage auf einen Retropatellarersatz in der Regel verzichtet werden. Hingegen sollte der Retropatellarersatz bei symptomatischer Retropatellararthrose sowie bei älteren Patienten, femoropatellarer Dysplasie und progredient destruierenden Gelenkerkrankungen (z. B. rheumatoide Arthritis) durchgeführt werden.

Gleitlager: Mobile-bearing- und Fixed-bearing-Varianten

Mobile Gleitlager:

- Floating- und Rotating-platform-Modelle
- geringerer Abrieb
- Kompensation möglicher Rotationsfehler
- bessere Nachahmung der physiologischen Roll-Gleit-Drehbewegung des Kniegelenkes

Mobile vs. fixierte Gleitlager. Kniegelenksendoprothesen werden hinsichtlich des Gleitlagers in Mobile-bearing- und Fixed-bearing-Varianten unterteilt. Im Gegensatz zu den Fixed-bearing-Implantaten, bei denen das Polyethylen-Inlay auf der tibialen Komponente fixiert ist, ist bei Mobile-bearing-Prothesen ein Gleiten und/oder Rotieren des Inlays innerhalb vorgegebener Limitierungen möglich. Man unterscheidet die mobilen Gleitlager in Floating- (a.p.-Translation und Rotationsbewegungen) und Rotating-platform- (auf Innen- und Außenrotation beschränktes Design) Modelle. Prothesen mit mobilen Laufflächen aus Polyethylen werden von fast allen Prothesenherstellern angeboten, da sie gegenüber den fixierten Gleitlagern theoretisch potentielle Vorteile bieten. Neben geringerem Abrieb aufgrund der hohen Kontaktfläche über einen großen Bewegungsumfang (dynamische Konformität) können mobil gelagerte Inlays mögliche Rotationsfehler der tibialen Komponente kompensieren. Da sich das Inlay der Femurkomponente dynamisch anpassen kann, wird die physiologische Roll-Gleit-Drehbewegung des Kniegelenkes besser nachgeahmt als bei fixierten Gleitlagern.

Nachteil: Subluxationsphänomene mit weichteiligem Impingement

Kein Vorteil der mobilen gegenüber fixierten Gleitlagern bzgl. Standzeit

Ein wesentlicher Nachteil des mobile-bearings sind auftretende Subluxationsphänomene mit weichteiligem Impingement. Auch Dislokationen des Inlays (spinout) werden beschrieben. Eine Überlegenheit der mobilen gegenüber den fixierten Gleitlagern hinsichtlich der Langzeit-Standraten ist bisher nicht belegt. Insbesondere bei jüngeren Patienten unter 60 Jahren ist jedoch die Option eines Mobile-bearing-Implantates in Erwägung zu ziehen.

Zementfreie Verankerung des Femurschildes mit guten Ergebnissen

Im Langzeitverlauf bei zementfreien tibialen

Verankerungsprinzipien. Grundsätzlich können Oberflächenersatzprothesen sowohl zementiert als auch zementfrei im Knochen verankert werden. Auch Hybridsysteme sind verfügbar. Während die zementfreie Verankerung des Femurschildes gute Ergebnisse zeigt, treten im Langzeitverlauf bei zementfreien tibialen Komponenten Osteolysen häufiger auf als bei zementierten, was u. a. auf eine fehlende Versiegelung des Prothesen-Knochen-Interfaces und damit assoziierten abriebsbedingten Osteolysen zurückzuführen ist. In den meisten Studien hat sich die zementierte Implantatverankerung mit den längsten Standzeiten und geringsten Revisionsraten als zuverlässigste Methode erwiesen (Swedish Knee Arthroplasty Register). Sie gilt daher weiterhin als Goldstandard in der Verankerung von Oberflächenersatzprothesen.

Komponenten häufigerOsteolysen

Zementierte Implantatverankerung gilt wegen längster Standzeiten und geringster Revisionsraten als Goldstandard

5.10.3 Teilgekoppelte Prothesen

Teilgekoppelte Prothesen (semi-constrained) entsprechen dem Prinzip des Oberflächenersatzes und können ligamentäre Instabilitäten in der Frontal- und Sagittalebene durch designspezifische Variationen des Inlays bis zu einem gewissen Grad ausgleichen. Ein Zapfen des Polyethylen-Inlays, der sich in einer interkondylären Box der femoralen Komponente abstützt, ermöglicht eine Stabilisierung des Kniegelenkes in Varus- und Valgusstress und kann so eine Insuffizienz der Kollateralbänder kompensieren.

Teilweiser Ausgleich ligamentärer Instabilitäten in Frontal- und Sagittalebene

mit teilgekoppelten Prothesen

5.10.4 Achsgeführte Prothesen

Bei den achsgeführten Prothesen (Abb. 5.16 und 5.17) handelt es sich um modifizierte Scharniergelenke, welche die physiologische Kinematik des Kniegelenkes nur begrenzt reproduzieren können. Mit ihnen werden seit den 70er-Jahren gute Ergebnisse in der primären endoprothetischen Versorgung der Gonarthrose erzielt; jedoch haben

Begrenzte Reproduktion der physiologischen Kinematik des Kniegelenkes durch achsgeführte Prothesen

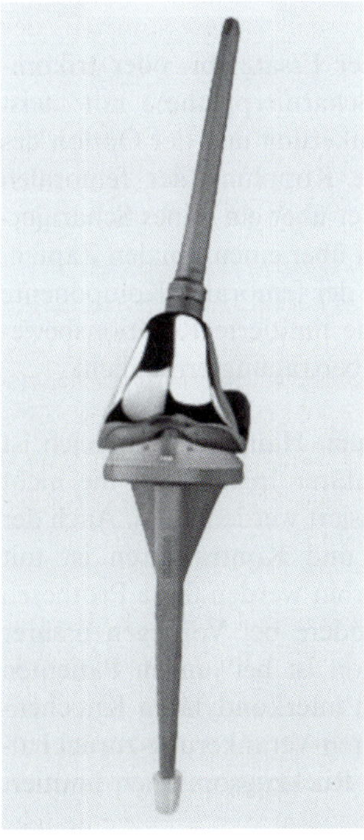

Abb. 5.16: Achsgeführte Prothese (Implantat)
(Quelle: Waldemar LINK GmbH & Co. KG, Hamburg)

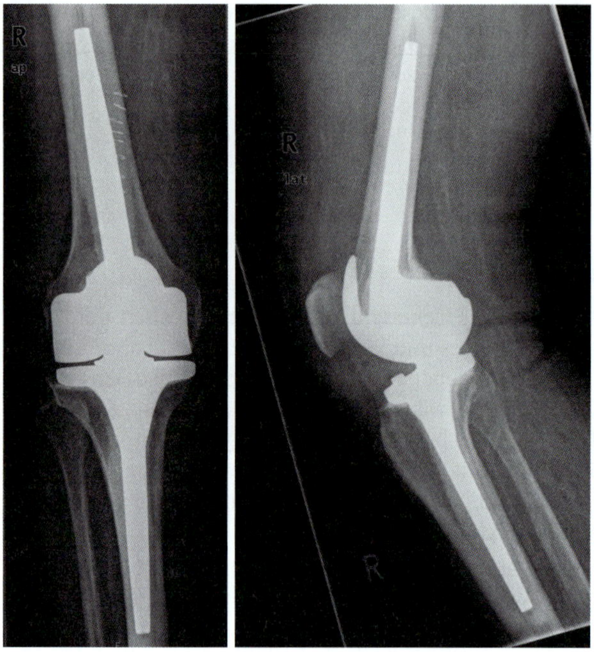

Abb. 5.17: Achsgeführte Prothese, a.p. und seitlich

In primärer Endoprothetik nur begrenzter Stellenwert

sie aufgrund der sehr guten Langzeitergebnisse des Oberflächenersatzes in der primären Endoprothetik nur noch einen begrenzten Stellenwert.

Operationsprinzip

Operationsprinzip. Totalendoprothetischer Ersatz (bi- oder trikompartimentell) durch eine modifizierte Scharnierprothese mit meist langstieliger tibialer und femoraler Verankerung und der Option des Retropatellarersatzes (Polyethylen). Die Kopplung der femoralen und tibialen Komponente erfolgt entweder über ein reines Scharniergelenk oder bei den neueren Implantaten über einen tibialen Zapfen, der in einer interkondylären Aussparung der femoralen Komponente verankert wird (rotating hinge) und eine limitierte Rotationsbewegung mit vorwiegend kondylärer Kraftübertragung ermöglicht.

Indikationen:
- Gonarthrose mit chronisch ligamentärer Instabilität
- Ausgleich ausgeprägter Fehlstellungen und Kontrakturen
- Revisionsendoprothetik, v. a. bei Vorliegen ossärer Defektzonen

Im Revisionsfall limitierte Rückzugsoptionen

Patientenselektion und Indikationsspektrum. Haupteinsatzbereich ist die Gonarthrose mit chronisch ligamentärer Instabilität, die nicht durch teilgekoppelte Implantate kompensiert werden kann. Auch der Ausgleich ausgeprägter Fehlstellungen und Kontrakturen ist mit achsgeführten Prothesen möglich. Weiterhin werden diese Prothesen in der Revisionsendoprothetik, insbesondere bei Vorliegen ossärer Defektzonen, angewendet. Die Indikation ist bei jungen Patienten aufgrund der notwendigen ausgedehnten interkondylären Knochenresektion und der langstieligen diaphysären Verankerung zurückhaltend zu stellen, da im Revisionsfall die Rückzugsoptionen limitiert sind.

5.10.5 Modulare Revisionsimplantate/Tumorprothesen

Modulare Implantate und individuell angefertigte Sonderprothesen (custom made) kommen sowohl in der Revisionsendoprothetik als auch in der onkologischen Orthopädie zum Einsatz (Abb. 5.18). Ossäre Defektsituationen, die in der Behandlung von Neoplasien sowie bei komplexen Wechselsituationen entstehen, können durch die Entwicklung modularer Implantate zunehmend extremitätenerhaltend (limb salvage surgery) therapiert werden. Die endoprothetische Rekonstruktion stellt hierbei jedoch eine große Herausforderung für den Operateur und die verwendeten Materialien dar. Aufgrund der erschwerten Verankerung, die meist diaphysär erfolgen muss, und der erschwerten Rekonstruktion der Gelenkbiomechanik mit hoher mechanischer Beanspruchung der Implantate sind die Langzeitresultate modularer Prothesen deutlich schlechter als die der primären Kniegelenksendoprothesen.

Modulare Implantate und individuell angefertigte Sonderprothesen in Revisionsendoprothetik und onkologischer Orthopädie

Große Herausforderung für Operateur und verwendete Materialien

Langzeitresultate modularer Prothesen deutlich schlechter

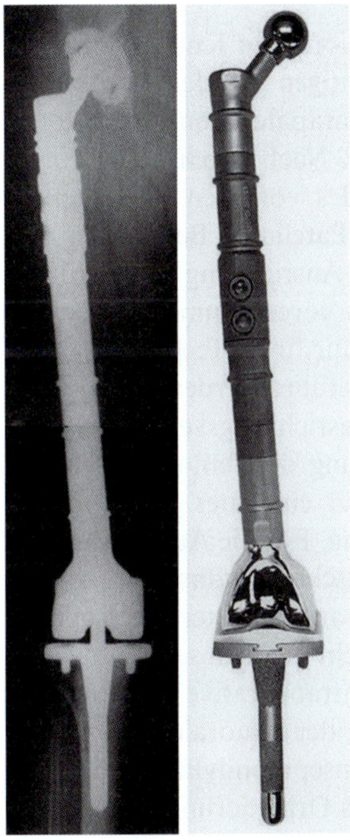

Abb. 5.18: Totaler Femurersatz bei einem 20-jährigen Patienten nach multiplen Voroperationen nach Resektion eines Ewing-Sarkoms mit Infektverlauf (Quelle: Implantat: Implantcast GmbH, Buxtehude)

5.10.6 Patellofemorale Prothesen

Der endoprothetische unikompartimentelle Ersatz des femoropatellaren Gelenkes wird in Deutschland nur in wenigen spezialisierten Zentren durchgeführt.

Unikompartimenteller Ersatz des femoropatellaren Gelenkes in wenigen spezialisierten Zentren

Operationsprinzip. Oberflächenersatz des femoralen Gleitlagers (Trochlea) durch ein Metallschild mit Ersatz der Patellarückfläche durch eine Polyethylenkomponente.

Operationsprinzip

Indikation: isolierte symptomatische Retropatellararthrose

Vorteil: geringer Knochensubstanzverlust bei Erhalt der natürlichen Kniegelenkskinematik

Problem: hohe Rate an Arthroseprogression mit Ausweitung degenerativer Veränderungen auf femorotibiales Kompartiment

Patientenselektion und Indikationsspektrum. Indikation für eine patellofemorale Arthroplastik ist die isolierte symptomatische Retropatellararthrose, die in bis zu 10 % der Patienten mit Gonarthrose zu beobachten ist. Voraussetzungen sind ein regelhaftes femoropatellares Alignment sowie ein bandstabiles Gelenk. Vorteil dieser Methode im Vergleich zum totalendoprothetischen Ersatz ist ein geringer Knochensubstanzverlust bei Erhalt der natürlichen Kniegelenkskinematik. Während erste Ergebnisse der patellofemoralen Prothesen eine hohe Versagensrate von bis zu 50 % nach acht Jahren aufwiesen, sind die mittelfristigen Ergebnisse aktueller Studien mit revisionsfreien Standzeiten von über 95 % nach fünf Jahren vielversprechend. Ein wesentliches Problem ist jedoch eine hohe Rate an radiologisch manifester Arthroseprogression (bis 25 %) mit Ausweitung der degenerativen Veränderungen auf das femorotibiale Kompartiment.

5.11 Operationstechnik

Routinezugangsweg

Initiale Präparation femoral („Femur-first"-Technik) oder tibial („Tibia-first"-Technik)

Exakte Rotationsbestimmung entscheidend für gutes Operationsergebnis

Der Routinezugangsweg für die Implantation einer Kniegelenkstotalendoprothese erfolgt über einen ventralseitigen geraden Hautschnitt mit einer konsekutiven medialseitigen parapatellaren Arthrotomie unter Schonung des Ligamentum patellae. Nach weichteiliger Exposition und Resektion der Menisci und des vorderen Kreuzbandes kann das Gelenk unter Evertierung der Patella in Beugung aufgestellt werden. Anschließend werden nach Ausrichtung und Größenbestimmung die knöchernen Resektionen vorgenommen, wobei die initiale Präparation sowohl femoral („Femur-first"-Technik) als auch tibial („Tibia-first"-Technik, s. u.) durchgeführt werden kann. Hierbei kommen intra- und extramedulläre Ausrichtungsverfahren sowie spezielle Sägeblöcke unter Berücksichtigung des femoralen Valguswinkels zur Anwendung. Entscheidend für ein gutes Operationsergebnis ist eine exakte Rotationsbestimmung. Für die Ausrichtung der Implantatkomponenten können anatomische Landmarken (posteriore Kondylenebene, Whiteside-Line = anteroposteriore Linie im Bereich der Trochlea femoris, die senkrecht zur transepikondylären Achse verläuft und orientierend als intraoperative anatomische Landmarke bei der Rotationsausrichtung der femoralen Implantatkomponente verwendet werden kann; transepikondyläre Achse, Tuberositas tibiae, Tibiavorderkante etc.) als Orientierungspunkte verwendet werden.

Risiko einer Fehlpositionierung bei ossären Substanzdefekten erhöht

Ziel: bandstabiles Gelenk mit ausgeglichener, symmetrischer Streck- und Beugelücke

Bei ossären Substanzdefekten (z. B. Valgusgonarthosen mit hypoplastischer lateraler Kondyle, Osteonekrosen, kontrakte Fehlstellungen) ist das Risiko einer Fehlpositionierung erhöht. Vor Verankerung der definitiven Implantate werden verbliebene Osteophyten entfernt und Probekomponenten zur Überprüfung von Bewegungsumfang und Gelenkstabilität eingebracht. Ziel ist ein bandstabiles Gelenk mit ausgeglichener, symmetrischer Streck- und Beugelücke. Ist eine adäquate Weichteilbalancierung erreicht, werden die Originalimplantate nach sorgfältiger Spülung (z. B. Jet-Lavage, insbes. bei zementierter Verankerung) des Operationssitus eingebracht.

5.11.1 Alternative operative Vorgehensweisen

MIS. Auch in der Endoprothetik des Kniegelenkes finden minimalinvasive Operationsmethoden (MIS) zunehmend Anwendung. Die Exposition des Operationssitus erfolgt verkleinert als Midvastus- oder Subvastus-Zugang ohne Eversion der Patella. Durch optimale Positionierung des Schnittes als „mobiles Fenster" zum jeweiligen Operationsschritt werden die Implantate mit speziellem Instrumentarium eingebracht, wobei die Übersicht im Vergleich zum herkömmlichen Verfahren eingeschränkt ist.

Zunehmend minimalinvasive Operationsmethoden

Übersicht im Vergleich zum herkömmlichen Verfahren eingeschränkt

Bei einem minimalinvasiven Vorgehen wird von einer geringeren Morbidität gegenüber der konventionellen Implantation aufgrund des geringen intraoperativen Gewebetraumas und Blutverlustes ausgegangen. Weiterhin zeigen einige Vergleichsstudien eine beschleunigte Rehabilitation in den ersten postoperativen Wochen, wobei anzumerken ist, dass ab der 6. postoperativen Woche kein statistisch signifikanter Vorteil gegenüber der konventionellen Implantationstechnik nachgewiesen werden konnte.

Minimalinvasives Vorgehen:
- geringere Morbidität
- beschleunigte Rehabilitation in den ersten postoperativen Wochen

Der tatsächliche positive Effekt gegenwärtiger minimalinvasiver Vorgehensweisen ist aufgrund der geringen Zahl randomisierter und kontrollierter Studien und dem Fehlen von Langzeitergebnissen derzeit nicht sicher beurteilbar. Ebenfalls ist der Begriff der Minimalinvasivität nur unzureichend definiert, sodass eine abschließende evidenzbasierte Bewertung weniger invasiver Operationstechniken noch aussteht.

Evidenzbasierte Bewertung weniger invasiver Operationstechniken steht noch aus

Tibia first vs. Femur first. Bei der Tibia-first-Technik handelt es sich um eine weichteilorientierte Operationsmethode, die häufig in Verbindung mit einem minimalinvasiven Zugang zu Anwendung kommt. Nach Resektion des Tibiaplateaus und des distalen Femurs in Extension wird durch ein weichteiliges Release ein ausgeglichener Streckspalt angestrebt. Die weichteilige Balancierung der Extensionslücke erfolgt mithilfe von Spacern. Anschließend wird die Rotationsausrichtung der Femurkomponente anhand der Weichteilspannung der funktionellen Flexionslücke referenziert. Die Abtragung der posterioren Kondylenosteophyten ist bei dieser Methode erschwert.

Tibia-first-Technik:
- weichteilorientierte Operationsmethode, häufig in Verbindung mit minimalinvasivem Zugang
- Rotationsausrichtung der Femurkomponente anhand der Weichteilspannung der funktionellen Flexionslücke

Bei der traditionellen Femur-first-Technik erfolgt die Ausrichtung der Implantatkomponenten anhand ossärer Leitstrukturen.

Femur-first-Technik: Ausrichtung der Komponenten anhand ossärer Leitstrukturen

Navigation. Im Unterschied zu den konventionellen Referenzierungsmethoden der Implantatausrichtung mithilfe des Instrumentariums werden bei der navigierten Kniegelenksendoprothetik die Resektionsebenen computergestützt (CAS: computer assisted surgery) festgelegt. Nach entsprechender Exposition des Gelenkes werden spezielle Marker (Tracker) an bestimmten Landmarken befestigt, mit deren Hilfe das Computersystem die Resektionsebenen bestimmt. Weiterhin ist bei neueren Systemen auch eine computergestützte Weichteil-

Bei navigierter Kniegelenksendoprothetik computergestützte Festlegung der Resektionsebenen

Computergestützte Weichteilbalancierung mit Evaluation der Bandspannung über

gesamten Bewegungsumfang des Kniegelenkes
Hauptziel: Optimierung der Implantationsgenauigkeit
Wesentliche Nachteile:
- verlängerte Operationszeit
- größere Exposition des Operationssitus

balancierung mit Evaluation der Bandspannung über den gesamten Bewegungsumfang des Kniegelenkes verfügbar. Hauptziel der Verwendung navigierter Systeme ist die Optimierung der Implantationsgenauigkeit. Mehrere Studien konnten zeigen, dass ein Zusammenhang zwischen achsgenauer Implantation und Standzeit der Prothese besteht, wobei ab einer Abweichung von mehr als 3° von der neutralen Beinachse von vermehrtem Polyethylenabrieb auszugehen ist. Bisher werden in Deutschland deutlich weniger als 20 % aller Kniegelenksimplantationen navigiert durchgeführt, da die wesentlichen Nachteile der navigierten Implantation in einer verlängerten Operationszeit und einer größeren Exposition des Operationssitus liegen.

5.12 Komplikationen

Allgemeine und spezielle Komplikationen

Häufigste Ursachen für Revisionen: Polyethylenabrieb/aseptische Lockerungen, Instabilitäten, Infektionen

Risikofaktoren

Mögliche Komplikationen in der Endoprothetik des Kniegelenkes lassen sich in allgemeine und spezielle Komplikationen unterteilen. Aufgrund der steigenden Implantationszahl und der demographischen Entwicklung nimmt auch die absolute Zahl der revisionspflichtigen Komplikationen zu. Die Revisionsrate nach Primärimplantation liegt in den ersten zwei postoperativen Jahren bei ca. 3 %. Häufigste Ursachen für Revisionen sind Polyethylenabrieb/aseptische Lockerungen, Instabilitäten und Infektionen. Faktoren, die das Risiko für eine revisionspflichtige Komplikation erhöhen, sind männliches Geschlecht, ein Alter unter 55 Jahren zum Zeitpunkt der Operation, Übergewicht und vorhandene Komorbiditäten.

5.12.1 Allgemeine Komplikationen

Allgemeine Komplikationen

- Thrombose/Embolie,
- postoperatives Hämatom,
- Gefäß- und Nervenverletzung,
- Wundheilungsstörungen.

5.12.2 Spezielle Komplikationen

Vermehrter Polyethylenabrieb aufgrund der komplexen Geometrie des Kniegelenkes

Ausmaß des Abriebs abhängig von Patientenaktivität, Qualität des Polyethylens, Implantatdesign

Abrieb und aseptische Lockerungen. Polyethylenabrieb und konsekutive Osteolysen sind wesentliche Faktoren, die das Langzeitüberleben von Kniegelenksendoprothesen beeinflussen. Im Gegensatz zu der hochkongruenten Artikulation von Hüftgelenksendoprothesen tritt bei Kniegelenksimplantaten aufgrund der komplexen Geometrie des Kniegelenkes ein vermehrter Polyethylenabrieb mit großen Polyethylenpartikeln und Delaminationen auf und führt zu abriebsbedingten aseptischen Lockerungen und zu Instabilitäten, die mit abriebsbedingten Substanzverlusten assoziiert sind. Das Ausmaß des Abriebs ist abhängig von der Patientenaktivität, der Qualität des Polyethylens sowie vom Implantatdesign.

Vorderer Knieschmerz nach endoprothetischen

Vorderer Knieschmerz/patellofemoraler Schmerz. Der vordere Knieschmerz nach endoprothetischen Eingriffen am Kniegelenk tritt bei bis zu 15% der Patienten in unterschiedlicher Ausprägung auf. In diesem Zusammenhang werden mögliche Rotationsfehler, insbes. eine Fehlpositionierung der Femurkomponente in Innenrotation mit Patellamaltracking, diskutiert. Auch die Notwendigkeit eines generellen Retropatellarersatzes ist Gegenstand wissenschaftlicher Kontroverse. Trotz umfassender diagnostischer Möglichkeiten zur exakten Bestimmung der Implantatpositionierung (Rotations-CT) bleibt die Ursache des vorderen Knieschmerzes nicht selten unklar.

Eingriffen am Kniegelenk bei bis zu 15% der Patienten

Ursache häufig unklar

Bewegungsdefizit/Arthrofibrose. Postoperative Bewegungseinschränkungen mit funktionellem Defizit werden durch verschiede Faktoren begünstigt. Präoperativ sind eine bestehende Bewegungseinschränkung und vorangegangene Operationen ein negativer prädiktiver Faktor. Auch intraoperative Fehlpositionierungen, inadäquate Weichteilbalancierung oder unzureichende Entfernung von dorsalen Osteophyten limitieren den Bewegungsspielraum. Postoperativ können eine unzureichende Analgesie und Infektionen ein funktionelles Defizit begünstigen. Die präventive Verwendung von CPM-Schienen (continuous passive motion) ist bei postoperativ protrahiertem Verlauf bezüglich des Bewegungsumfanges zu empfehlen. Therapeutische Optionen bei persistierender Bewegungseinschränkung sind die geschlossene Narkosemobilisation bzw. die offene Revision und Arthrolyse des Gelenkes mit konsekutiver Physiotherapie unter adäquater Analgesie, beispielsweise durch die Verwendung regionalanästhetischer Katheterverfahren.

Postoperative Bewegungseinschränkungen mit funktionellem Defizit

Präoperative Risikofaktoren

Postoperative Risikofaktoren

Therapeutische Optionen

Infektion. Neben den klassischen systemischen (Fieber, Schüttelfrost) und lokalen Infektzeichen (Rötung, Schwellung, Überwärmung) sind auch eine persistierende Wundsekretion und eine andauernde schmerzhafte Bewegungseinschränkung des operierten Gelenkes ernstzunehmende Zeichen einer Infektion. Nach dem Auftreten des Zeitpunktes unterscheidet man den Frühinfekt (bis zur 4. postoperativen Woche) vom Spätinfekt (nach der 4. postoperativen Woche). Abhängig vom Schweregrad der Infektion kann bei einem Frühinfekt ein zunächst implantaterhaltendes Verfahren mit operativer Revision, Débridement, ausgiebiger Spülung und Inlaywechsel mit konsekutiver testgerechter Antibiose in Betracht gezogen werden. Eine Spätinfektion erfordert in den meisten Fällen die Explantation der Prothese mit Interposition eines Platzhalters (Spacer) aus antibiotikahaltigem Zement. In einem zweizeitigen Wechselverfahren kann bei Normalisierung der laborchemischen Entzündungsparameter, keimfreiem Punktat und blander Klinik die Prothesen-Reimplantation erfolgen. Das Zeitintervall der Spaceranlage sollte mindestens 6–8 Wochen betragen.

Zeichen einer Infektion: systemische und lokale Infektzeichen, persistierende Wundsekretion, andauernde schmerzhafte Bewegungseinschränkung des operierten Gelenkes

Unterscheidung Früh- und Spätinfekt

Frühinfektion: implantaterhaltendes Verfahren mit operativer Revision

Spätinfektion: meist Explantation der Prothese und Prothesenwechsel

Das durchschnittliche Risiko einer Protheseninfektion liegt bei Primärimplantationen bei ca. 1–2%, aus spezialisierten Zentren mit hohem Operationsvolumen werden Infektionsraten von unter 1% angegeben. Liegen Revisionssituationen, bestimmte Begleiterkran-

Infektionsrisiko bei Primärimplantationen ca. 1–2%

Erhöhtes Infektionsrisiko bei Revisionen, bestimmten Begleiterkrankungen

kungen (z. B. Diabetes mellitus, rheumatoide Arthritis, Adipositas) und Immunsuppression (Steroide) vor, besteht ein erhöhtes Infektionsrisiko, über das der Patient im Rahmen der Operationseinwilligung aufzuklären ist.

Abriss des Streckapparates durch forcierte Beugung und Evertierungsversuche der Patella ohne adäquate weichteilige Mobilisation

Erhöhtes Risiko bei mehrfach voroperierten Patienten, bei Patella baja

Verletzungen des Streckapparates. Forcierte Beugung und Evertierungsversuche der Patella ohne adäquate weichteilige Mobilisation können einen Abriss des Streckapparates verursachen, der häufig eine erhebliche funktionelle Einschränkung zur Folge hat. Insbesondere bei mehrfach voroperierten Patienten mit ausgeprägten Vernarbungen und bei Patella baja besteht ein erhöhtes Risiko, sodass hier eine intraoperative Sicherung des Streckapparates angebracht ist. Selten ist bei unzureichender Gelenkexposition eine Ablösung des Streckapparates erforderlich (Tuberositasosteotomie). Ausrisse des Ligamentum patellae und der Quadrizepssehne können transossär refixiert werden.

Intraoperative Verletzungen der Kollateralbänder, v. a. des Innenbandes, gefürchtete Komplikation

Anzeichen: persistierende Aufklappbarkeit des Gelenkes bei Stabilitätsprüfung nach Einsetzen der Probekomponenten

Ligamentäre Instabilität. Intraoperative Verletzungen der Kollateralbänder, insbesondere des Innenbandes, stellen eine gefürchtete Komplikation dar und äußern sich durch eine persistierende Aufklappbarkeit des Gelenkes bei der Stabilitätsprüfung nach Einsetzen der Probekomponenten. Ursachen können ein unzureichender Gewebeschutz durch fehlende oder falsch positionierte Geweberetraktoren bei der Femur- bzw. Tibiapräparation oder eine unsorgfältige Meniskusresektion sein. Eine operative Rekonstruktion kann bei Verletzung der Kollateralbänder in Betracht gezogen werden (transossäre Refixation, interligamentäre Naht), erfordert jedoch eine konsequente und langwierige Nachbehandlung mit einer Orthese. Ist eine ausreichend stabile Bandrekonstruktion nicht möglich, muss ein Verfahrenswechsel auf ein teilgekoppeltes oder achsgeführtes Implantat vollzogen werden.

Postoperative Patellaluxationen oder -subluxationen durch Valgusfehlstellungen, Patelladysplasie, Patella alta

Weitere Ursachen: Fehlpositionierungen der Implantatkomponenten

Luxation der Patella. Postoperative Patellaluxationen oder -subluxationen werden durch Valgusfehlstellungen, Patelladysplasie und eine Patella alta begünstigt. Zeigt sich intraoperativ eine dys- bzw. hypoplastische Patellarückfläche, sollte ein Retropatellarersatz durchgeführt werden. Auch Fehlpositionierungen der Implantatkomponenten im Sinne einer Innenrotationsstellung des Femurschildes oder des Tibiaplateaus tragen zu einer Patellainstabilität mit Luxationstendenz bei. Bei persistierender Instabilität trotz regelhafter Implantatpositionierung können begleitende weichteilige Prozeduren (z. B. lateral release, mediale Kapselraffung) die Führung der Patella verbessern.

Periprothetische Frakturen: intra- oder postoperativ

Periprothetische Frakturen. Periprothetische Frakturen können sowohl intra- als auch postoperativ auftreten. Ihre meist operative Therapie ist technisch anspruchsvoll und mit einer hohen Komplikationsrate behaftet. Die Inzidenz liegt bei ca. 1 %. Bei Patienten mit osteoporotischem Knochen besteht eine erhöhte Frakturgefahr, ebenso bei der Fehlpositionierung von Prothesenkomponenten. Weitere Risikofaktoren sind langstielige Implantate, zementfreie Verankerung und Revisionssituationen. Prognostisch bedeutend sind das frühzeitige Erkennen einer intraoperativen Fraktur und die Wahl einer adäquaten Versorgungsstrategie. Ziele der Behandlung periprothetischer Frakturen sind eine exakte Reposition und stabile Fixation der Fraktur sowie die Wiederherstellung eines suffizienten Streckapparates. Ebenfalls ist eine frühzeitige Mobilisation des Patienten anzustreben, um weitere Komplikationen zu vermeiden.

Operative Therapie: technisch anspruchsvoll, hohe Komplikationsrate

Inzidenz: ca. 1 %

Frühzeitiges Erkennen und adäquate Versorgungsstrategie prognostisch bedeutend

Behandlungsziele

Intraoperative Frakturen treten bei korrekter Operationstechnik selten auf und ereignen sich vorwiegend beim Einschlagen der Implantatkomponenten und bei inadäquaten stabilitätsbeeinträchtigenden Sägeschnitten. Bei isolierten knöchernen Absprengungen ist eine osteosynthetische Versorgung in der Regel ausreichend, wohingegen bei Frakturen im Kondylen- und Schaftbereich häufig eine primär stabile Implantatverankerung nur noch durch ein langstieliges Revisionsimplantat mit gleichzeitiger Osteosynthese möglich ist.

Intraoperative Frakturen bei korrekter Operationstechnik selten

Behandlung

Eine übermäßige Ausdünnung der Patella bei der Präparation der retropatellaren Gelenkfläche kann zu Frakturen der Patella führen. Je nach Frakturtyp kommen unterschiedliche Osteosyntheseverfahren zur Anwendung.

Frakturen der Patella durch übermäßige Ausdünnung der Patella

Postoperative periprothetische Frakturen bei einliegenden Implantaten sind eine seltene Komplikation. Hauptlokalisation ist die suprakondyläre Region, seltener werden tibiale und patellare periprothetische Frakturen beschrieben. Der Verletzungsmechanismus ist meist ein Bagatelltrauma beim Sturz auf das Kniegelenk, seltener kommen Hochgeschwindigkeitstraumata z. B. bei Verkehrsunfällen in Betracht.

Postoperative periprothetische Frakturen bei einliegenden Implantaten selten

Verletzungsmechanismus

Heterotope Ossifikationen. Das Auftreten heterotoper Ossifikationen wird nach Implantation von Knieprothesen deutlich seltener beobachtet als nach hüftendoprothetischen Eingriffen. Sie können jedoch zu ausgeprägten Bewegungseinschränkungen führen, die eine operative Revision erforderlich machen. Prädilektionsstellen sind der Streckapparat und der Bereich des ventralen Femurs. Zur Primärprävention eignet sich die postoperative Gabe nichtsteroidaler Antiphlogistika, die Rezidivprävention kann durch eine prä- bzw. postoperative Radiatio erfolgen.

Heterotope Ossifikationen nach Knieprothesenimplantation selten

Primärprävention: postoperative Gabe von NSAR

Rezidivprävention: prä- bzw. postoperative Radiatio

5.13 Rehabilitation

Die postoperative Rehabilitation nach endoprothetischen Eingriffen am Kniegelenk umfasst neben der frühen Nachbehandlung im Rahmen des postoperativen stationären Aufenthaltes, der abhängig von der Art des Eingriffes und der individuellen Patientensituation ca. 5–14 Tage dauert, eine Frührehabilitation (Anschlussheilbehandlung

Postoperative Reha:

- Nachbehandlung bei stationärem Aufenthalt
- Frührehabilitation in Rehaklinik, ambulante Rehamaßnahme

▸ ambulante Spätrehabilitation, Betreuung durch niedergelassenen Facharzt
Ziel: adäquate Mobilität und gute, schmerzfreie Kniegelenksfunktion

in einer Rehaklinik oder ambulante Rehamaßnahme, Dauer ca. 2–3 Wochen) und eine anschließende ambulante Spätrehabilitation unter Betreuung des niedergelassenen Facharztes. Ziel der Rehabilitation ist die Wiedererlangung einer adäquaten Mobilität und einer guten und schmerzfreien Kniegelenksfunktion, um eine Reintegration des Patienten in sein soziales Umfeld (Familie, Beruf, Freizeit, Sport) mit verbesserter Lebensqualität zu gewährleisten.

5.14 Ökonomische Aspekte

Diagnosis Related Groups

5.14.1 Diagnosis Related Groups in der Knieendoprothetik

Die folgende Tabelle gibt Auskunft über die DRGs in der Kniegelenksendoprothetik in Deutschland.

Tab. 5.3: DRGs in der Kniegelenksendoprothetik (CC: Komorbiditäten), Stand 2008

DRG	Bezeichnung	Ertrag in Euro	Bewertungsrelation bei Hauptabteilung	Untere Grenzverweildauer	Obere Grenzverweildauer	Mittlere Verweildauer
				Erster Tag mit Abschlag	Erster Tag zusätzliches Entgelt	
I44C	Verschiedene Endoprotheseneingriffe am Kniegelenk (z. B. unikondylärer Gelenkersatz)	5.000–6.000	1,950	3	19	11,9
I44B	Implantation einer bikondylären Endoprothese oder andere Endoprothesenimplantation/-revision am Kniegelenk, ohne äußerst schwere CC	6.000–7.000	2,562	4	20	14,0
144A	Implantation einer bikondylären Endoprothese oder andere Endoprothesenimplantation/-revision am Kniegelenk, mit äußerst schweren CC	7.000–8.000	3,078	5	29	17,2
I43B	Prothesenwechsel oder Implantation einer Scharnierprothese oder Sonderprothese am Kniegelenk ohne äußerst schwere CC	8.000–10.000	3,261	4	24	15,4
I43A	Prothesenwechsel oder Implantation einer Scharnierprothese oder Sonderprothese am Kniegelenk mit äußerst schweren CC	10.000–15.000	4,194	6	35	20,0

5.14.2 Implantatkosten

Implantatkosten

Die Implantatkosten von Kniegelenksendoprothesen (Tab. 5.4) variieren je nach Modell, Anbieter und Vertragssituation. In der Regel sind für zementfreie Implantate höhere Kosten zu veranschlagen als für zementierte Modelle, Implantate mit mobilem Gleitlager sind teurer als vergleichbare Modelle mit fixiertem Gleitlager.

Tab. 5.4: Implantatkosten

Implantat	Kosten
Unikondyläre Schlittenprothesen	800–1.200 €
Bikondyläre Oberflächenprothesen	1.000–2.000 €
Gekoppelte/achsgeführte Prothesen	2.500–5.000 €

5.15 Ausblick

Endoprothetischer Ersatz des Kniegelenkes etablierte Methode mit guten Langzeitergebnissen

Weiterhin steigende Primärimplantations- und Revisionszahlen

Der endoprothetische Ersatz des Kniegelenkes ist eine etablierte Methode mit guten Langzeitergebnissen hinsichtlich der Implantatüberlebensraten und der Patientenzufriedenheit. Aufgrund der demographischen Entwicklung und des zunehmenden Aktivitätsanspruchs der Patienten bis in das hohe Alter ist mit weiterhin steigenden Primärimplantations- und Revisionszahlen zu rechnen. Grundvoraussetzung für ein gutes Operationsergebnis ist die Berücksichtigung der individuellen anatomischen und biomechanischen Gegebenheiten des Patienten und die richtige Implantatwahl. Ebenfalls sind eine exakte Operationstechnik mit korrekter Achsausrichtung und symmetrischer Weichteilbalancierung sowie eine adäquate postoperative Nachbehandlung mit suffizienter Analgesie von großer Bedeutung. Da die Versagensursachen von Knieprothesen vielfältig sind und auf komplexen Zusammenhängen von patienten-, implantat- und operationsbezogenen Faktoren beruhen, ist eine weitere Verbesserung der eingesetzten Materialien und der operativen Technik zu erwarten. Insbesondere das Gebiet der navigierten und minimalinvasiven Verfahren wird sich gegenüber den guten Langzeitergebnissen der bewährten Vorgehensweisen behaupten müssen.

Weitere Verbesserung der eingesetzten Materialien und der operativen Technik zu erwarten

Literatur

Ackroyd CE, Newman JH, Evans R, Eldridge JD, Joslin CC. The Avon patellofemoral arthroplasty: Five-year survivorship and functional results. J Bone Joint Surg Br 2007;89-B:310–5.

Aldinger PR, Clarius M, Murray DW, Goodfellow JW, Breusch SJ. Medial unicompartimental knee replacement using the "Oxford Uni" meniscal bearing knee. Orthopäde 2004;33:1277–83.

Buckwalter JA, Saltzman C, Brown T. The impact of osteoarthritis: Implications for research. Clin Orthop Relat Res 2004;45(427 Suppl):6–15.

Buechel FF Sr. Long-term followup after mobile-bearing total knee replacement. Clin Orthop Relat Res 2002;404:40–50.

Bundesgeschäftsstelle Qualitätssicherung (BQS). http://www.bqs-online.com.

Burnett RS, Haydon CM, Rorabeck CH, Bourne RB. Patella resurfacing versus nonresurfacing in total knee arthroplasty. Clin Orthop Relat Res 2004;428:12–25.

Callaghan JJ. Mobile-bearing knee replacement: clinical results. A review of the literature. Clin Orthop Relat Res 2001;392:221–5.

Consensus statement on toal knee replacement des NIH, 2003, http://consensus.nih.gov/2003/2003TotalKneeReplacement117PDF.pdf.

Duncan RC, Hay EM, Sklatvala J, Croft PR. Prevalence of radiographic osteoarthritis – it all depends on your point of view. Rheumatology 2006; 45:757–60.

Fraitzl CR, Floeren M, Reichel H. Kniegelenk – Arthrose und Arthritis. Orthopädie und Unfallchirurgie up2date 2008;3:155–73.

Heisel C, Kinkel S, Bernd L, Ewerbeck V. Megaprostheses for the treatment of malignant bone tumours of the lower limbs. International Orthopaedics 2006;30:452–7.

Kirschner S, Lützner J. Primäre Endoprothetik am Kniegelenk. Orthopädie und Unfallchirurgie up2date 2008;3:177–91.

Lonner JH. Patellofemoral arthroplasty. J Am Acad Orthop Surg 2007; 15(8):495–506.

Mazoochian F, Glaser C, Fottner A, Hauptmann SM, Triantafyllou M, von Schulze Pellengahr C, Reiser MF, Jansson V. Die prä- und postoperative radiologische Evaluation der Kniegelenksendoprothese. Aus der Sicht des Orthopäden. Radiologe 2006;46:785–94.

Mihalko WM, Boachie-Adje Yi, Spang JT, Fulkerson JP, Arendt EA, Saleh KJ. Controversies and techniques in the surgical management of patellofemoral arthritis. J Bone Joint Surg Am 2007;89:2788–802.

Scott RD. Total knee arthroplasy. München: Elsevier, 2005.

Seyler TM, Marker DR, Bhave A, Plate JF, Marulanda GA, Bonutti PM, Delanois RE, Mont MA. Functional problems and arthrofibrosis following total knee arthroplasty. J Bone Joint Surg Am 2007;89(Suppl 3):59–69.

Sharkey PF, Hozack WJ, Rothman RH, Shastri S, Jacoby SM. Why are total knee arthroplasties failing today? Clin Orthop Relat Res 2002;404:7–13.

Su ET, Hargovind D, Di Cesare PE. Periprosthetic femoral fractures above total knee replacement. J Am Acad Orthop Surg 2004;12:12–20.

Wagner KJ, Kochs EF, Krautheim V, Gerdesmeyer L. Perioperative pain therapy for knee endoprosthetics. Orthopäde 2006;35:153–61.

6 Sprunggelenksendoprothetik

S. Lieske, K. Schenk, M. John, H.-W. Neumann

6.1 Einleitung

Viele Jahrzehnte galt die Versteifung des Sprunggelenkes als Goldstandard bei fortgeschrittenen Arthrosen des oberen Sprunggelenkes. Dies betraf besonders die unfallbedingten Arthrosen. Weniger günstig erwies sich diese „Lösung“ für die große Gruppe der Patienten, die an einer chronischen Polyarthritis (rheumatoider Arthritis) leiden. Bei ihnen liegen gleichzeitig auch schwere Veränderungen am Vorfuß vor, sodass ein versteiftes Sprunggelenk nachfolgend eine ganz wesentliche Mehrbelastung des Vorfußes darstellte und die Situation deutlich verschlimmerte.

Versteifung des Sprunggelenkes lange Goldstandard bei fortgeschrittenen, v. a. unfallbedingten Arthrosen des oberen Sprunggelenkes

Problematisch: Patienten mit chronischer Polyarthritis

Andererseits besteht bei diesen Patienten eine hochgradige gelenknahe Osteoporose, während z. B. Patienten mit einer posttraumatischen Arthrose eine gelenknahe Osteosklerose aufweisen. Patienten mit einer chronischen Polyarthritis werden auch durch die Tatsache belastet, dass die Nachbargelenke (Kniegelenk, Talonavikulargelenk und Subtalargelenk) besonders häufig mit betroffen sind und zum Teil zum Einsteifen neigen.

Posttraumatische Arthrose: gelenknahe Osteosklerose

Chronische Polyarthritis: gelenknahe Osteoporose, Nachbargelenke oft mitbetroffen

In den letzten Jahren hat sich mit den primären Varusarthrosen des oberen Sprunggelenkes eine weitere Gruppe von Patienten herauskristallisiert (geschätzte Häufigkeit 10/1). Diese Erkrankung tritt besonders häufig bei männlichen Patienten jenseits des 60. Lebensjahres auf, betrifft fast immer beide Sprunggelenke und führt zu schweren Fußdeformitäten, mit übermäßiger Belastung des Fußaußenrandes (Varusarthrose).

Häufig bei männlichen Patienten > 60 Jahre: primäre Varusarthrosen des oberen Sprunggelenkes

Den eingangs erwähnten Schwierigkeiten, die mit der Versteifung des oberen Sprunggelenkes einhergehen, stehen klinische Ergebnisse nach Sprunggelenksarthrodesen gegenüber, die bemerkenswert sind. Nach der isolierten Versteifung des oberen Sprunggelenkes werden die Nachbargelenke häufig sehr gut mobilisiert, wenn sie nicht zum Zeitpunkt der Operation selbst eine fortgeschrittene Arthrose aufweisen. Daher zeigen sich bei Patienten nach Sprunggelenksarthrodese nur geringfügig schlechtere Ergebnisse in der Beweglichkeit als bei Patienten nach Endoprothesenimplantation. Dabei ist auch zu beachten, dass ein weitgehend steifes oberes Sprunggelenk durch Einsetzen einer Endoprothese nur eine Beweglichkeit von 10–15° gewinnen kann. Daraus folgt, dass die frühere Einstellung, mit dem Zeit-

Bemerkenswerte klinische Ergebnisse nach Sprunggelenksarthrodesen

Nach Sprunggelenksarthrodese nur geringfügig schlechtere Ergebnisse in Beweglichkeit als nach Endoprothesenimplantation

Weitgehend steifes oberes Sprunggelenk durch Einsetzen einer Endoprothese mit

Beweglichkeit von 10–15°

Je schlechter die Beweglichkeit zum Operationszeitpunkt, desto schlechter das funktionelle Outcome

Einführungsprozess eines Operationsverfahrens am oberen Sprunggelenk sehr kompliziert

Ergebnisse von operativen Erfahrungen des Operateurs abhängig

Sekundäre Entfernung der Prothese und Umwandlung in Arthrodese möglich

punkt des Einsetzens einer Endoprothese möglichst lange zu warten und eine relative Einsteifung des Gelenkes in Kauf zu nehmen, heute nicht mehr aktuell ist. Je schlechter die Beweglichkeit zum Operationszeitpunkt ist, umso schlechter ist auch das funktionelle Outcome. Dieses trifft ebenso für die Versteifung des oberen Sprunggelenkes zu.

Während die irrationale Angst der Patienten vor dem „Versteifen" des Gelenkes uns in den letzen zehn Jahren über 800 Patienten zur Operation beschert hat, ist ein solcher Einführungsprozess eines Operationsverfahrens am oberen Sprunggelenk doch sehr kompliziert. Es besteht unter den Kollegen eine sehr kritische Haltung, weil die Erkrankungshäufigkeit sehr gering ist und deshalb die meisten Kliniken nur über ein sehr kleines einstelliges Krankengut verfügen. Häufig werden auch die Implantate gewechselt, obwohl sich in den letzten Jahren gezeigt hat, dass die Ergebnisse weniger von der Art der Prothese als vielmehr von den operativen Erfahrungen des Operateurs abhängig sind.

Entgegen manch kritischer Anmerkungen sind wir vom Siegeszug der Endoprothetik des oberen Sprunggelenkes überzeugt und wissen, dass auch bei Nichterreichen eines schmerzlosen und gut beweglichen Sprunggelenkes das sekundäre Entfernen der Prothese und eine Umwandlung in eine Arthrodese des Sprunggelenkes möglich ist.

6.2 Historie

1973 erste Sprunggelenksendoprothese

Schmerzreduktion im Vordergrund

Arthrodese lange als Goldstandard

1973 wurde erstmalig eine Sprunggelenksendoprothese durch G. Lord und J. H. Marotte implantiert. Mit den damaligen Materialien war eine stabile Verankerung der Implantate nur schwer möglich. Zwar wurde durch die zementierte Implantation eine gute Primärstabilität erreicht, aber bereits nach kurzen Standzeiten stiegen die Lockerungs- und Revisionsraten drastisch an. Damals wie heute stand die Schmerzreduktion im Vordergrund. Da diese mit einer Arthrodese gleichermaßen zu erreichen war und mit geringeren Komplikationsraten aufwarten konnte, setzte sich diese für eine lange Zeit durch und wurde als Goldstandard angesehen. Durch die frühen Misserfolge wurde die Sprunggelenksendoprothetik zunächst als experimentelles Verfahren angesehen und rückte für viele Jahre in den Hintergrund.

Heute meist Drei-Komponenten-Endoprothesen mit zementloser Fixierung

Die heutigen Implantate sind in den meisten Fällen Drei-Komponenten-Endoprothesen und werden zementlos fixiert. Diese bieten den Vorteil, dass die ungekoppelten Komponenten eine freie Beweglichkeit in allen Ebenen bieten. Somit respektieren sie die biomechanischen Gegebenheiten ungleich mehr als die vorausgegangenen Modelle und versuchen den natürlichen Bewegungsfluss im Sprunggelenkskomplex zu erhalten. Die ersten Modelle mit diesem Designansatz wurden von Buechel, Pappas sowie Kofoed entwickelt.

Weniger Fehlpositionierungen und intra-

Einen großen Anteil an den wachsenden Erfolgen haben auch die verbesserten Instrumentarien, die dem operativ tätigen Kollegen Systeme an die Hand geben, welche die Möglichkeit für Fehlpositionierungen und intraoperativen Frakturen minimieren.

Ein weiterer wichtiger Punkt ist die Oberflächenbeschaffenheit der Prothesen. Die Einführung der Beschichtung mit Hydroxylapatit und von porösen Oberflächen gewährleistet eine bessere Osteointegration und hat sicherlich einen großen Anteil an den besseren Ergebnissen. Moderne Press-fit-Verfahren erhöhen zudem die Primärstabilität. Welche Methode sich letztendlich durchsetzten wird, werden die Ergebnisse der nächsten Jahre zeigen.

Trotz der zunehmenden erfolgversprechenden Ergebnisse der endoprothetischen Versorgung des oberen Sprunggelenkes stehen einige niedergelassene Kollegen dieser Methode noch skeptisch gegenüber.

operative Frakturen durch verbesserte Instrumentarien

Bessere Ergebnisse durch Beschichtung mit Hydroxylapatit, Verwendung poröser Oberflächen, Press-fit-Verfahren

6.3 Implantate

Die Entwicklung geeigneter Implantate für das obere Sprunggelenk gestaltete sich anfänglich sehr schwierig. Im Vergleich zum Hüft- und Kniegelenk sind ungleich schwierigere anatomisch/biomechanische Gegebenheiten zu beachten. Das Gelenk hat eine knöcherne Kontaktfläche von nur 250 mm^2 und toleriert Belastungen, die das Fünffache des Körpergewichtes überschreiten können. Je höher die Kopplungsgrade der Prothesenkomponenten (constrained, semiconstrained, unconstrained), desto stärkere Drehmomente und Kompressionskräfte können auftreten. Auch muss – besonders bei ungekoppelten Drei-Komponenten-Modellen – die ligamentäre Situation Beachtung finden, da die Führung durch die kongruenten Gelenkflächen nach Endoprothesenimplantation nicht mehr gegeben ist.

Entwicklung geeigneter Implantate für das obere Sprunggelenk schwierig

Schwierige anatomisch/biomechanische Gegebenheiten im Sprunggelenk

Eine Betrachtung aller Modelle der Sprunggelenksendoprothetik würde den Rahmen sprengen. Vielmehr wird ein Überblick über die gängigen Systeme gegeben, die in den meisten Kliniken zum Einsatz kommen (Tab. 6.1). Des Weiteren wird für jede vorgestellte Prothese ein radiologisches Beispiel vorgestellt, damit die Identifizierung in der täglichen Routine leichter gelingt.

Überblick über gängige Systeme der Sprunggelenksendoprothetik

6.4 Indikation/Kontraindikation

Nicht jedes Krankheitsbild und nicht jeder Patient ist für eine endoprothetische Versorgung geeignet. Was vor einigen Jahren noch eine Grenzindikation darstellte, kann heute durch verbesserte Implantate und optimierte Operationstechniken therapiert werden.

Nicht jedes Krankheitsbild und nicht jeder Patient für endoprothetische Versorgung geeignet

Die mit Abstand häufigste Indikation für eine endoprothetische Versorgung ist die sekundäre, posttraumatische Arthrose (Abb. 6.7).

Hauptindikation: sekundäre, posttraumatische Arthrose

In den letzten Jahren ist hier ein stetiger Patientenzuwachs zu verzeichnen, der auf eine gesteigerte sportliche Aktivität auch bei älteren Patienten zurückgeführt wird. Posttraumatisch veränderte Sprungge-

Stetiger Patientenzuwachs durch gesteigerte sportliche Aktivität

Tab. 6.1: Gängige Prothesensysteme

Modell	S.T.A.R. (Abb. 6.1)	SALTO (Abb. 6.2)	MOBILITY (Abb. 6.3)	HINTEGRA (Abb. 6.4)	ESKA (Abb. 6.5)	TARIC (Abb. 6.6)
Vertrieb	WALDEMAR LINK GmbH & Co. KG	Tornier GmbH (Burscheid)	DePuy Orthopädie GmbH	Plus Orthopedics	ESKA-Implants AG	implantcast GmbH
Entwicklungsjahr	1980	1997	2005	2000	1990	2005
Prothesendesign	Drei-Komponenten-Modell	Drei-Komponenten-Modell	Drei-Komponenten-Modell, sphärische Talus-/Inlay-komponente	Drei-Komponenten-Modell	Drei-Komponenten-Modell	Drei-Komponenten-Modell
Metall	Chrom-Kobalt	Chrom-Kobalt	Kobalt-Chrom	Chrom-Kobalt	Kobalt-Chrom-Molybdän	Chrom-Kobalt-Molybdän
Gleitkern/ Inlay	UHMW-Polyethylen	UHMW-Polyethylen	UHMW-Polyethylen	UHMW-Polyethylen	UHMW-Polyethylen	UHMW-Polyethylen
Oberflächenbeschichtung	HX® (Kalziumphosphat) auf Reintitan, seit 1999 doppelt beschichtet	Hydroxylapatit auf Titan	Porocoat	Hydroxylapatit auf porösem Titan	Spongiosa-Metal® II	cpTi-Reintitan
Zugang zum Sprunggelenk	ventral	ventral	ventral	ventral	lateral, medial	ventral

Oft Instabilitäten des Bandapparates und Achsabweichungen

Eingeschränkte Beweglichkeit mit sekundären Flexorenverkürzungen

Perkutane Achillotenotomie, Arthrolyse, ggf. Metallentfernung nötig

lenke sind oftmals mit Instabilitäten des Bandapparates und mit Achsabweichungen vergesellschaftet, was bei späteren operativen Therapien unbedingt zu beachten ist. Des Weiteren findet sich hier vielfach eine eingeschränkte Beweglichkeit im oberen Sprunggelenk mit sekundären Verkürzungen der Flexoren. Additiv benötigen diese Patienten häufig eine perkutane Achillotenotomie zum Erreichen einer funktionellen Dorsalextensionsfähigkeit und eine ausgiebige Arthrolyse. Hinzu kommen notwendige Metallentfernungen nach Voroperationen (Abb. 6.7).

Rheumatiker anfangs als größte Patientengruppe

Gutes Outcome in Bezug auf Schmerzreduktion und subjektive Zufriedenheit

Gelegentlich Probleme bei Implantatverankerung

Beachtung einer Dauermedikation

Rheumatiker stellten in der Anfangszeit der Sprunggelenksendoprothetik die größte Patientengruppe dar (Abb. 6.8). Aufgrund der langjährigen Schmerzanamnese haben diese Patienten ein gutes Outcome in Bezug auf Schmerzreduktion und subjektive Zufriedenheit. Mitunter können die veränderten knöchernen Verhältnisse zu Problemen bei der Implantatverankerung führen. Des Weiteren muss eine eventuelle Dauermedikation der Patienten beachtet und ggf. zum Operationszeitpunkt abgesetzt werden (Immunsuppressiva).

Nachbargelenke bei rheumatoider Arthritis häufig mitbetroffen

Arthrodese ungünstigere Alternative

Da bei Patienten mit rheumatoider Arthritis häufig die Nachbargelenke (Subtalar- und Talonavikulargelenk) mitbetroffen sind, muss diesen besondere Aufmerksamkeit geschenkt werden. Die Arthrodese ist für diese Patienten die ungünstigere Alternative, da es nachfolgend durch die Mehrbelastung zu einem raschen Fortschreiten der Degeneration in den Nachbargelenken kommen kann.

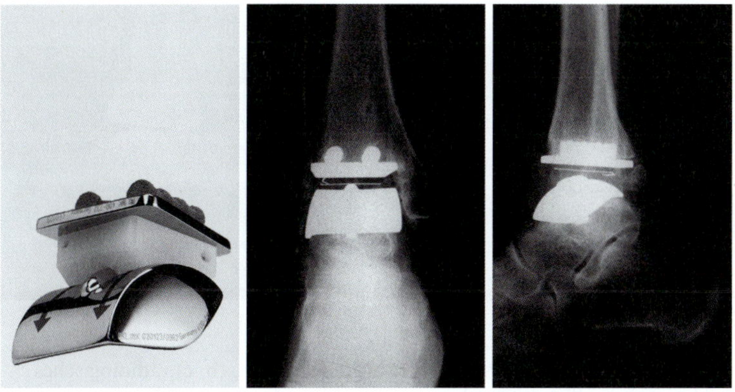

(a) (b) (c)

Abb. 6.1: S.T.A.R.-Prothese; (a) Modellansicht, (b, c) radiologisches Bild

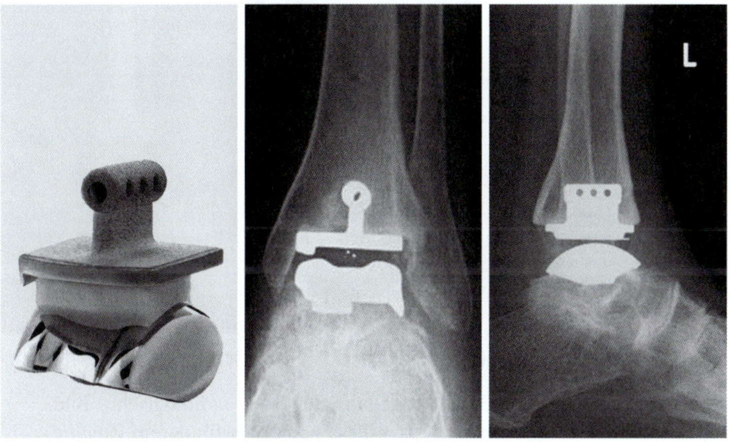

(a) (b) (c)

Abb. 6.2: SALTO-Prothese; (a) Modellansicht, (b, c) radiologisches Bild

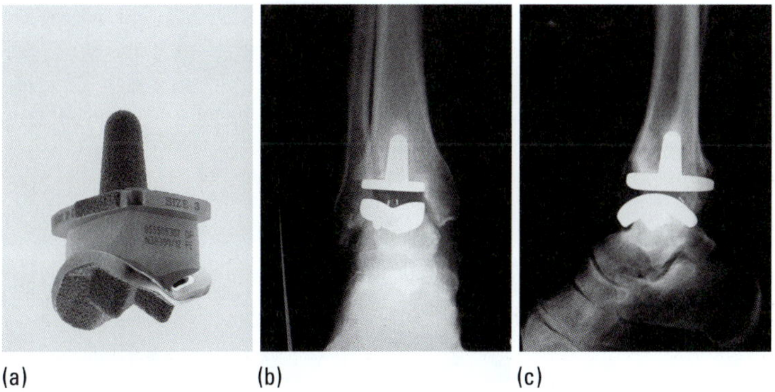

(a) (b) (c)

Abb. 6.3: MOBILITY-Prothese; (a) Modellansicht, (b, c) radiologisches Bild (mit freundlicher Genehmigung der DePuy Orthopädie GmbH)

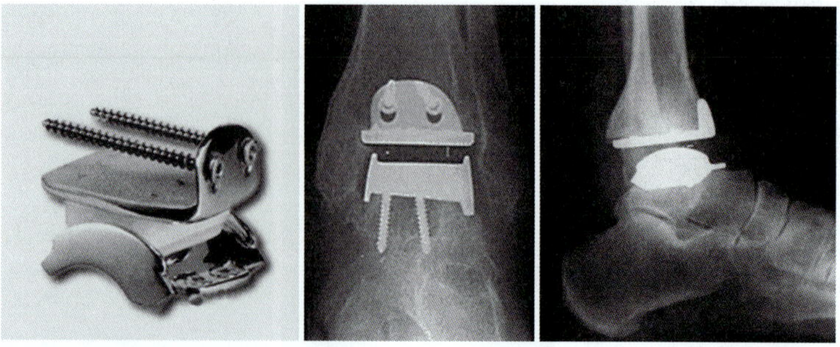

(a) (b) (c)

Abb. 6.4: HINTEGRA-Prothese; (a) Modellansicht, (b, c) radiologisches Bild (mit freundlicher Genehmigung von Prof. Dr. B. Hintermann, Kantonsspital Liestal)

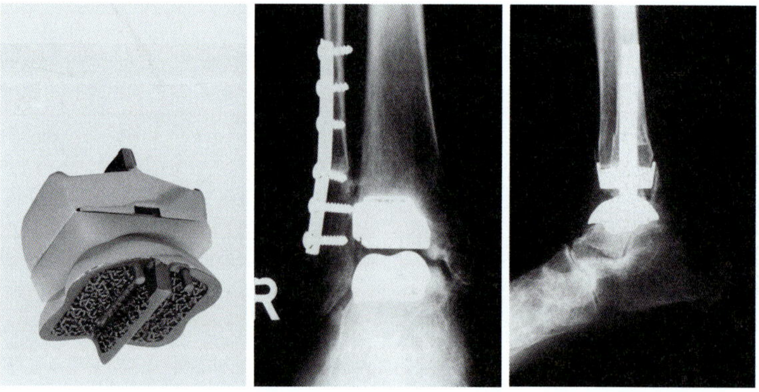

(a) (b) (c)

Abb. 6.5: ESKA-Prothese; (a) Modellansicht, (b, c) radiologisches Bild, (c) deutlich sichtbare Fibulaosteosynthese nach transfibularem Zugang

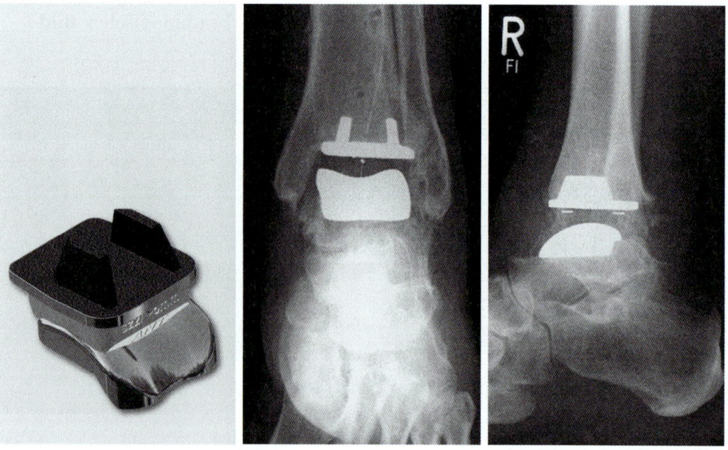

(a) (b) (c)

Abb. 6.6: TARIC-Prothese; (a) Modellansicht, (b, c) radiologisches Bild

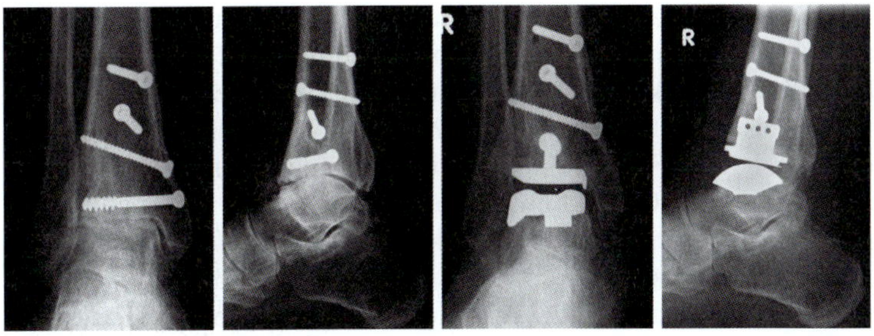

(a) (b) (c) (d)

Abb. 6.7: Posttraumatische Sprunggelenkarthrose; (a, b) präoperatives Bild mit deutlicher Gelenkflächendestruktion besonders lateral, bei subchondral platzierter Schraube, (c, d) radiologische Verlaufskontrolle sechs Wochen postoperativ nach Implantation einer SALTO-Endoprothese

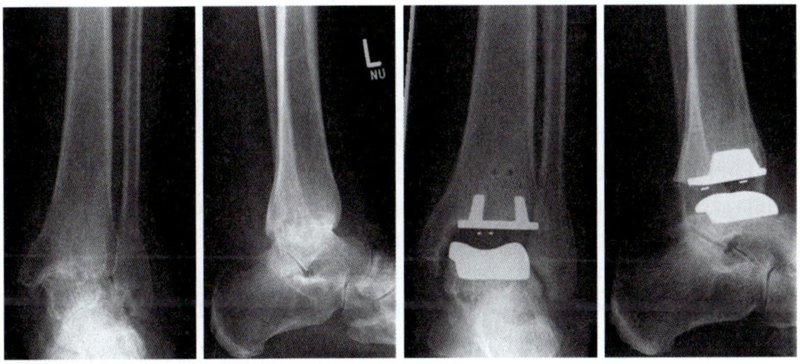

(a) (b) (c) (d)

Abb. 6.8: Sekundäre Sprunggelenksarthrose bei rheumatoider Arthritis; (a, b) präoperativer Befund, (c, d) radiologische Verlaufskontrolle sechs Wochen postoperativ nach Implantation einer TARIC-Endoprothese

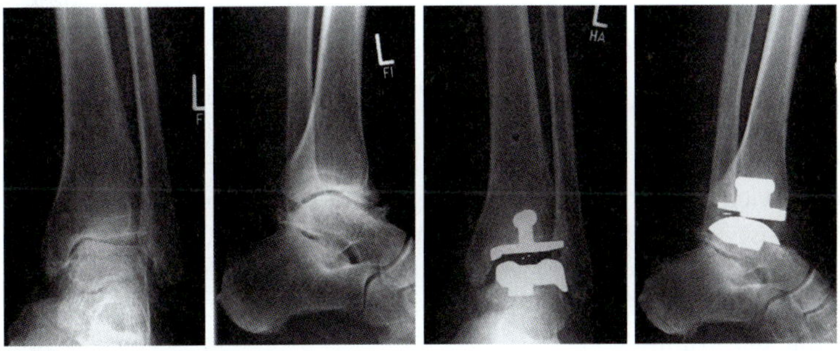

(a) (b) (c) (d)

Abb. 6.9: Primäre Arthrose mit Varusfehlstellung, in der Anamnese sind keine Traumata bekannt; (a, b) präoperatives radiologisches Bild, (c, d) radiologische Verlaufskontrolle sechs Wochen postoperativ nach Implantation einer SALTO-Endoprothese

Primäre Arthrosen selten

Häufig Fehlstellungen mit asymmetrischer Abnutzung des Gelenkknorpels

Verzögerung oder Verhinderung der endoprothetischen Versorgung durch frühzeitige Behandlung der Fehlstellungen

Primäre Arthrosen (Abb. 6.9) hingegen sind selten und werden von einigen Autoren nicht als eigenständige Entität angesehen. Die Ursachen für diese Erkrankung sind nur unzureichend bekannt. Eine stärkere Belastung über eine längere Zeit wird diskutiert. Bei ihnen finden sich häufig Fehlstellungen (varus) mit folgender asymmetrischer Abnutzung des Gelenkknorpels. Eine frühzeitige Behandlung der Fehlstellungen, z. B. durch Korrekturosteotomien, kann eine endoprothetische Versorgung mitunter hinauszögern oder sogar verhindern. In den letzten Jahren ist auch hier ein ständiger Patientenzuwachs zu verzeichnen.

6.4.1 Patientenselektion

Nicht jeder Patient für endoprothetische Versorgung geeignet

Krankheitsanamnese sowie gründliche Sozial- und Berufsanamnese notwendig

Nicht jeder Patient ist gleichermaßen für eine endoprothetische Versorgung geeignet. Neben der sorgfältigen klinischen Untersuchung und der Krankheitsanamnese ist eine gründliche Sozial- und Berufsanamnese notwendig.

Patienten, die das Therapie- und Nachbehandlungsprogramm nicht verstehen bzw. nicht einhalten wollen, sollten nur in Ausnahmefällen mit einer Endoprothese versorgt werden. Sportliche Interessen und berufliche Anforderungen müssen ebenso beachtet und in die Therapieplanung mit einbezogen werden. So sollten Patienten mit einer großen beruflichen Belastung (Baugewerbe etc.) über alternative Behandlungsmethoden wie eine Arthrodese aufgeklärt werden.

Kontraindikation: Kontaktsportarten

Kontaktsportarten mit rezidivierenden Stauchungs- und Distorsionsbelastungen („Stop and Go“) stellen ebenfalls eine Kontraindikation für eine endoprothetische Versorgung dar.

Einfluss des Gewichts auf Langzeit-Outcome nicht geklärt

Ob das Patientengewicht Einfluss auf das Langzeit-Outcome hat, ist bis dato noch nicht eindeutig geklärt. In unserer Klinik stellt dieser Umstand z. Zt. keine Kontraindikation dar.

Patientenalter spielt untergeordnete Rolle

Das Patientenalter spielt heute eher eine untergeordnete Rolle in der Patientenselektion. Während früher nur älteren Patienten eine Endoprothese implantiert wurde, ist das Indikationsfeld heute auch auf junge, sportlich aktive Patienten mit einer Arthrose erweitert worden.

6.4.2 Knöcherne Situation

Kontraindikation:

ausgeprägte knöcherne Defekte

Primäre Arthrodese Therapie der Wahl

Gute knöcherne Verhältnisse sind im Rahmen der Endoprothetik eine wichtige Grundvoraussetzung. Eine sichere primäre Verankerung ist essentiell für eine adäquate sekundäre Osteointegration. Ausgeprägte knöcherne Defekte stellen daher eine Kontraindikation dar (Abb. 6.10). In diesen Fällen ist die primäre Arthrodese die Therapie der Wahl.

Isolierte oder kombinierte Defektzonen

Defektzonen sind sowohl isoliert (talar, tibial) als auch kombiniert zu finden.

Talusnekrosen bis zu 50 % ggf. tolerabel

Talusnekrosen bis zu 50 % sind in Ausnahmefällen und unter bestimmten Voraussetzungen tolerabel (Abb. 6.25). Hier können Defekte mit Spongiosaplastiken aufgefüllt und überbrückt werden.

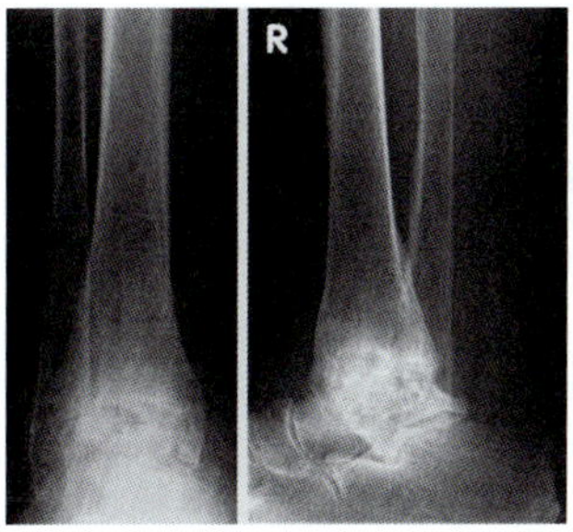

Abb. 6.10: Kombinierte Arthrose des oberen und unteren Sprunggelenkes mit ausgeprägter knöcherner Destruktion und Defektzonen. Die Nekrosezonen im Talus reichen bis in den Halsbereich.

Da 90 % der Krafteinleitung auf die tibiale Komponente der Endoprothese über die Kortikalis läuft, sind hier Defekte in einem geringeren Maß zu tolerieren. Aus diesem Grund sollte die intraoperative tibiale Resektion auch sehr sparsam erfolgen.

Kortikalisdefekte nur in geringem Maß tolerabel

Schwere Osteoporosen stellen eine Kontraindikation für die Sprunggelenksendoprothetik dar.

Kontraindikation: schwere Osteoporosen

6.4.3 Ligamentäre Situation

Instabilitäten am Sprunggelenk begünstigen nicht nur die Ausbildung von Arthrosen am Sprunggelenk, sondern erschweren die spätere Endoprothesenimplantation. Bandverletzungen werden oft unterschätzt, bagatellisiert und unzureichend behandelt. Die tibiotalare Kongruenz kompensiert die Eversions- und Inversionskräfte, während der Bänderkomplex die Rotations- und a.p.-Translationskräfte stabilisiert. Moderne Drei-Komponenten-Endoprothesen weisen keine Kopplung auf. Verbliebene Bandinsuffizienzen nach Endoprothesenimplantation können also zu einer Instabilität des Gelenkes führen, woraus eine ungerichtete Krafteinleitung und Fehlbelastungen resultieren können. Dies bedingt unilaterale Mehrbelastungen, was wiederum zu einem vorzeitigen Inlay-Verschleiß oder zu Fehlstellungen und Frakturen führen kann. Sind Bandinsuffizienzen nicht zu rekonstruieren, ist dies als eine Kontraindikation anzusehen. Für den lateralen Bandapparat stehen verschiedene Techniken zur Rekonstruktion zur Verfügung. Im Gegensatz dazu ist die Rekonstruktion des medialen Bänderkomplexes aufwendiger und hat, besonders bei chronischen Instabilitäten (Valgusdeformität), geringere Erfolgsaussichten.

Erschwerte Endoprothesenimplantation durch Instabilitäten am Sprunggelenk

Bandverletzungen oft unterschätzt und unzureichend behandelt

Kontraindikation: nicht zu rekonstruierende Bandinsuffizienzen

Lateraler Bandapparat: verschiedene Rekonstruktionstechniken

Medialer Bänderkomplex: Rekonstruktion aufwendig, geringere Erfolgsaussichten

6.4.4 Allgemeine Kontraindikationen

Floride oder kürzer zurückliegende Infektionen sind klar als Kontraindikation anzusehen. Zeigt sich präoperativ eine Erhöhung der Entzündungswerte (CRP, Leukozyten), sollte zuvor eine Fokussuche (Zahnstatus, HNO etc.) erfolgen. Eine hämatogene Keimstreuung muss vermieden werden. Postinfektiöse Zustände nach länger zurückliegenden Gelenkinfektionen stellen aus unserer Sicht keine

Allgemeine Kontraindikationen:

- floride oder kürzer zurückliegende Infektionen

Tab. 6.2: Kontraindikationen

Allgemeine kardiovaskuläre Kontraindikationen für eine Operation
Klinisch bedeutsame arterielle Durchblutungsstörungen
Hochgradige, bewegungseinschränkende Arthrosen des oberen Sprunggelenkes
Nicht rekonstruierbare ligamentäre Insuffizienzen
Ausgedehnte Knochen- und Weichteildefekte nach Voroperationen
Patienten, die das Nachbehandlungsprogramm nicht verstehen oder einhalten können (Compliance)
Floride oder kürzer zurückliegende Infektionen im Operationsgebiet
Systemische Infektionen
Charcot-Fuß und relevante neurologische Erkrankungen
Nicht korrigierbare Fehlstellungen
Talusnekrosen mit Defekten der Taluskuppe größer als 50 %
Starke körperliche Leistungsanforderungen (beruflich und im Sport)

Vermeidung einer hämatogenen Keimstreuung

Kontraindikation dar, wenn zum Operationszeitpunkt kein klinischer und paraklinischer Infektionsverdacht besteht. Eine postoperative antibiotische Abschirmung über die Dauer des stationären Aufenthaltes kann erfolgen.

Enge Indikationsstellung bei Kombination von Weichteildefekten und muskulären/ligamentären Insuffizienzen

Im Zweifelsfall radiologische Gefäßdarstellung

Bei ausgedehnten Weichteildefekten in Kombination mit muskulären und ligamentären Insuffizienzen muss eine sorgfältige, enge Indikationsstellung erfolgen. Dies ist besonders bei Patienten nach mehrfachen Eingriffen am Unterschenkel und Fuß (z. B. nach schweren Traumata) zu beachten, da hier die Durchblutungssituation oftmals gestört oder unklar ist. In Zweifelsfällen empfiehlt sich eine radiologische Gefäßdarstellung (DSA, Angio-MRT).

▶ ausgeprägte knöcherne Defekte

Wie zuvor erwähnt, sind adäquate knöcherne Verhältnisse eine Grundvoraussetzung für eine erfolgreiche Prothesenimplantation. Daher gelten ausgeprägte knöcherne Defekte als absolute Kontraindikation. Dazu zählen unter anderem Talus-Korpus-Nekrosen/-defekte > 50 % und knöcherne Folgezustände von peripheren Neuropathien (Charcot-Fuß).

▶ Situationen nach Arthrodese mit länger bestehender fehlender Bewegung des oberen Sprunggelenkes und resultierender Insuffizienz der Sehnen und Muskulatur

Situationen nach Arthrodese mit einer länger bestehenden fehlenden Bewegung des oberen Sprunggelenkes und einer resultierenden Insuffizienz der Sehnen und Muskulatur gelten in der Regel als Kontraindikation und sollten nur in absoluter Ausnahme (Abb. 6.11), nach intensiven Patientengesprächen und in spezialisierten Zentren durchgeführt werden. Aussagen über das Outcome, besonders in Bezug auf die postoperative Beweglichkeit, können nicht oder nur unzureichend getroffen werden.

6.5 Alternative Operationen am oberen Sprunggelenk

Alternativen zum endoprothetischen Ersatz des oberen Sprunggelenkes

Zu den Alternativen zum endoprothetischen Ersatz des oberen Sprunggelenkes gehören sowohl Behandlungsverfahren, welche die endoprothetische Versorgung auf einen späteren Zeitpunkt verschieben, als auch Operationsverfahren, die anstelle einer Endoprothese

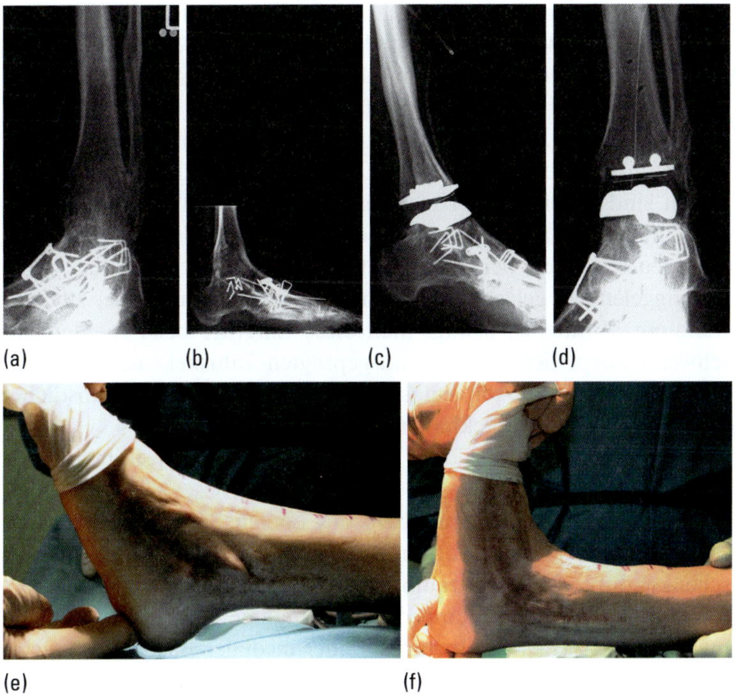

Abb. 6.11: Desarthrodesierung nach Arthrodese des oberen und unteren Sprunggelenkes sowie einer partiellen Mittelfußarthrodese. Eine physiologische Abrollbewegung des Fußes war nicht mehr möglich und der Patient kam mit dieser Situation nicht mehr zurecht. Die Desarthrodesierung als Ultima Ratio vor Amputation. (a, b) Präoperatives radiologisches Bild, (c, d) postoperatives radiologisches Bild nach Implantation einer S.T.A.R.-Endoprothese, (e, f) intraoperativer klinischer Befund (Extension/ Flexion).

des oberen Sprunggelenkes durchgeführt werden können. Darüber hinaus gibt es noch Operationsverfahren, die nach Entfernung einer oberen Sprunggelenksendoprothese infrage kommen.

6.5.1 Alternativoperationen vor Sprunggelenks-endoprothesenimplantation

Ursachen umschriebener Defekte mit nachfolgender Arthrose des oberen Sprunggelenkes

Hier sollen Operationen besprochen werden, die bei bereits klar erkennbarem Knorpeldefekt angewendet werden können, ohne das Gelenk zu versteifen oder durch ein künstliches Gelenk zu ersetzen. Als Ursachen umschriebener Defekte mit nachfolgender Arthrose des oberen Sprunggelenkes gelten posttraumatische Knorpeldefekte, die Osteochondrosis dissecans, eine aseptische Osteonekrose des Talus und die Varusarthrose. Betroffen sind vorwiegend Patienten zwischen dem 20. und 50. Lebensjahr. Einige Defekte sind schon im Röntgenbild klar als eine umschriebene Osteochondrosis dissecans oder unilateral als beginnende Arthrose erkennbar. Sie haben eine

Im Röntgenbild erkennbare Defekte mit schlechterer Prognose

als im MRT erkennbare Defekte

schlechtere Prognose als die Defekte, die nur im MRT zu sehen sind.

Behandlungsmöglichkeiten

Hier kann die Behandlung mittels einer Arthroskopie, Synovektomie, OATS-Plastik (osteochondrale autologe Transplantation) oder der Knorpelzelltransplantation erfolgen.

Weitere Therapiemöglichkeit: supramalleoläre Osteotomien

In den letzten Jahren hat sich als weitere Therapiemöglichkeit die Durchführung supramalleolärer Osteotomien bewährt. Die Indikationen sind ähnlich der Tibiakopfosteotomie im Vorfeld einer Endoprothesenimplantation zu stellen.

Weitere Indikationen möglich

Supramalleoläre Osteotomien kommen besonders bei der idiopathischen Varusarthrose des oberen Sprunggelenkes, gelegentlich auch bei der Valgusarthrose, zur Anwendung. Zusätzlich erwägt man diese Eingriffe bei Patienten mit schwerer körperlicher Arbeit, ausgeprägten Talusnekrosen sowie einer Adipositas oder Adipositas per magna, bei denen ein künstlicher Gelenkersatz sehr zurückhaltend angestrebt wird.

Osteotomien häufig bei Varus- oder Valgusveränderungen im Rückfuß

Osteotomien werden häufig bei Varus- oder Valgusveränderungen im Rückfuß von mehr als 15° durchgeführt. Diese Achsabweichungen können zum einen innerhalb des oberen Sprunggelenkes zwischen Talus und Tibia vorkommen, aber auch im distalen Unterschenkel durch eine posttraumatische Veränderung der Tibia.

Durchführung der Osteotomien

Bei diesen Patienten kann durch Entnahme eines Knochenkeiles mit lateraler Basis (Varusarthrose) oder medialer Basis (Valgusarthrose) eine Korrektur erreicht werden. Zur Osteosynthese nach diesen Osteotomien stehen spezielle winkelstabile Platten zur Verfügung. Da bei der Closed-wedge-Osteotomie (bei Varusarthrose) gleichzeitig ein Stück aus der Fibula entnommen werden muss, kann die Fibula-Osteosynthese ebenfalls als Fixation der Osteotomie verwendet werden (Abb. 6.12).

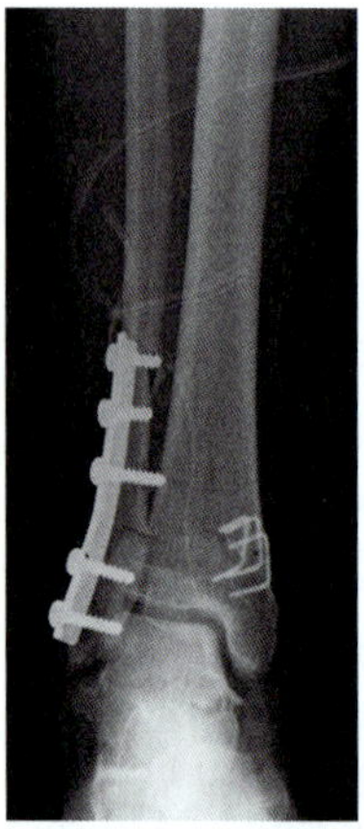

Abb. 6.12: Radiologisches Bild nach lateraler Closed-wedge-Osteotomie bei Varusarthrose des oberen Sprunggelenkes. Fibula- und mediale Staple-Osteosynthese zur Stabilisierung der Osteotomie.

Erhaltung einer biomechanischen Belastungsachse wichtig

Bei den Osteotomien muss ebenfalls auf die Erhaltung einer biomechanischen Belastungsachse geachtet werden. Neben der Technik mit Entfernung eines Knochenkeiles (closed-wedge) besteht die Möglichkeit einer additiven Achskorrektur (open-wedge). Auch hier erfolgt die Fixierung über spezielle Osteosyntheseplatten.

Es ist bekannt, dass präoperative Achsabweichungen am Sprunggelenk die Behandlungsergebnisse nach Endoprothesenoperation (sekundäre Prothesendislokationen, Malleolusfrakturen, Korrekturverluste) deutlich verschlechtern. Dieses spricht für die Durchführung von Osteotomien als einen vorbereitenden Eingriff vor Endoprothesenimplantation. Aus unseren Erfahrungen ist es wesentlich komplizierter – aber auch möglich –, nach endoprothetischer Versorgung eine sekundäre Osteotomie zur Achsbegradigung durchzuführen.

Durchführung von Osteotomien als vorbereitender Eingriff vor Endoprothesenimplantation

Sekundäre Osteotomie zur Achsbegradigung wesentlich komplizierter

Korrekturosteotomien können durch gleichzeitig durchgeführte gelenkverbessernde Maßnahmen erweitert werden. So führen wir einzeitig das Anbohren der sklerosierten Gelenkanteile am Talus oder dessen Mikrofrakturierung durch. Fast obligat sind das Abtragen von ventralen Osteophyten und die Durchführung einer Synovialektomie, wenn eine deutliche Entzündung vorliegt.

Korrekturosteotomien mit gleichzeitig durchgeführten gelenkverbessernden Maßnahmen

6.5.2 Alternativen zur Totalendoprothese

Während noch vor 20 Jahren über gute Ergebnisse nach Interpositionsplastiken und Denervierungen berichtet wurde, ist es heute um diese Eingriffe sehr ruhig geworden. Als einzige wirkliche Alternative wird heute die Versteifung des oberen Sprunggelenkes gesehen. Unserer Auffassung nach kann sie heute nicht mehr als Goldstandard bezeichnet werden. Während in der Orthopädischen Universitätsklinik Magdeburg etwa 150–180 Sprunggelenksendoprothesen im Jahr eingesetzt werden, führen wir lediglich 10–15 primäre Arthrodesen des Sprunggelenkes durch. Der größte Nachteil der Arthrodese ist, dass die Beschwerden im Laufe der Jahre eher zu- als abnehmen, wenn es nicht zu einer Mobilisierung der Nachbargelenke kommt bzw. sekundäre (versteifende) Arthrosen auftreten. Daraus folgt, dass jüngere Patienten mit einer Arthrodese eher eine schlechte Langzeitprognose haben und deshalb von einer Totalendoprothese profitieren.

Versteifung des oberen Sprunggelenkes einzige wirkliche Alternative zur Totalendoprothese

Versteifung heute nicht mehr Goldstandard

Jüngere Patienten mit Arthrodese mit eher schlechter Langzeitprognose

Wesentlich für den Erfolg der isolierten Arthrodese des oberen Sprunggelenkes ist die primäre Fixation. Hier führt die Fixation über Schrauben zu guten Ergebnissen. Des Weiteren ist eine Arthrodese mittels Fixateur externe, retrograden Verriegelungsnägeln und arthroskopisch unterstützten Techniken möglich.

Primäre Fixation wesentlich für Erfolg der isolierten Arthrodese

Für die Entknorpelung des oberen Sprunggelenkes gibt es ebenfalls unterschiedliche Techniken. Die Entknorpelung kann bei offener Operation mittels oszillierender Säge durch Resezieren der gelenknahen Anteile erfolgen aber auch durch die arthroskopische Entfernung des Gelenkknorpels. Vergleichende prospektiv randomisierte Studien liegen zu den einzelnen Methoden nicht vor, sodass ihre Anwendung von der persönlichen Erfahrung des Operateurs abhängt.

Unterschiedliche Techniken für Entknorpelung des oberen Sprunggelenkes

In einigen Fällen muss die Endoprothese sekundär entfernt werden. Selten ist das Weiterbestehen nicht tolerierbarer Schmerzen. Häufiger treten sekundäre Lockerungen und Osteonekrosen, insbesondere im Talusbereich, auf. Eine der häufigsten Explantationsursachen ist sicherlich die Infektion. Allen gemeinsam ist, dass sie meist

Sekundäre Entfernung der Endoprothese

Ursachen:
- selten nicht tolerierbare Schmerzen
- sekundäre Lockerungen
- Osteonekrosen
- Infektion

zu einem Substanzdefekt im Gelenkbereich führen. Wenn gleichzeitig das untere Sprunggelenk so geschädigt ist, dass es mit versteift werden sollte, so ist die Behandlung technisch am leichtesten. In diesen Fällen werden retrograde Verriegelungsnägel verwendet (Abb. 6.13), die sowohl im Kalkaneusbereich als auch im Talusbereich distal fixiert werden. Weiterhin besteht die Möglichkeit einer proximalen Dynamisierung nach sechs Wochen, um eine ausreichende Kompression zu erreichen. Liegen Substanzdefekte vor, kann bei aseptischen Verhältnissen eine autologe Spongiosaplastik durchgeführt werden. Bei fraglichen Infektionen empfiehlt es sich, die Explantation und die Arthrodese zweizeitig durchzuführen.

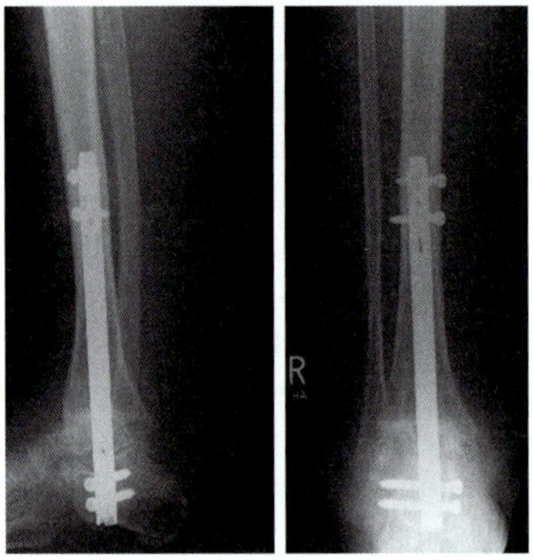

Abb. 6.13: Postoperatives radiologisches Bild nach kombinierter OSG- und USG-Arthrodese mittels retrogradem Verriegelungsnagel

Sekundäre Arthrodese mit schlechterem funktionellen Ergebnis als primäre Versteifung

Es ist natürlich völlig verfehlt zu glauben, dass man mit einer sekundären Arthrodese nach Entfernung einer Sprunggelenksendoprothese funktionell ein ebenso gutes Ergebnis erreichen kann wie bei primärer Versteifung des oberen Sprunggelenkes.

6.6 OP-Technik

Implantation meistens über standardisierten ventralen Zugang

Der Großteil der heute verwendeten Implantate wird über einen standardisierten ventralen Zugang implantiert. Eine Ausnahme bildet hier die AGILITY-Prothese, die zur Stabilisierung der Syndesmose eine zusätzliche Inzision über der distalen Fibula benötigt. Die ESKA-Prothese wird komplett über einen lateralen, transfibularen oder ggf. einen medialen Zugang implantiert (Abb. 6.5).

Antibiotische Abschirmung vor OP

Fakultativ Anlegen einer Blutsperre

15–30 Minuten vor der Operation sollte eine antibiotische Abschirmung erfolgen. Das Anlegen einer Blutsperre kann fakultativ erfolgen. Durch sie kann eine gute Übersicht während der Operation erreicht werden. Im Rahmen ausgedehnter Eingriffe kann es hier aber zu zeitlichen Problemen kommen, die ein Öffnen der Blutsperre während der Operation notwendig machen.

Schnitttechnik

Der Hautschnitt sollte nicht zu klein gewählt werden (10–15 cm) und führt im Normalfall bis kurz über das Talonavikulargelenk.

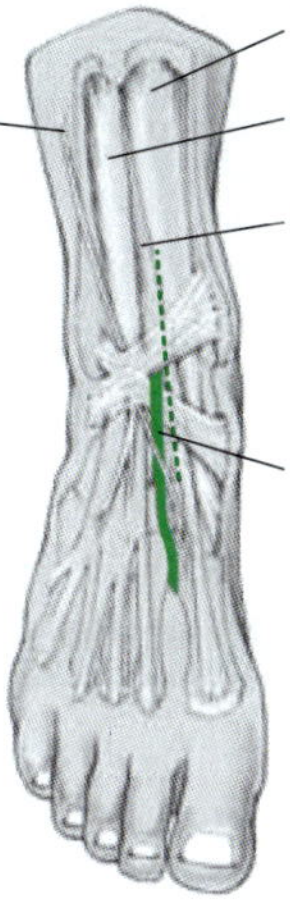

Abb. 6.14: Anatomische Landmarken für den ventralen Zugang zum Sprunggelenk (modifiziert nach H. W. Neumann et al., Oper Orthop Traumatol, 2007)

Nach subkutaner Präparation und Darstellung des Retinakulums erfolgt die Inzision in Längsrichtung im Randbereich der Sehne des M. tibialis anterior (Abb. 6.14).

Operationsdurchführung

Nach Darstellung des Gelenkes wird die Gelenkkapsel reseziert und eventuell vorhandene ventrale Osteophyten entfernt. In Abhängigkeit von dem verwendeten Prothesenmodell wird nun das tibiale Zielinstrumentarium platziert und verankert. Anschließend erfolgt die tibiale Resektion. Nach Entfernung des Resektates wird die talare Resektionsebene referenziert und nachfolgend mittels Sägelehren für die talare Komponente vorbereitet. Mittels Probekomponenten kann nun der korrekte Sitz und das Zusammenspiel überprüft werden.

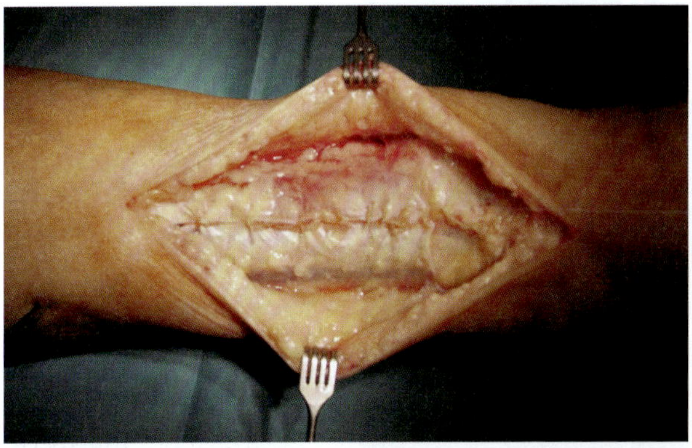

Abb. 6.15: Intraoperativer Situs nach subtilem Verschluss des Retinakulums in Einzelknopfnahttechnik. Hierdurch soll die Gefahr der Ausbildung eines subkutanen Hämatoms vermindert werden.

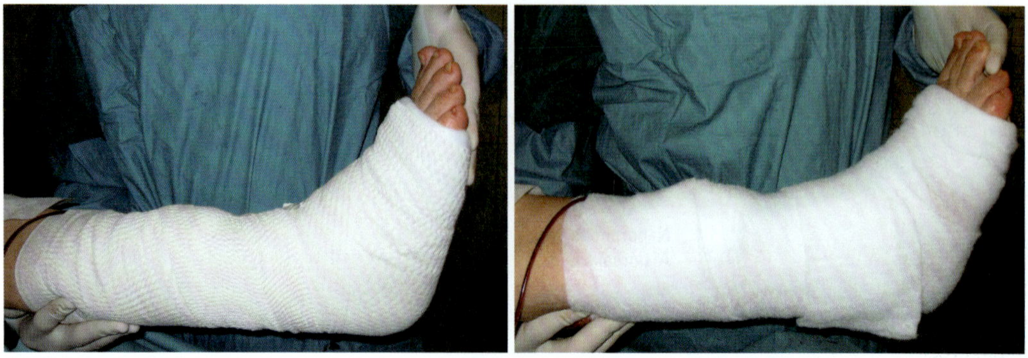

(a) (b)

Abb. 6.16: (a) Postoperativer Wundverband mit Watteunterpolsterung (b)

Nachfolgend werden die Originalimplantate zementfrei – mittels Press-fit-Technik – eingebracht. Nach nochmaliger Funktionskontrolle und intensiver Spülung wird eine Drainage eingelegt und die Wunde schichtweise verschlossen.

Subtiler Verschluss des Retinakulums

In unserer Klinik wird auf den subtilen Verschluss des Retinakulums besonderen Wert gelegt. Er erfolgt immer mit Einzelknopfnähten und wird solange fortgeführt, bis das Retinakulum „wasserdicht" verschlossen ist (Abb. 6.15). Damit werden Einblutungen in das subkutane Gewebe und somit die Gefahr von Wundheilungsstörungen minimiert. Zur Kontrolle wird zu diesem Zeitpunkt die Blutsperre geöffnet und eventuelle Dehiszenzen übernäht.

Abschluss der Operation

Nach Subkutan- und Hautnaht wird ein Wundverband mit Watteunterpolsterung angelegt (Abb. 6.16). Eine postoperative Röntgenkontrolle in zwei Ebenen ist Standard (Abb. 6.17).

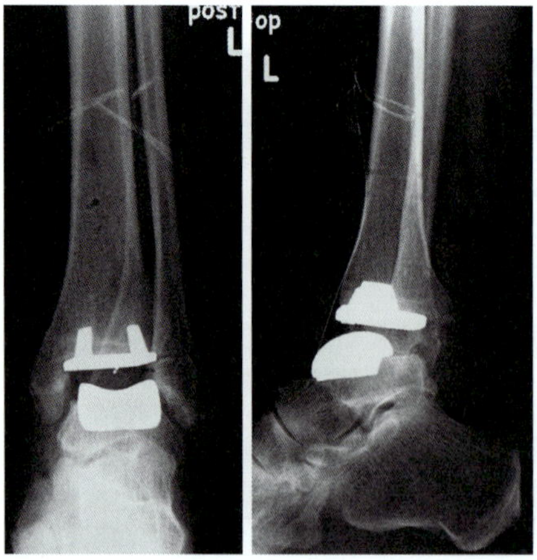

Abb. 6.17: Postoperatives radiologisches Bild nach Implantation einer Sprunggelenksendoprothese (TARIC)

6.7 Zusatzeingriffe

Fehlstellungen im Bereich des Sprunggelenkes von mehr als 10° in der Frontalebene galten lange Zeit als Kontraindikation für die Implantation einer Sprunggelenksendoprothese. Einige Publikationen belegen, dass größere Fehlstellungen in der Frontalebene und hier besonders die Varusfehlstellung mit einer höheren Komplikations- bzw. Revisionsrate nach Totalendoprothese des oberen Sprunggelenkes (OSG-TEP) behaftet sind. Um das Indikationsspektrum für die Endoprothese zu erweitern, ist es deshalb notwendig, diese Fehlstellungen korrekt zu diagnostizieren und entsprechend zu therapieren, um letztendlich eine achsgerechte Prothesenimplantation zu gewährleisten.

Höhere Komplikations- bzw. Revisionsrate durch größere Fehlstellungen in Frontalebene

Korrekte Diagnose und Therapie der Fehlstellungen nötig

Das Spektrum der unterschiedlichen OP-Techniken zur Balancierung des Sprunggelenkes im Zusammenhang mit einer Endoprothese reicht vom Weichteilbalancing im Bereich der Kapsel und Bandstrukturen, z. B. durch ein mediales Release, über bandplastische Rekonstruktionen bzw. Sehnentransfers bis hin zu Osteotomien und Korrekturarthrodesen der Nachbargelenke. Somit scheint es jetzt auch möglich, Sprunggelenke mit größeren Fehlstellungen mit einer Endoprothese langfristig erfolgreich zu therapieren, wobei die Grenzen hier sicherlich fließend sind und ganz wesentlich auch vom Erfahrungsschatz des Operateurs abhängen. Durch notwendige Zusatzoperationen wird allerdings das unmittelbare OP-Risiko in Hinsicht auf Komplikationen erhöht bzw. bedürfen einige Zusatzeingriffe einer längeren Rehabilitationsphase. Dies alles sollte deshalb im Vorfeld mit dem Patienten ausführlich besprochen werden.

Großes Spektrum unterschiedlicher OP-Techniken zur Balancierung des Sprunggelenkes bei Endoprothese

Erhöhtes OP-Risiko durch notwendige Zusatzoperationen

Zusatzeingriffe z. T. mit längerer Rehabilitationsphase

Art und Ausmaß der durchzuführenden Korrektur hängen ganz wesentlich von der Lokalisation und der Deformität ab. In der Frontalebene kann die Fehlstellung zum einen isoliert im Tibiotalargelenk oder aber auch im Subtalargelenk auftreten. Nicht selten sind beide Gelenke involviert. Des Weiteren muss zwischen flexiblen bzw. fixierten Fehlstellungen unterschieden werden. Präoperativ muss in jedem Fall eine gründliche klinische Untersuchung erfolgen. Ganz wichtig ist hierbei die Beurteilung der Gelenkstatik beim stehenden Patienten unter Einbeziehung des Zehenstandes. Außerdem ist in jedem Fall ein Röntgenbild des betroffenen Sprunggelenkes im a.p.-Strahlengang unter Belastung des Fußes notwendig. In einigen Fällen werden Ganzbeinstandaufnahmen zur Beurteilung der Gelenkachsen erforderlich sein.

Art und Ausmaß der durchzuführenden Korrektur abhängig von Lokalisation und Deformität

Unterscheidung zwischen flexiblen und fixierten Fehlstellungen

6.7.1 Tibiotalare Fehlstellungen (Varus/Valgus)

Valgusfehlstellungen im oberen Sprunggelenk sind im Vergleich zu den Varusfehlstellungen eher selten und lassen sich häufig allein durch die achsgerechte Implantation einer Endoprothese reorientieren. Weitaus häufiger kommen die Varusarthrosen vor (Abb. 6.18).

Valgusfehlstellungen selten, wesentlich häufiger Varusarthrosen

Hinsichtlich der Ätiologie muss zwischen der idiopathischen Varusarthrose des oberen Sprunggelenkes (häufig beidseits, bevorzugt

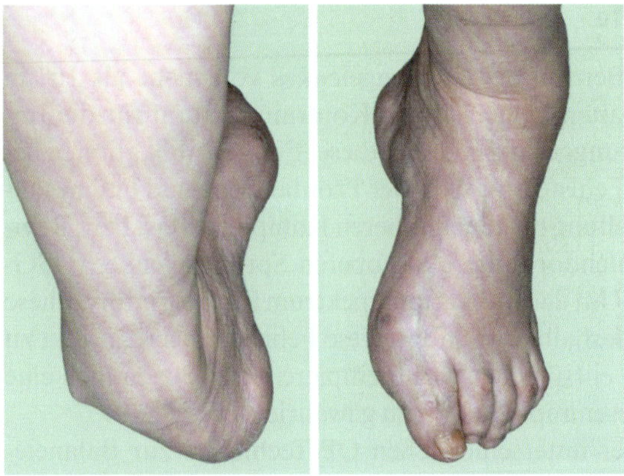

Abb. 6.18: Klinisches Bild bei Varusfehlstellung des oberen Sprunggelenkes

Unterscheidung zwischen idiopathischer Varusarthrose und posttraumatischen Zuständen mit chronischer Außenbandinsuffizienz

Männer) und posttraumatischen Zuständen mit chronischer Außenbandinsuffizienz unterschieden werden. Während Erstere häufig in der Varusposition fest fixiert ist, sich passiv nicht mehr korrigieren lässt und somit zu einem unphysiologischen Gangbild auf der Fußaußenkante führt, zeigt sich bei den posttraumatischen lateral instabilen Sprunggelenken eine gute passive Korrekturmöglichkeit. Radiologisch findet sich in beiden Fällen ein medial betonter tibiotalarer Substanzverlust in beiden Gelenkpartnern mit varischer Verkippung des Talus in der Malleolengabel. Der tibiotalare Winkel, das heißt die Taluskippung in Relation zur Tibialängsachse im a.p.-Röntgenbild unter Belastung, gilt als annäherndes Maß für die Deformität, wobei die subtalare Komponente dabei nicht berücksichtigt wird.

Im Folgenden werden Korrekturmöglichkeiten vorgestellt.

Ausgleich kleinerer Fehlstellungen bis ca. 10° durch mediales Release

Komplikationen: Gefäß-, Nervenverletzungen

Mediales Release. Beim sogenannten medialen Release sollen die kontrakten Bandstrukturen (Deltaband) gelöst werden. Dazu werden zumeist mittels Säge oder Meißel die Ansatzbereiche des Deltabandes subperiostal, unter gleichzeitigem Valgusstress auf den Rückfuß, abgelöst. Erfahrungsgemäß lassen sich mit dieser Methode allerdings nur kleinere Fehlstellungen bis ca. 10° ausgleichen. Mögliche Komplikationen wie Gefäß-/Nervenverletzungen (Tarsaltunnel) können hierbei auftreten.

Mediale Malleolusverlängerungsosteotomie: gute und sichere Korrekturmöglichkeit bei bestehender fixierter Varusdeformität

Mediale Malleolusverlängerungsosteotomie. Diese von Doets entwickelte Methode bietet eine gute und sichere Korrekturmöglichkeit bei bestehender fixierter Varusdeformität. Bei dieser Methode wird eine großflächige Längsosteotomie im Bereich des medialen Malleolus unmittelbar neben der medialen Tibiaplattenbegrenzung durchgeführt. Es kann nunmehr der Malleolus mit seinen meistens kontrakten Bandansätzen distalisiert und refixiert werden (Abb. 6.19). Das Ausmaß der Distalisierung wird zumeist bei liegender (Probe-)Prothese bestimmt und lässt sich somit relativ exakt ermitteln.

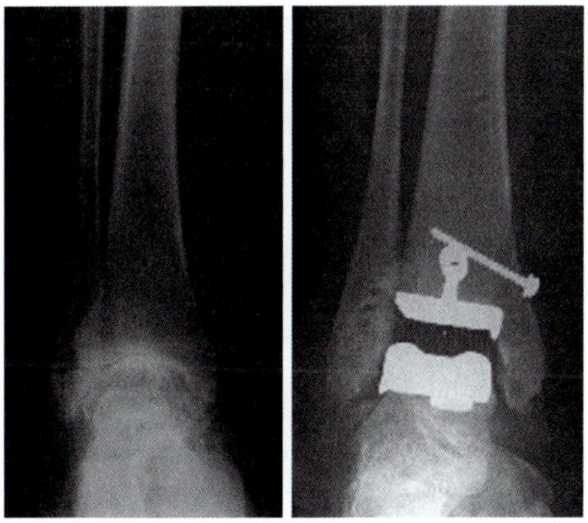

Abb. 6.19: Einzeitige mediale Malleolusverlängerungsosteotomie im Rahmen der Sprunggelenksendoprothetik. (a) Präoperatives radiologisches Bild, (b) postoperatives radiologisches Bild: Fixation der Osteotomie mittels Schraubenosteosynthese

Mögliche Komplikationen sind im Auftreten von Pseudarthrosen bzw. Frakturen zu sehen. Auch ist der Patient über eine verlängerte Rehabilitationszeit zu informieren.

Komplikationen: Pseudarthrosen, Frakturen

Außenbandplastiken. Bei flexiblen Varusfehlstellungen mit passiver Korrekturmöglichkeit und nachgewiesener lateraler Bandinsuffizienz stellt die Rekonstruktion der Außenbänder eine mögliche Therapieoption dar. Dies kann zum einen über Sehnenplastiken (z. B. Peroneus-longus-Transfer) oder durch das Einsetzen sogenannter Kunstbänder erfolgen. Allerdings eignen sich diese Verfahren häufig nur in Kombination mit anderen Techniken, da zumeist doch wenigstens teilkontrakte Verhältnisse vorliegen. Zum anderen erfordern Sehnenplastiken oder Sehnenersatzoperationen postoperativ eine längere Phase der Ruhigstellung, was sich im unmittelbaren Zusammenhang mit einer Endoprothesenimplantation nachteilig auswirken kann. Nicht zuletzt sei auch auf die Notwendigkeit eines zweiten Hautschnitts mit der potentiellen Gefahr des Auftretens von Wundheilungsstörungen hingewiesen.

Rekonstruktion der Außenbänder mögliche Therapieoption bei flexiblen Varusfehlstellungen mit passiver Korrekturmöglichkeit und lateraler Bandinsuffizienz

Längere Phase der Ruhigstellung

Tibialis-anterior-Transposition. Ein relativ neues Verfahren im Zusammenhang mit der OSG-Endoprothetik stellt die Versetzung der Tibialis-anterior-Sehne auf den lateralen Fußrand dar. Als etabliertes Verfahren bei Kindern und neuroorthopädischen Korrektureingriffen wurde es von Hamel aufgegriffen und im Rahmen der Sprunggelenksendoprothetik bzw. deren Revision modifiziert. In Kombination mit anderen Verfahren scheint diese Methode, zumindest im kurz- bis mittelfristigen Verlauf, einen entscheidenden Faktor zur Rebalancierung der Gelenkachse darzustellen.

Tibialis-anterior-Transposition ein entscheidender Faktor zur Rebalancierung der Gelenkachse

6.7.2 Subtalare Fehlstellungen (Varus/Valgus)

Valgusfehlstellungen oft Ergebnis eines erworbenen schweren Pes plano valgus

Korrektur subtalarer Fehlstellungen vor oder mit Implantation

Während isolierte Varusfehlstellungen im Subtalargelenk eher selten sind, stellen Valgusfehlstellungen oft das Endergebnis eines erworbenen schweren Pes plano valgus mit Verlust der medialen Fußgewölbestütze dar. Um langfristig ein gutes Ergebnis für die Endoprothese zu erzielen, müssen auch subtalare Fehlstellungen beachtet und vor oder mit Implantation einer Sprunggelenksendoprothese korrigiert werden.

Korrektur einer Valgusfehlstellung des Rückfußes durch medialisierende Kalkaneus-Verschiebe-Osteotomie

Medialisierende Kalkaneusosteotomie. Die Valgusfehlstellung des Rückfußes kann in den meisten Fällen durch eine medialisierende Kalkaneus-Verschiebe-Osteotomie gut korrigiert werden. Hierbei wird intraoperativ durch einen zweiten kleinen lateralen Zugang unmittelbar hinter dem Verlauf der Peronealsehne die Osteotomie vorgenommen, sodass dann der Tuber calcanei bedarfsweise um ein bis zwei cm nach medial verschoben werden kann. Die Fixation erfolgt in aller Regel durch das Einbringen von ein bis zwei Kompressionsschrauben (Abb. 6.20). Bei starker Medialisierung sollte unter Umständen die laterale Kante im Versatzbereich der Osteotomie geglättet werden, um hier Druckbeschwerden zu vermeiden. Auch können gelegentlich die eingebrachten Schrauben im Fersenbereich stören, sodass sie nach Ausheilung der Osteotomie entfernt werden müssen.

Korrektur einer Varusfehlstellung der Ferse durch lateralisierende Kalkaneus-Verschiebe-Osteotomie

Valgisierende Kalkaneusosteotomie. Bei Varusfehlstellung der Ferse kann eine lateralisierende Kalkaneus-Verschiebe-Osteotomie durchgeführt werden, um durch den lateralisierenden Effekt auf den Achillessehnenansatz das Varusmoment auf das Sprunggelenk zu minimieren. Die Osteotomie erfolgt ebenfalls über einen zweiten lateralen Hautschnitt dorsal der Peronealsehnen. Durch Entnahme eines kleinen Keils mit lateraler Basis und gleichzeitiger Lateralverschiebung

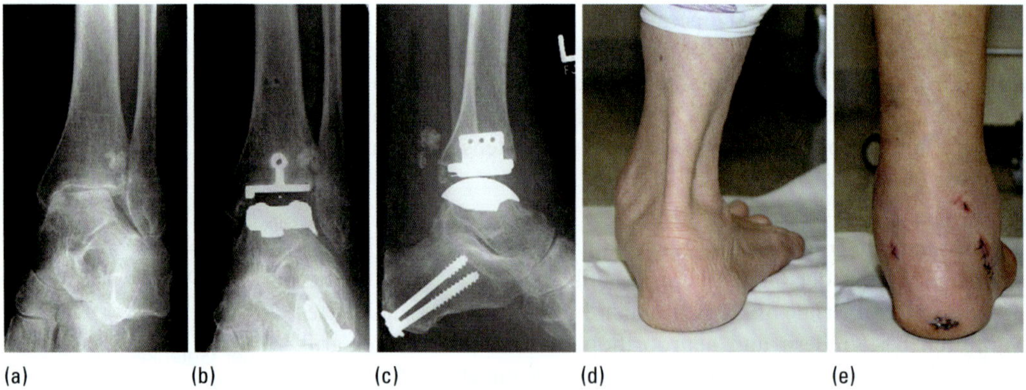

(a) (b) (c) (d) (e)

Abb. 6.20: Medialisierende Kalkaneusosteotomie bei valgischer Rückfußstellung; (a) präoperatives radiologisches Bild, (b, c) postoperatives radiologisches Bild, (d) präoperatives klinisches Bild, (e) postoperatives klinisches Bild des Tuber calcanei kann die Ferse entsprechend valgisiert werden. Auch hier sollte überstehender Knochen zur Vermeidung von Druckbeschwerden entfernt werden. Alternativ kann eine z-förmige Osteotomie, wie von Hintermann beschrieben, durchgeführt werden.

Alternativ: z-förmige Osteotomie nach Hintermann

Rückfußarthrodesen. Die Indikation zur Durchführung von Rückfußarthrodesen ergibt sich fast ausschließlich für schwere Plattfußdeformitäten im Rahmen einer rheumatoiden Arthritis. Bei ausgeprägten arthritischen Veränderungen im Subtalar- und Talonavikulargelenk können diese zur Erreichung einer stabilen und plantigraden Fußausrichtung fusioniert werden. Die Fusion erfolgt meist mittels Schraubenarthrodese. Gegebenenfalls ist hier ein zweizeitiges Vorgehen zu favorisieren, da aufgrund der sensiblen Durchblutungsverhältnisse am Talus durch die implantierte Prothese und das zusätzlich eingebrachte Osteosynthesematerial eine potentielle Gefahr für das Auftreten von Talusnekrosen besteht.

Korrektur schwerer Plattfußdeformitäten bei rheumatoider Arthritis mittels Rückfußarthrodesen

Zweizeitiges Vorgehen zur Vermeidung von Talusnekrosen

6.7.3 Spitzfußdeformität

In Spitzfußstellung fixierte Sprunggelenke, die sich oft schleichend über viele Jahre ausgebildet haben, werden häufig bei posttraumatischen Arthrosen beobachtet.

Spitzfußdeformitäten oft bei posttraumatischen Arthrosen

Achillessehnenverlängerung. Nicht immer reicht im Zusammenhang mit der Prothesenimplantation die vollständige Resektion der dorsalen Sprunggelenkskapsel aus, um eine befriedigende Dorsalextension des Fußes zu ermöglichen. Die bestehende Achillessehnenkontraktur sollte dann zeitgleich mit der Implantation der Sprunggelenksendoprothese behandelt werden. Dieses kann entweder offen oder in perkutaner Technik erfolgen. Bei der perkutanen Achillotenotomie werden am hoch gelagerten Bein unter Anspannung der Achillessehne perkutan drei hälftige, jeweils gegenläufige Stichinzisionen im Seh-

Behandlung einer Achillessehnenkontraktur zeitgleich mit Implantation der Sprunggelenksendoprothese

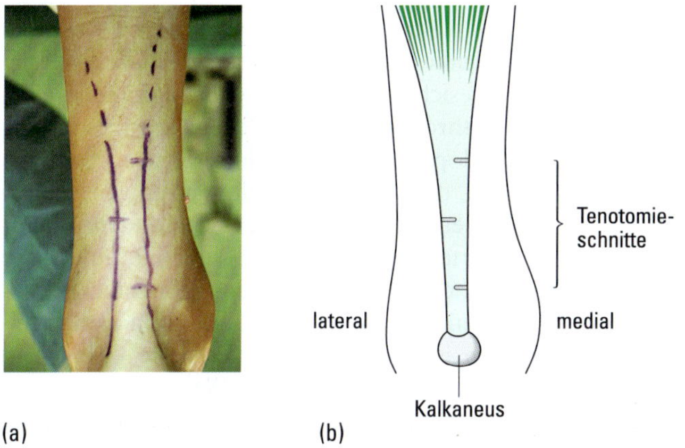

Abb. 6.21: Perkutane, selektive Achillotenotomie; (a) intraoperativer Situs, (b) schematische Darstellung

nenbereich durchgeführt und der Fuß dabei schrittweise nach dorsal redressiert (Abb. 6.21).

Vorteil: relativ einfache technische Durchführung

Der Vorteil dieser Methode liegt sicher in ihrer relativ einfachen technischen Durchführung. Bei genügender Erfahrung lässt sich das Ausmaß der Verlängerung sehr subtil bestimmen, da eine Überkorrektur mit resultierender Krafteinbuße der Plantarflexion vermieden werden sollte.

Komplikationen

Als mögliche Komplikationen müssen venöse Blutungen bzw. Nervenverletzungen (Nervus suralis) beachtet werden.

Alternative: Durchtrennung der Gastrocnemius-Aponeurose

Als alternatives technisches Verfahren zur perkutanen Achillessehnenverlängerung sei die Durchtrennung der Gastrocnemius-Aponeurose unmittelbar distal der muskulären Insertion genannt. Es wird diskutiert, dass mit dieser Methode die Plantarflexion weniger beeinträchtigt wird.

Moderate Ausführung zur Vermeidung von Überkorrekturen

Beide Techniken sollten jedoch moderat ausgeführt werden, um eine Überkorrektur zu vermeiden. Im Allgemeinen ist das Erreichen von 10° Dorsalextension ausreichend.

6.7.4 Arthrosen der Nachbargelenke

Kontroverse Diskussion der klinischen Relevanz und Behandlungswürdigkeit von bestehenden Arthrosen in benachbarten Gelenken

Diagnostische intraartikuläre Injektionen eines Lokalanästhetikums in Subtalar- bzw. Talonavikulargelenk bei präoperativer Planung hilfreich

Die Beurteilung der klinischen Relevanz und damit auch der Behandlungswürdigkeit von bestehenden Arthrosen in den benachbarten Gelenken, insbesondere des Subtalar- und Talonaviculargelenkes, ist schwierig und wird kontrovers diskutiert. Seitens der Patienten werden häufig nur allgemeine Angaben zur Schmerzhaftigkeit im Sprunggelenksbereich gemacht. Es sollte in jedem Fall eine ganz gezielte Befragung des Patienten hinsichtlich des Schmerzverhaltens z. B. beim Laufen auf unebenem Boden erfolgen. Eine achsgerechte Rückfußstellung vorausgesetzt, muss auch das radiologische Vorliegen fortgeschrittener arthrotischer Veränderungen in den Nachbargelenken nicht zwangsläufig eine therapeutische Konsequenz nach sich ziehen. Diagnostische intraartikuläre Injektionen mit einem Lokalanästhetikum in das Subtalar- bzw. Talonavikulargelenk können bei der präoperativen Planung behilflich sein.

Indikation zur Arthrodese des betroffenen Gelenkes
- mögliche Komplikationen
- erschwerte/verlängerte Rehaphase

Arthrodesierte Gelenke mit längerer Ruhigstellung

Nach erfolgreicher Endoprothesenimplantation oft Entlastung der

Arthrodese der Nachbargelenke. Bei nachgewiesener klinischer Relevanz und radiologisch gesicherten arthrotischen Veränderungen kann die Indikation zur Arthrodese des betroffenen Gelenkes im Zusammenhang mit der Endoprothesenversorgung gegeben sein. Es sollte aber beachtet werden, dass dem Vorteil der einzeitigen Versorgung die Nachteile möglicher Komplikationen (insbesondere Wundheilung) bzw. eine erschwerte oder verlängerte Rehabilitationsphase gegenüberstehen. Während das Ziel einer Endoprothesenimplantation am oberen Sprunggelenke eine schnelle Mobilisation zum Erreichen einer guten Funktion ist, bedürfen arthrodesierte Gelenke in aller Regel einer längeren Ruhigstellung. Des Weiteren sei darauf hingewiesen, dass nach einer erfolgreichen Endoprothesenimplantation oftmals die betroffenen Nachbargelenke entlastet werden und damit auch ihre Schmerzhaftigkeit verlieren. Bei persistierenden Schmerzen kann die Arthrodese des betroffenen Nachbargelenkes

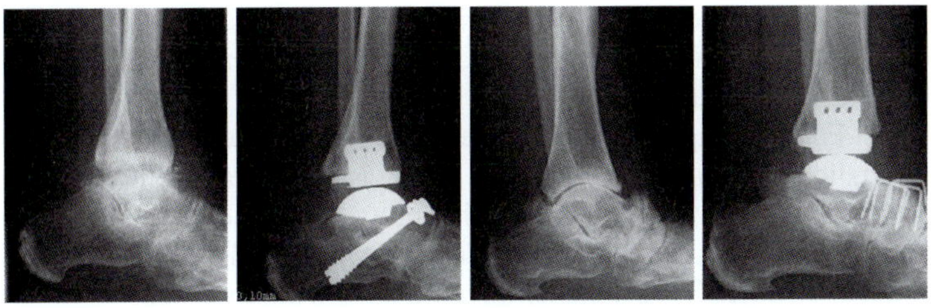

(a) (b) (c) (d)

Abb. 6.22: (a, b) Beispiel für eine einzeitige endoprothetische Versorgung und subtalare Arthrodese. In diesen Fällen kann die Verschraubung von ventral erfolgen. (c, d) Beispiel für eine einzeitige endoprothetische Versorgung und talonavikulare Arthrodese mittels Staples.

auch im Intervall erfolgen. Bei fixierten Deformitäten und bestehender Arthrose sowie bei Patienten mit rheumatoider Arthritis sollte ggf. die (Korrektur-)Arthrodese vor der Implantation einer Sprunggelenksendoprothese erfolgen, um einen stabilen plantigraden Fuß zu erhalten. In einigen Ausnahmefällen ist es auch möglich, mit Implantation der Endoprothese einzeitig das Subtalargelenk durch anterogrades Einbringen zweier Kompressionsschrauben temporär zu fixieren, wobei hier dann auf eine Anfrischung der Gelenkflächen verzichtet wird (Abb. 6.22). Bei teilankylosiertem schmerzhaftem Talonavikulargelenk kann dieses durch Einbringen von Staples in die vollständige Ankylose überführt werden (Abb. 6.22).

Nachbargelenke mit Abnahme der Schmerzhaftigkeit

Bei persistierenden Schmerzen Arthrodese des betroffenen Nachbargelenkes auch im Intervall

6.8 Radiologische Diagnostik

Eine sorgfältige präoperative Planung ist Grundvoraussetzung für einen erfolgreichen Eingriff. Dazu zählt neben der gründlichen Anamnese und klinischen Untersuchung auch eine standardisierte radiologische Diagnostik.

Sorgfältige präoperative Planung Grundvoraussetzung für erfolgreichen Eingriff

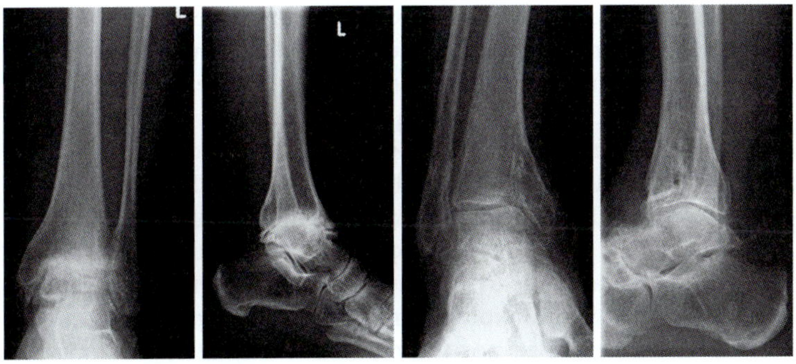

(a) (b) (c) (d)

Abb. 6.23: Standardaufnahmen zur präoperativen Vorbereitung im Stand mit Belastung: (a, c) a.p.-Aufnahme in 20° Innenrotation, (b, d) seitliche Aufnahme; (a, b) Arthrose des oberen Sprunggelenkes im Rahmen einer rheumatoiden Arthritis; (c, d) posttraumatische Arthrose mit deutlicher supramalleolärer Vargusfehlstellung

Standardisierte radiologische Diagnostik

Zusätzliche Aufnahmen bei Fehlstellungen im Hüft- oder Kniegelenkbereich

Ggf. zusätzlich CT-Untersuchungen

Für jeden Patienten wird zunächst im Stand und unter Belastung eine a.p.-Aufnahme in 20° Innenrotation und im seitlichen Strahlengang angefertigt (Abb. 6.23).

Bei Fehlstellungen im Bereich des Hüft- oder Kniegelenkes müssen zusätzliche Aufnahmen erfolgen. Hier ist die Ganzbeinstandaufnahme ein probates Mittel zur Erkennung kombinierter Fehlstellungen (Abb. 6.24). Bei weitergehenden Fragen, z. B. Rotationsfehlstellungen, können CT-Untersuchungen durchgeführt werden.

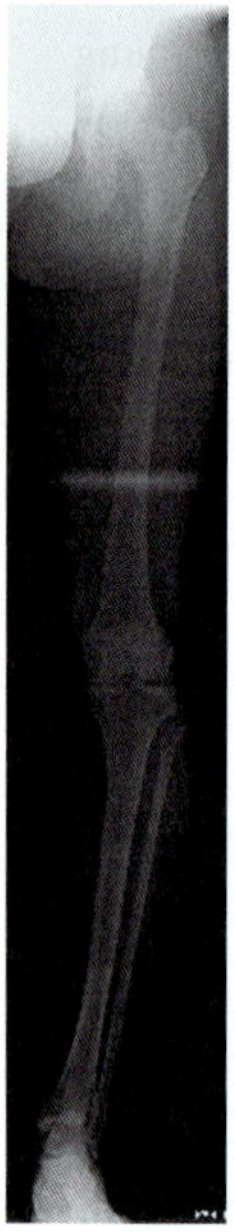

Abb. 6.24: Ganzbeinstandaufnahme links im Stand und unter Belastung, Varusfehlstellung des Kniegelenkes mit sekundärer valgischer Rückfußfehlstellung

Bestimmung von Achsfehlstellungen wichtig zur Vermeidung von Lockerungen, periprothetischen Frakturen

MRT-Untersuchungen bei speziellen Fragestellungen

Die Bestimmung von Achsfehlstellungen ist in Hinblick auf die Sprunggelenksendoprothetik von besonderer Bedeutung, da Abweichungen von einer normalen, axialen Krafteinleitung zu überdurchschnittlich häufigen sekundären Revisionen (Lockerungen, periprothetische Frakturen) führen können. Daher müssen sie eine besondere Beachtung in der präoperativen Planung finden.

MRT-Untersuchungen können bei speziellen Fragestellungen durchgeführt werden. Ausdehnung und Lokalisation von Osteonekrosen sind dadurch gut beurteilbar (Abb. 6.25). Sie können Auskunft über den „bone-stock“ geben. Bei Talusnekrosen > 50 % wird im Allgemeinen von einer Endoprothesenimplantation abgeraten. Des Weiteren erlaubt die MRT Aussagen zur chondralen Beschaffenheit im Rahmen von unikompartimentellen Sprunggelenksarthrosen bei Fehlstellungen oder posttraumatischen Defekten. Postoperativ werden Standardaufnahmen im a.p. und seitlichen Strahlengang angefertigt. Eine Innenrotation des Sprunggelenkes von 20° erleichtert auch hier die standardisierte Beurteilung.

Erste Verlaufskontrolle sechs Wochen postoperativ

Sechs Wochen postoperativ wird die erste Verlaufskontrolle nach Entlassung durchgeführt. Hierzu wird die Walker-Orthese/der Gips abgenommen und die Aufnahmen in oben genannter Weise durchge-

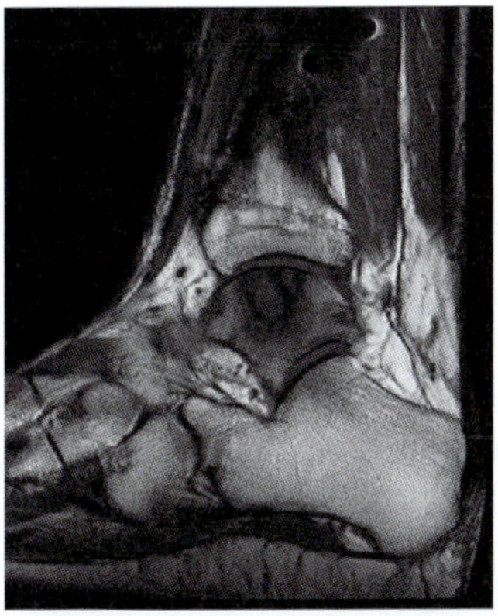

(a)

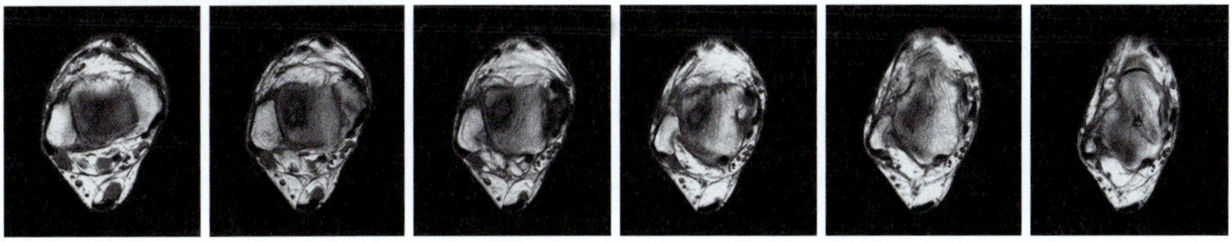

(b) (c) (d) (e) (f) (g)

Abb. 6.25: MRT rechtes Sprunggelenk (T1) von proximal (a) nach distal (g): (a) sagittale. Schichtung mit Zystendarstellung im Talus, (b–g) transversale Darstellung von zwei 1,6 × 1 cm und 0,3 × 0,3 cm großen Zysten im Talus

führt. An dieser Stelle müssen die Achsverhältnisse und das knöcherne Integrationsverhalten der Prothese beurteilt werden. Eine anschließende Vollbelastung ohne Orthese/Gips ist bei einem unauffälligen Verlauf möglich.

Bei unauffälligem Verlauf danach Vollbelastung ohne Orthese/Gips möglich

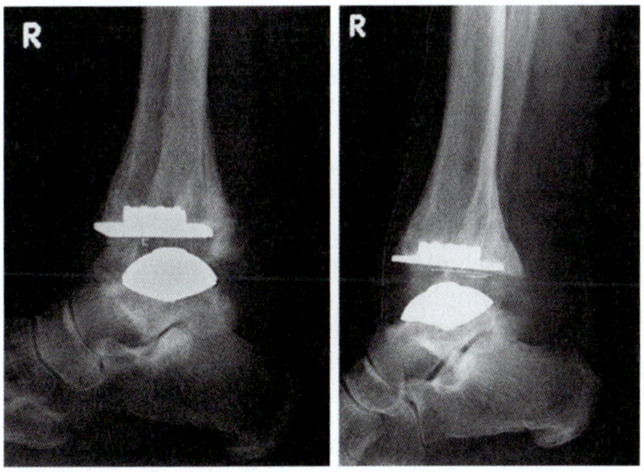

(a) (b)

Abb. 6.26: Dorsales und ventrales knöchernes Impingement acht Monate nach Endoprothesenimplantation (S.T.A.R.); (a) präoperatives Bild mit deutlicher Ossifikation im dorsalen Tibiabereich mit Affektion der Achillessehne bei Bewegung; (b) postoperative Kontrolle

Weitere Röntgenkontrollen nach sechs und zwölf Monaten

Nach sechs und zwölf Monaten erfolgen weitere Röntgenkontrollen zur Überprüfung einer sicheren Osteointegration. Möglicherweise auftretende periartikuläre Ossifikationen mit einem sekundären Impingement werden innerhalb dieser Zeiträume auffällig und können zeitgerecht therapiert werden (Abb. 6.26).

6.9 Nachbehandlung

Kein einheitliches Nachbehandlungsregime

Ein einheitliches Nachbehandlungsregime gibt es nicht. Die verschiedenen Konzepte reichen von sofortiger postoperativer Vollbelastung bis hin zur Entlastung für mehrere Wochen. Ebenfalls muss eine Gips- oder Orthesenversorgung kein Standard sein.

Nachbehandlungsprogramm der Orthopädischen Universitätsklinik Magdeburg

Im Folgenden wird das Nachbehandlungsprogramm der Orthopädischen Universitätsklinik Magdeburg vorgestellt (Tab. 6.3).

Tab. 6.3: Rehabilitationsprogramm nach Sprunggelenksendoprothese (Orthopädische Universitätsklinik Magdeburg)

Phase I: Nach Abnahme des zirkulären Unterschenkelgehgipses	
Ziele	• Schmerzreduktion • Schwellungsreduktion • Wiederherstellung der Beweglichkeit • Schutz vor Re-Verletzung
Therapeutische Übungen/ Schutzmaßnahmen	• Benutzung Unterarmgehstützen bis zur Wiederherstellung eines flüssigen Gangbildes, gegebenenfalls Taping • Hochlagern, Lagern über Herzhöhe • manuelle Lymphdrainage bei Bedarf • aktive Bewegungsübungen • manuelle Therapie für den Vorfuß • Gangschule
Phase II: Mobilisationsphase	
Ziele	• Schmerzreduktion • Erhöhung der schmerzfreien ROM • beginnende Kräftigung • Beginnen des non-weight-bearing, propriozeptiven Trainings • Reduzierung der notwendigen Unterstützung • Maßnahmen, um den Schmerz zu reduzieren und die Schwellung zu beseitigen: Eis, Bäder, Ultraschall (nicht im Prothesengebiet); manuelle Lymphdrainage • Weight-bearing: Zunahme der Belastung bis zum vollen Körpergewicht unter Gangschulenbedingungen
Therapeutische Übungen	• aktive ROM-Übung, Dorsalflexion, Innenversion, Fußzirkelplantarflexion, Eversion, Fußalphabet • Übung zur Kraftverbesserung: isometrische Übung im schmerzfreien Bereich, zwei Hanteln mit Handtuch anheben, Objekte mit den Zehen aufheben

Mobilisationsphase (Fortsetzung)	
Therapeutische Übungen	• propriozeptives Training: falls möglich, Übung auf dem Wackelbrett • Stretching: passive ROM, nur Dorsalflexion/Plantarflexion im schmerzfreien Bereich, keine passive, nicht kontrollierte Eversion und Innenversion, Achillesstretching • Gelenkmobilisation im Vorfußbereich
Phase III: Frühe rehabilitative Phase	
Ziele	• Anheben der schmerzfreien ROM • weiteres Fortschreiten der Kräftigung des propriozeptiven Trainings, schmerzfreie Aktivitäten des täglichen Lebens, schmerzfreie Vollbelastung • normales Gangbild
Therapeutische Übungen	• Stretching des Gastrocnemius und Soleus mit ansteigender Intensität, Gelenkmobilisation im Vor- und Mittelfußbereich • Kräftigung: Anheben von Gewichten mittels Hacken, Zehen, Stufen, kleine Seitausfallschritte, exzentrische, konzentrische Übungen (Theraband): keine Eversion und Innenversion (Vermeidung Knöchelimpingement), Plantarflexion, Dorsalflexion, Peronealkräftigung und Isokinetik • wenn möglich, propriozeptives Training (Voranschreiten von Teilbelastung zur Vollbelastung): Stehen auf dem Kippelbrett, vorsichtige beginnende Einbeinbalanceaktivität, fortführende Therapien bei gegebenenfalls noch vorhandenem Schmerz und Schwellung mit unterstützendem Tape
Phase IV: Rückkehr zur Alltags- und Berufsintensität	
Ziele	• Erreichen der vollen Belastbarkeit, annähernd normale biomechanische Verhältnisse • Schutz vor Gelenküberbeanspruchung und Instabilität
Therapeutische Übungen	• Fortführen der Kräftigungsübung und ROM • Terraintraining • Übungen schnelles Gehen, wechselnde Gehbelastung auf weicher und harter Unterlage • Übungen im Strömungskanal ohne Flossen • PNF-Techniken, kurzer Fuß nach Janda • Laufbandtherapie • begleitende Therapie zur Erreichung allgemeiner Fitness: Oberkörperergometer, Fahrradergometer, Bauch-/Rückengymnastik, Kräftigungsübung für das gesunde Bein

6.9.1 In der Klinik

Gewichtsadaptierte Thromboseprophylaxe

Eine gewichtsadaptierte Thromboseprophylaxe mit niedermolekularem Heparin und Kompressionsstrümpfen ist Standard. Neue orale direkte Faktor-Xa-Hemmstoffe sind zur Zeit im Zulassungsverfahren und werden in Zukunft sicherlich eine große Rolle im klinischen und ambulanten Alltag spielen.

Mit Watte gepolsterter Kompressionsverband zur Prävention von Lymphödemen

Noch im Operationssaal erhalten die Patienten einen mit Watte gepolsterten Kompressionsverband. Dieser hat sich im Rahmen der Prävention von Lymphödemen bewährt und wird von Physiotherapeuten nach jeder erfolgten Behandlung erneut angelegt. Die Lagerung des Beines sollte leicht erhöht (z. B. auf einem Kissen) erfolgen.

Spitzfußprophylaxe

Zur Spitzfußprophylaxe wird ein zusätzliches Kissen verwendet (Abb. 6.27). Je nach Füllung sollte die eingelegte Drainage am zweiten/dritten postoperativen Tag entfernt werden.

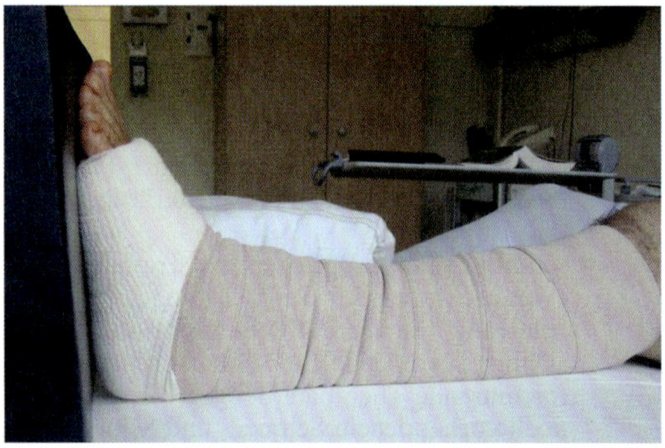

Abb. 6.27: Postoperative Lagerung im Bett. Die Spitzfuß-Prophylaxe erfolgt mittels eines vorgelagerten Kissens am Fußende. Die Patienten müssen intensiv über die Notwendigkeit dieser manchmal schmerzhaften Maßnahme aufgeklärt werden.

Allgemein- oder Regionalanästhesie oder Kombination beider Verfahren

Analgesie. Operationen am Sprunggelenk können in Allgemein- oder Regionalanästhesie oder in Kombination beider Verfahren erfolgen. Die meisten Patienten in unserer Klinik werden in Regionalanästhesie (Spinalanästhesie) in Kombination mit einem Periduraloder Ischiadikuskatheter zur postoperativen Analgesie operiert. Die regionalen Anästhesieverfahren werden in der Regel mit dem Einsatz von Hypnotika oder Sedativa kombiniert, was zu einer deutlich höheren Patientenakzeptanz führt.

Postoperatives Analgesiemanagement mit Nachinjektionen in den Periduralkatheter

Die Möglichkeit von Nachinjektionen in die Katheter kommt beim postoperativen Analgesiemanagement zum Einsatz. Die Katheter können im Rahmen der physiotherapeutischen Beübung diskontinuierlich mittels Einzeldosen oder kontinuierlich via Perfusor beschickt werden. Einzeldosen sollten ca. 30 Minuten vor der physiotherapeutischen Beübung verabreicht werden. Hiermit ist in den meisten Fällen eine schmerzfreie Beübung möglich.

Tab. 6.4: Beispiel für ein Schmerztherapieschema nach Sprunggelenksendoprothetik

	Tag 0 OP-Tag	post OP Tag 1	post OP Tag 2	post OP Tag 3	post OP Tag 4	post OP Tag 5	post OP Tag 6	post OP Tag 7	post OP Tag 8	post OP Tag 9	post OP Tag 10
PDK-Bestückung/Tag	3–4×	3–4×	3–4×	3–4×	PDK-Entfernung	–	–	–	–	–	–
Metamizol	3–4× 1 g p.o.	3–4× 1 g p.o.	3–4× 1 g p.o.	3–4× 1 g p.o.	3–4× 1 g p.o.	3–4× 1 g p.o.	3–4× 1 g p.o.	3–4× 1 g p.o.	–	–	–
Etoricoxib	1× 90–120 mg p.o.	1× 90–120 mg p.o.	1× 90–120 mg p.o.	1× 90–120 mg p.o.	1× 90–120 mg p.o.	1× 90–120 mg p.o.	1× 90–120 mg p.o.	1× 90–120 mg p.o.	1× 90–120 mg p.o.	1× 90–120 mg p.o.	1× 90–120 mg p.o.
Esomeprazol	1× 40 mg p.o. zur Nacht	1× 40 mg p.o. zur Nacht	1× 40 mg p.o. zur Nacht	1× 40 mg p.o. zur Nacht	1× 40 mg p.o. zur Nacht	1× 40 mg p.o. zur Nacht	1× 40 mg p.o. zur Nacht	1× 40 mg p.o. zur Nacht	1× 40 mg p.o. zur Nacht	1× 40 mg p.o. zur Nacht	1× 40 mg p.o. zur Nacht
Bei Bedarf zusätzlich Piritramid	bis 4× 15 mg s.c.	bis 4× 15 mg s.c.	bis 4× 15 mg s.c.	bis 4× 15 mg s.c.	–	–	–	–	–	–	–

Zur oralen Medikation werden die üblichen peripher wirksamen Analgetika verwendet. Bei Patienten mit einer bekannten Prädisposition für heterotrope Ossifikationen sollte eine Prophylaxe mit nichtsteroidalen Antirheumatika (NSRA) erfolgen.

Übliche peripher wirksame Analgetika zur oralen Medikation

Ein mögliches Schmerztherapieschema zeigt Tab. 6.4.

Schmerztherapieschema

Aus unserer Sicht sollte eine Magenprotektion auch dann erfolgen, wenn keine NSAR zur Anwendung kommen, da der allgemeine Operationsstress allein ein gastrales Risiko darstellen kann.

Magenprotektion empfohlen

Physiotherapie. Am Tag der Operation steht die Schmerztherapie an erster Stelle und eine physiotherapeutische Beübung sollte nicht durchgeführt werden. Jedoch muss sofort eine Spitzfußprophylaxe mittels Schienenlagerung erfolgen (Abb. 6.27).

OP-Tag: Schmerztherapie

Spitzfußprophylaxe mittels Schienenlagerung

Durch den ventralen Operationszugang kann es zu einer Affektion der ableitenden Lymphgefäße kommen. Lymphabflussstörungen mit Vor- und Mittelfußschwellungen sind nicht selten und erfordern eine erhöhte Aufmerksamkeit der Physiotherapeuten. Wenn die Wundverhältnisse es zulassen, wird ab dem 1. p.o. Tag Lymphdrainage verordnet, um Ödemen vorzubeugen. Um die Toleranz der Patienten zu erhöhen, ist auch hier eine adäquate analgetische Versorgung zu beachten.

Möglichst ab 1. p.o. Tag Lymphdrainage für gesamten Unterschenkel

Adäquate analgetische Versorgung

Des Weiteren beginnen wir ab dem 1. p.o. Tag mit passiven krankengymnastischen Übungsbehandlungen. Diese dienen in erster Linie einer Vermeidung von Adhäsionen im Bereich des Gleitgewebes der Extensoren unter dem Retinakulum und der Achillessehne. Bei vorbestehenden Bewegungseinschränkungen können aufbauende Mobilisationstechniken wie die postisometrische Relaxation (PIR) zum Einsatz kommen. Auch eine manuelle Dehnung des Triceps surae ist in der Frühphase unabdingbar. Hierauf muss besonders nach

Passive krankengymnastische Übungsbehandlungen ab 1. p.o. Tag

Unterstützung mit adäquater Schmerztherapie

perkutaner Achillotenotomie geachtet werden, da das intraoperative Bewegungsausmaß (bes. Dorsalextension) nur mit intensivem Training erhalten werden kann. Für viele Patienten mit einer jahrelangen Bewegungseinschränkung stellt dies ein besonderes Problem dar und muss daher mit einer adäquaten Schmerztherapie unterstützt werden.

Aktive Beübung an Folgetagen

Je nach Compliance der Patienten kann an den Folgetagen zu einer aktiv unterstützten bzw. aktiven Beübung übergegangen werden. Eine Pro- und Supination sollte vermieden werden. Nach jeder Behandlung wird der Kompressionsverband erneut angelegt.

Walker-Orthese am 8. p.o. Tag

Gangschule und Erlernen des Laufens auf Treppen

Eine komplikationslose Wundheilung vorausgesetzt, legen wir den Patienten am 8. p.o. Tag eine Walker-Orthese an (z. B. VACO®ped-Orthese). Hiermit ist im Normalfall eine Vollbelastung an Unterarmgehstützen möglich. Eine nachfolgende Gangschule und das Erlernen des Laufens auf Treppen sichert ein Zurechtfinden im häuslichen Umfeld.

Gipsanlage in seltenen Fällen notwendig

In seltenen Fällen ist eine Gipsanlage notwendig. Dies betrifft häufig Patienten, bei denen aufgrund ihrer Konfektionsgröße keine Schuhversorgung erfolgen kann. Da die Orthese Tag und Nacht getragen werden muss, werden auch Patienten mit einer geringen Compliance mit einem zirkulären Unterschenkel-Cast/-Gips versorgt. Im Rahmen der Nachbehandlung nach intraoperativen Malleolusfrakturen oder gleichzeitigen Umstellungsosteotomien kommt dieser ebenfalls zum Einsatz.

Entfernung des Nahtmaterials, Entlassung am 10. p.o. Tag

In unserer Klinik versuchen wir die Patienten nach Sprunggelenksendoprothese 2–3 × täglich zu beüben. Am 10. p.o. Tag werden das Nahtmaterial entfernt und die Patienten in die weitere ambulante Versorgung entlassen.

6.9.2 Ambulant

Osteointegration der Endoprothese

Nach Entlassung steht die Osteointegration der Endoprothese an oberster Stelle.

Kontinuierliches Tragen der Orthese für weitere vier Wochen nach Entlassung

Die Orthese sollte im Regelfall für weitere vier Wochen nach Entlassung kontinuierlich getragen werden (Tag und Nacht). Eine abnehmbare Sohle der Walker-Orthese hilft, ein Mindestmaß an Hygiene zu bewahren. Sie kann nach dem Betreten der Wohnung abgenommen werden. Da während des Schlafes mit unkontrollierten Bewegungen gerechnet werden muss, sollte auf ein Ablegen der Orthese in der Nacht verzichtet werden.

Sukzessive Verringerung des Gehstützengebrauchs

Der Gebrauch der Gehstützen kann sukzessive verringert werden. Zuerst kann auf sie zu Hause verzichtet werden. Beim Laufen längerer Strecken sollten die Unterarmgehstützen für vier Wochen postoperativ benutzt werden. Dies kann bei Patienten mit einer hohen Compliance freizügiger gehandhabt werden.

Röntgenkontrolle sechs Wochen p.o.

Bei unauffälligem Verlauf Entfernung der Orthese

Sechs Wochen nach der Operation sollte eine Röntgenkontrolle erfolgen. Bei einem unauffälligen Verlauf mit achsgerechter Stellung und ohne Lockerungszeichen kann dann die Orthese entfernt werden. Die Patienten sollten zunächst einen höher geschlossenen Konfektionsschuh tragen. Bei Beschwerdefreiheit ist eine freie Schuhwahl möglich. Hochhackige Schuhe sollten nur selten getragen werden und nur ausgewählten Tagen vorbehalten bleiben.

Bei Beschwerdefreiheit freie Schuhwahl

Analgesie. Nach Entlassung in die ambulante Weiterbetreuung sind die Patienten in der Regel an zwei Unterarmgehstützen in der Walker-Orthese oder im Gips mobilisiert. Im Normalfall benötigen sie zu diesem Zeitpunkt nur wenige bzw. keine Analgetika. Eine Weiterführung der bei Entlassung verordneten Medikamente ist zu empfehlen. Sie können im Verlaufe der nächsten zwei Wochen langsam ausgeschlichen werden.

Nach Entlassung wenige bzw. keine Analgetika nötig

Nach Abnahme der Orthese/des Gipses steht die physiotherapeutische Beübung an. Hier sollte, besonders in der Anfangszeit, eine erneute analgetische Unterstützung erfolgen.

Ggf. analgetische Unterstützung bei physiotherapeutischer Beübung

6.9.3 Rehabilitationsmaßnahmen

Nach Abnahme der Orthese/des Gipses muss eine intensive krankengymnastische Beübung erfolgen. Zu empfehlen ist eine stationäre, teilstationäre oder ambulante Rehabilitationsmaßnahme. Stationäre Maßnahmen führen mitunter zu Problemen mit den Krankenkassen, da die Entlassung aus dem Krankenhaus im Regelfall zu lange her ist. Einfacher gestaltet es sich bei Patienten im Rahmen des berufsgenossenschaftlichen Heilverfahrens.

Stationäre, teilstationäre oder ambulante Rehabilitationsmaßnahme empfohlen

Ein Mindestmaß an Beübung muss aber wenigstens durch eine adäquate Physiotherapie erfolgen. Gangschule mit Koordinationsübungen, Terrain- und ADL-Training (ADL = alltägliche Verrichtungen) sind besonders für Patienten, die noch im Erwerbsleben stehen, erforderlich, um eine möglichst schnelle Rückkehr in alltagsrelevante Belastungssituationen zu ermöglichen. Elektrotherapie, Kältetherapie und Wassertraining stellen eine ideale Ergänzung zu den genannten Maßnahmen dar.

Mindestmaß an Beübung durch adäquate Physiotherapie

Da bis zu fünf Monate nach OP 80 % des zu erwartenden Bewegungsumfanges erreicht werden, sollte über dieser Zeit nach Möglichkeit die Verordnung standardisierter Heilmittelkombinationen fortgeführt werden.

80 % des zu erwartenden Bewegungsumfanges bis fünf Monate nach OP

6.10 DRG

Siehe Tab. 6.5, S. 152.

Diagnosis Related Groups in der Sprunggelenksendoprothetik

6.11 Probleme

Zu den Komplikationen nach endoprothetischem Gelenkersatz des oberen Sprunggelenkes gehören mechanische Probleme wie Impinge-

Komplikationen: Impingement, Inlay-

Tab. 6.5: DRGs in der Sprunggelenksendoprothetik (CC: Komorbiditäten)

DRG	Bezeichnung	Ertrag in Euro	Bewertungs-relation bei Hauptabteilung	Untere Grenz-verweildauer	Obere Grenz-verweildauer	Mittlere Verweildauer
				Erster Tag mit Abschlag	Erster Tag zusätzliches Entgelt	
I05Z	Anderer großer Gelenkersatz oder Revision oder Ersatz des Hüftgelenkes ohne komplizierende Diagnose, ohne Arthrodese, ohne komplexen Eingriff, mit äußerst schwerem CC	7.500 – 8.000	2,837	4	28	15,9

Dysfunktion, Frakturen, aseptische Lockerungen, Infektionen

ment und Inlay-Dysfunktion, aber auch Frakturen und aseptische Lockerungen. Protheseninfektionen kommen deutlich seltener vor.

6.11.1 Impingement

Prothesenimpingement: Engpassphänomen, das unter Gelenkbewegung und -belastung zu lokaler Reibung und vermehrter mechanischer Beanspruchung führt

Prothesenimpingement kann unterschiedliche Ursachen haben. Allgemein ausgedrückt, handelt es sich um ein Engpassphänomen, das unter Gelenkbewegung und -belastung zu lokaler Reibung und vermehrter mechanischer Beanspruchung führt. Diese Engpassphänomene finden sich meistens im seitlich-medialen (zwischen medialem Malleolus und der medialen Gelenkfacette der Facies articularis talaris posterior), seltener im seitlich-lateralen (lateraler Malleolus/Fibula und der lateralen Gelenkfacette der Facies articularis talaris posterior) Gelenkanteil des oberen Sprunggelenkes. Auch ventrales und dorsales Impingement als Folge der ungesteuerten Knochenanlagerung tritt auf.

Zunehmende bewegungs- und belastungsabhängige Schmerzen

Progrediente Limitierungen der initial guten Gelenkbeweglichkeit

Individuelle Prädisposition zur Bildung heterotopen Knochens und mechanische Faktoren als Auslöser vermutet

Das Impingement zeichnet sich durch zunehmende bewegungs- und belastungsabhängige Schmerzen aus, die von den Patienten in der Regel gut lokalisiert werden können. Später können progrediente Limitierungen der initial guten Gelenkbeweglichkeit hinzukommen. Reibephänomene treten dabei sowohl zwischen Knochenflächen untereinander als auch zwischen Prothesenkomponenten und Knochenanteilen auf. Neben der individuellen Prädisposition zur Bildung von heterotopem Knochen werden mechanische Faktoren als Auslöser vermutet. Initial sehr enge und arthrotisch stark destruierte malleoläre Gelenkfacetten kommen ebenso in Betracht wie die Verwendung zu großer Taluskomponenten.

Typische Auffälligkeiten in den ersten ein bis zwei Jahren nach Prothesenimplantation

Diagnostisch spricht für das Vorliegen eines lokalen Impingementsyndroms nicht nur die gute anamnestische Lokalisierbarkeit des Schmerzes, sondern auch die Abwesenheit laborchemischer Veränderungen. Radiologische Befunde, wie Verkalkungsschatten, Osteophyten und die zunehmende Verschmälerung des Gelenkspaltes im Bereich der malleolären Gelenkfacetten, zählen zu den typischen Auffälligkeiten, die sich in den ersten ein bis zwei Jahren nach der Prothesenimplantation entwickeln.

Temporär (für 4–8 Wochen) sind die Schmerzen und Beschwerden mittels intraartikulärer (diagnostisch/therapeutischer) Injektion (Lokalanästhetikum mit Glukokortikoid, z. B. Xylocain 1 % und Triamhexal) in der Regel gut zu kupieren. Abhängig von der Wirkungsdauer können diese Injektionen mehrfach wiederholt werden. Auf das statistisch wachsende Risiko iatrogen induzierter Gelenkinfektionen ist der Patient ausdrücklich hinzuweisen.

Therapie der Schmerzen und Beschwerden für 4–8 Wochen mittels intraartikulärer Injektion

Statistisch wachsendes Risiko iatrogen induzierter Gelenkinfektionen

Langfristig führen wir bei persistierenden Beschwerden und radiologischer Progredienz eine offene Arthrolyse mit Inlay-Wechsel und Entfernung der Verkalkungen/knöchernen Neubildungen durch. Insbesondere die eingeengten seitlichen Gelenkfacetten sind dabei von störenden Knochenanbauten zu befreien, um ausreichende Platzbedingungen zu schaffen. In der Regel sind in diesem Stadium die Gelenkflächen soweit zerstört und geschädigt, dass ausreichende Platzbedingungen ohne mechanische Alteration nur nach tangentialer Knochenresektion mittels oszillierender Säge zu schaffen sind. Von routinemäßigen Single-shot-Bestrahlungen mit der Zielsetzung der Rezidivprophylaxe nach Abtragung der Verknöcherungen raten wir am oberen Sprunggelenk ab. Aus unserer Erfahrung sind die Weichteilverhältnisse hier sehr vulnerabel, sodass nach Bestrahlungen die gefürchteten Wundheilungsstörungen deutlich häufiger auftreten.

Offene Arthrolyse mit Inlay-Wechsel und Entfernung der Verkalkungen/knöchernen Neubildungen langfristig bei persistierenden Beschwerden und radiologischer Progredienz

6.11.2 Fehldimensionierung der Prothesenteile

Neben der regelrechten Positionierung der Prothese in allen drei Raumebenen ist besonderes Augenmerk auf die richtige Dimensionierung der verwendeten Prothesenteile zu richten. Der künstliche Gelenkersatz zielt auf die möglichst anatomische Rekonstruktion der Gelenkverhältnisse ab, da nur so die physiologische Biomechanik des Gelenkes wie z. B. das Rotationszentrum und die isometrische Bandspannung bewahrt bleiben. Fehldimensionierungen von Prothesenteilen können daher ähnlich nachhaltig die Gelenkphysiologie verändern wie Fehlpositionierungen der Implantate.

Wichtig:
- regelrechte Positionierung der Prothese in allen drei Raumebenen
- richtige Dimensionierung der Prothesenteile

Werden zu kleine Komponenten gewählt, müssen unter physiologischen Bedingungen die wirkenden Druckbelastungen bei gleich bleibenden Kraft- bzw. Gewichtsverhältnissen und reduzierter Fläche steigen. Dies kann zu vermehrtem Verschleiß der Prothese (z. B. Polyethylenabrieb, Delamination und Alterung des Polyethylens), aber auch zum langfristigen Versagen im Bereich des Prothesen-Knochen-Interfaces durch aseptische Lockerung und Einsinken der Prothese führen.

Zu kleine Prothesenkomponenten:
- vermehrter Prothesenverschleiß
- aseptische Lockerung und Einsinken der Prothese

Zu groß gewählte Implantate haben lokal einen verdrängenden Effekt, der eine sprengende Wirkung auf die anatomisch vorgegebene Weite der Sprunggelenksgabel hat. Überdimensionierte Tibiakomponenten passen nur zwischen die Malleolen, wenn diese ausgedünnt werden und/oder die Syndesmose zerstört ist. Insbesondere im Bereich des medialen Malleolus wird die dünne, frakturgefährdete Kno-

Zu große Prothesenkomponenten:
- verdrängender Effekt mit sprengender Wirkung auf anatomisch vorgegebene

Weite der Sprunggelenksgabel
- überdimensionierte Tibiakomponenten: Malleolarfraktur
- zu große Taluskomponente: Stressfrakturen an der jeweils schwächeren Struktur

chenbrücke zusätzlich geschwächt und damit eine „Sollbruchstelle" geschaffen. Die Entstehung einer Malleolarfraktur direkt bei der Implantation oder erst im Rahmen der Mobilisierung unter Belastung kann die Folge sein. Eine zu große Taluskomponente dagegen wirkt unter repetitiver Belastung (z. B. beim Gehen) wie ein Keil, der horizontale Druckkräfte auf beide Malleolen aufbaut und Stressfrakturen an der jeweils schwächeren Struktur auslösen kann (Abb. 6.28). Zusätzliche Druckspitzen können unter Belastung in Pronations- oder Supinationsstellung des Fußes entstehen.

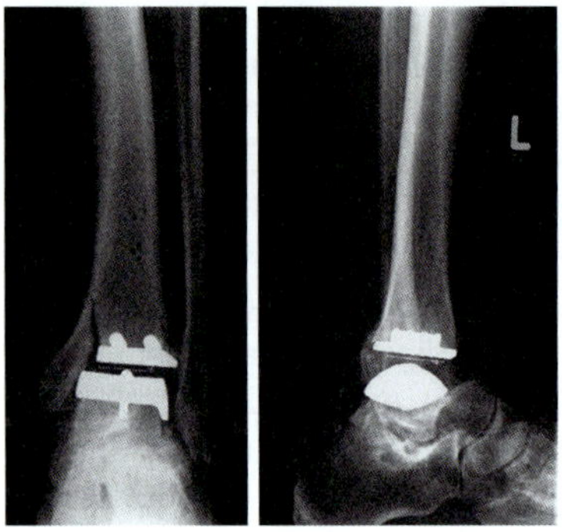

(a) (b)

Abb. 6.28: (a, b) Überdimensionierung der Taluskomponente (S.T.A.R.-Prothese) mit konsekutiver Stressfraktur des medialen Malleolus

6.11.3 Frakturen

Gefährdung der regelrechten Achsausrichtung bei frischen Malleolarfrakturen während TEP-Implantation

Operativ bestehende Achsabweichungen hohes Risiko für Frakturen

Malleolarfrakturen in 6–22 % intraoperativ oder kurz nach Implantation einer OSG-TEP

Ursache: auch Fehler der OP-Durchführung

Die regelrechte Achsausrichtung des oberen Sprunggelenkes, insbesondere in der Frontalebene, ist beim Auftreten frischer Malleolarfrakturen während der TEP-Implantation gefährdet, was Varus- und Valgusfehlstellungen bedingen kann. Umgekehrt stellen auch präoperativ bestehende Achsabweichungen, mit oder ohne kompromittiertem medialem und lateralem Bandapparat, ein hohes Risiko für die Entstehung von Frakturen dar. Brüche der Malleolen ereignen sich in 6–22 % der Fälle intraoperativ oder kurz nach der Implantation einer OSG-TEP. Neben den bereits o.g. Ursachen kommen auch andere Fehler der OP-Durchführung, wie Prothesenfehlplatzierung, Fraktur beim Einschlagen der Originalprothese oder unzulässig hohe Traktion durch z. B. Knochenspreizer, ursächlich infrage. Ausreichende Erfahrung und Implantationspraxis stellen daher einen wichtigen Präventivfaktor zur Vermeidung dar.

Versorgung intraoperativ entstandener Frakturen mittels Osteosynthese

Konservative Behandlung p.o. bei Mobilisie-

Intraoperativ entstandene Frakturen sollten mittels Osteosynthese (Schrauben- oder Zuggurtungsosteosynthese) unmittelbar im Rahmen der TEP-Implantationsoperation versorgt werden. Postoperativ im Rahmen der Mobilisierung entstandene Frakturen können bei geringgradiger Dislokation und achsgerechter Stellung konservativ mittels Unterschenkelgips oder Orthese behandelt werden. Eine Operationsindikation besteht hier bei langfristiger Pseudarthrosenbildung, persistierenden Schmerzen und unakzeptabler Achsfehlstellung. Unsere Patienten werden zur Prophylaxe postoperativer Frakturen in einer stabilisierenden Orthese (VACO®ped) für vier Wochen unter Vollbelastung mobilisiert. Abhängig vom Grad der präoperativen Varus- und Valgusfehlstellung sollte frühzeitig über operative Möglichkeiten der Korrektur, z. B. Verlängerungsosteotomien des medialen Malleolus und/oder Verkürzungsosteotomie des lateralen Malleolus, entschieden werden. Diese gestatten eine suffiziente Achskorrektur mit Balancierung des medialen und lateralen Bandapparates, was nicht zuletzt Frakturen vermeiden und die (Langzeit-)Funktion der Prothese deutlich verbessern hilft.

rung entstandener Frakturen mittels Unterschenkelgips/Orthese

Operationsindikation: Pseudarthrosenbildung, persistierende Schmerzen, Achsfehlstellung

Prophylaxe postoperativer Frakturen mit Hilfe stabilisierenden Orthesen

6.11.4 Aseptische Lockerung

Aseptische Lockerungen der Prothesenkomponenten gehören zu den Komplikationen mit der größten Häufigkeitsrate (Abb. 6.29). Die Angaben schwanken stark zwischen 5,4 und 28 %, abhängig vom verwendeten Prothesentyp und der Art der jeweiligen Implantatfixierung. Grundsätzlich hat sich die zementfreie Implantatfixierung durchgesetzt, die sich günstig auf die vergleichbar hohen Lockerungsraten auszuwirken scheint.

Häufigkeit aseptischer Lockerungen 5,4–28 %

Zementfreie Implantatfixierung empfohlen

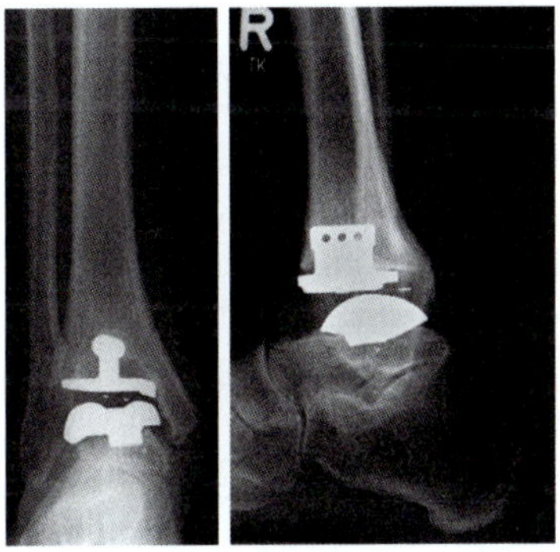

(a) (b)

Abb. 6.29: (a, b) Aseptische Lockerung mit großer Osteolyse im Bereich des medialen Verankerungssteges der Tibiakomponente (SALTO-Prothese)

6.11.5 Infektionen

Infektionen im Rahmen der Sprunggelenksendoprothetik müssen nicht zu den häufigsten Komplikationen gerechnet werden, zählen aber wegen der schwierigen und langfristigen Therapieverläufe, den begrenzten Behandlungsalternativen und der häufigen Notwendigkeit zu Revisionseingriffen zu den sehr gefürchteten Komplikationen.

Infektionen selten, aber gefürchtet

Zirka 10–20 % der implantierten Sprunggelenksendoprothesen müssen aus unterschiedlichsten Gründen innerhalb eines Follow-up-Zeitraumes von fünf Jahren operativ revidiert werden. Von diesen

Revision von 10–20 % der Sprunggelenksendoprothesen in

5 Jahren, davon 9 % wegen Infektion

Tiefe Wundinfektionen bei ca. 1,5–2 % der OSG-TEPs

60–80 % der Revisionsoperationen aufgrund posttraumatischer Zustände oder Gelenkdestruktionen durch chronische Polyarthritis

Revisionsoperationen entfallen wahrscheinlich etwa 9 % auf infektionsbedingte Komplikationen.

Tiefe Wundinfektionen, also Infektionen mit Beteiligung des Implantates, müssen bei etwa 1,5–2 % der implantierten OSG-TEPs erwartet werden. Posttraumatische Zustände und Gelenkdestruktionen im Rahmen der chronischen Polyarthritis bilden die häufigsten Indikationsgruppen. 60–80 % der Operationen lassen sich allein auf diese beiden Erkrankungen bzw. Zustände zurückführen. Beide Krankheitskausalitäten weisen im Rahmen der TEP-Versorgung ein deutlich höheres Infektionsrisiko auf als z. B. primäre Arthrosen.

6.11.6 Behandlung von prothesenassoziierten Infektionen des oberen Sprunggelenkes

Wundrandnekrosen/Wundheilungsstörungen aufgrund peri-/intraoperativer Fehler

Möglichst geringe mechanische Belastungen bis zum Abschluss der Wundheilung

Konditionierung der Narben- und Weichteilverhältnisse

Verlängerung der physiologischen Hautheilung durch lokal gestörte Wundheilung

Ausheilung dieser Defekte innerhalb von Wochen bis maximal 2–3 Monaten

Mehrere Therapieoptionen

Wundrandnekrosen/Wundheilungsstörungen. Die Entstehung ist häufig auf peri-/intraoperative Fehler zurückzuführen und ihre Vermeidung entsprechend in einer erfahrenen Implantations- bzw. Operationstechnik zu suchen.

Bis zum Abschluss der Wundheilung sollten die betreffenden Patienten möglichst geringen mechanischen Belastungen der Narbe (z. B. durch Krankengymnastik) ausgesetzt werden. Das Hauptaugenmerk liegt auf der Konditionierung der Narben- und Weichteilverhältnisse mittels Ruhigstellung (z. B. Orthese oder Gips) und abschwellender Maßnahmen (konsequente Hochlagerungen, manuelle Lymphdrainage).

Lokal gestörte Wundheilung, mit oder ohne Nekrosebereich der Wundränder, führt immer zu einer Verlängerung der physiologischen Hautheilung über den 8.–10. Tag hinaus. Im günstigen Fall heilen diese Defekte innerhalb von Wochen bis maximal 2–3 Monaten folgenlos aus. Bei laborchemisch unauffälligen Entzündungsparametern erfolgen regelmäßige Wundkontrollen/Verbandwechsel, prophylaktische Antibiotikasubstitution und ggf. (chirurgische) Abtragung von Nekrosen. Der Einsatz von Vakuumverbänden (V.A.C.®) stellt insbesondere bei persistierenden Heilungsstörungen, klaffenden Hautdefekten, mit oder ohne Exposition der Tibialis-anterior-Sehne, eine zusätzliche Therapieoption dar. Sie können auch alternativ zur temporären Wundabdeckung bis zum definitiven Wundverschluss verwendet werden. Die Durchführung eines offen chirurgischen Débridements kann bei therapieresistenten Zuständen ebenso indiziert sein wie eine plastische Deckung, um langfristig geschlossene Narben-/Hautverhältnisse wiederherzustellen.

Oberflächliche Frühinfektionen:
- nach Wundrandnekrosen, Wundheilungsstörungen
- durch perioperativ verschleppte Keime

Frühe postoperative Infektionen. Frühinfektionen treten innerhalb der ersten 4–6 Wochen nach der Operation/Protheseninplantation auf und werden in oberflächliche und tiefe Infektionen unterteilt. Oberflächliche Frühinfektionen können sekundär auf dem Boden von Wundrandnekrosen und/oder Wundheilungsstörungen (siehe oben) oder primär durch perioperativ verschleppte Keime entstehen. Tiefe

Frühinfektionen sind Raritäten und entstehen durch bakterielle Kontamination während der Prothesenimplantation oder auf dem Boden vorbestehender lokaler/generalisierter Infektionslagen. Der wichtigste Schutz vor einer Frühinfektion stellt die routinemäßige Prophylaxe mittels systemisch und lokal applizierter Antibiotika dar.

Tiefe Frühinfektionen:
- durch bakterielle Kontamination während Implantation
- aufgrund vorbestehender lokaler/generalisierter Infektionslagen

Die klinischen Verlaufsbeobachtung unmittelbar nach der Operation ist wichtig, weil Frühinfektionen häufig einen typischen Beginn und Verlauf aufweisen. Starke Wundschmerzen direkt postoperativ, die ungewohnt lange (über mehrere Tage) anhalten und überdurchschnittliche Abforderungen an Analgetikadosen seitens der betreffenden Patienten aufweisen, werden wie lokal gerötete und geschwollene Wundverhältnisse häufig beobachtet. Klaffende Wundränder und/oder entzündliche Wundrandverfärbungen können neben vermehrter Wundsekretion auftreten. Laborchemisch stagnieren die initial hohen CrP-Werte im weiteren Verlauf (> 100 mg/l) oder steigen weiter an.

Frühinfektionen häufig mit typischem Beginn und Verlauf

Häufige Symptome

Die Behandlung der Frühinfektion kann sowohl für oberflächliche als auch für tiefe Infektionen grundsätzlich unter Erhalt der Sprunggelenksprothese erfolgen. Zu den Therapieoptionen der oberflächlichen Frühinfektion gehören das Débridement, die ausgiebige Lavage und ggf. die sparsame Resektion der Wundränder. Der vollständige Wundverschluss wird in jedem Fall angestrebt und kann nötigenfalls auch mittels plastischer Deckung erreicht werden. Vakuum-Versiegelungsverbände stellen eine temporäre Alternative zur Verkleinerung des Defektes und zur Anregung der Granulationsgewebsbildung dar. Postoperativ erfolgt eine 6–12-wöchige Antibiotikagabe (systemisch beginnend und später oral fortgeführt), die mit der Verfügbarkeit des Antibiogramms gegebenenfalls angepasst werden muss. Engmaschig (2–3-tägig) erfolgt für diese Zeit die Überwachung der laborchemischen Entzündungsparameter.

Behandlung der Frühinfektion grundsätzlich unter Erhalt der Sprunggelenksprothese

Vollständiger Wundverschluss angestrebt

6–12-wöchige Antibiotikagabe postoperativ

Engmaschige Überwachung der Entzündungsparameter

Tiefe Infektionen werden nach einem ähnlichen Schema behandelt. Die chirurgischen Prozeduren erfolgen, entsprechend der größeren Infektionsausbreitung mit Durchdringung des Retinakulums und Befall der Prothese, ausgiebiger und invasiver. Das Débridement und die Synovektomie müssen die dorsalen Gelenk- und Kapselbereiche sicher einschließen, weshalb das Polyethylen-Inlay obligat zu wechseln ist. Bei der richtigen Indikationsstellung und einem Zeitintervall von höchstens sechs, besser aber vier Wochen nach TEP-Primärimplantation können etwa 60–80 % der Fälle auf diese Weise erfolgreich therapiert werden.

Behandlung tiefer Infektionen nach ähnlichem Schema

Erfolgreiche Therapie bei richtiger Indikationsstellung und kurzem Zeitintervall nach TEP-Primärimplantation in 60–80 % der Fälle

Low-grade-Infektionen. Der lange Krankheitsverlauf der Low-grade-Infektionen ist zumeist mit einer inapparenten und unspezifischen Klinik vergesellschaftet und hat typischerweise eine Prothesenlockerung zur Folge. Der mikrobiologische Keimnachweis gelingt oft nicht. Staphylococcus epidermidis wird mit Abstand als häufigster Erreger diagnostiziert. Im Fall fortbestehender diagnostischer Unsicherheiten (Abgrenzung: aseptische Lockerung vs. Low-grade-Infektion) können mehrwöchige Antibiotikabehandlungen versucht werden. Bleibt jedoch die veranlasste Diagnostik und/oder Therapie er-

Low-grade-Infektionen mit langem Krankheitsverlauf und Prothesenlockerung

Mikrobiologischer Keimnachweis selten
- mehrwöchige Antibiotikabehandlungen

▶ operative Exploration als letzte Option

Nachgewiesene Low-grade-Infektionen klare Indikation für zweizeitigen Prothesenwechsel

gebnislos, ist die operative Exploration als verbliebene Option zu erwägen.

Aus unserer Sicht wird die Häufigkeit der Low-grade-Infektionen deutlich unterschätzt. Nachgewiesene Low-grade-Infektionen stellen ebenso wie alle unsicheren Fälle eine klare Indikation für einen zweizeitigen Prothesenwechsel dar.

Spätinfektionen lebenslang jederzeit möglich

Tiefe Spätinfektion. Spätinfektionen können zu jedem Zeitpunkt während der gesamten Lebenszeit des Patienten, insbesondere nach primär erfolgreicher Protheseninfektion, auftreten und zeigen eine breite Palette an auslösenden Erregern.

Zweizeitiger Prothesenwechsel Mittel der Wahl

Der zweizeitige Prothesenwechsel ist auch in diesen Fällen Mittel der Wahl. Ob nach erfolgreicher Infektionsbehandlung eine dauerhafte Arthrodese durchgeführt werden muss oder die erneute Prothesenversorgung versucht werden soll, bleibt immer eine Einzelfallentscheidung, die unter anderem nach intensiver Patientenaufklärung gemeinsam mit diesem zu treffen ist.

6.11.7 Postoperative Bewegungseinschränkungen

Präoperative Beweglichkeit bestimmt funktionelles Ergebnis nach OSG-Implantation

Behandlung postoperativer Bewegungseinschränkungen konservativ oder durch operative Verfahren

Das funktionelle Ergebnis nach Implantation einer Totalendoprothese am oberen Sprunggelenk wird, von einer korrekten Operationsdurchführung abgesehen, entscheidend von der präoperativen Beweglichkeit mitbestimmt. Besonders posttraumatische OSG-Arthrosen neigen präoperativ häufig zu ausgeprägten Bewegungseinschränkungen, die sich durch die Operation nur bedingt verbessern lassen. Die Dorsalextensionsfähigkeit ist meist besonders von den funktionellen Defiziten betroffen. Dies wirkt sich sehr nachhaltig auf den Abrollvorgang und die gesunde Gangphysiologie aus. Aber auch progressive Verknöcherungen/heterotope Knochenneubildungen, Impingementprobleme mit zunehmender Bewegungseinschränkung und Implantatfehlpositionierungen sind mögliche Auslöser. Abhängig von der kausalen Genese kommen nach Ausschöpfung der konservativen Möglichkeiten (Bewegungsübungen, Gangschule, Dehnungsübungen, Mittelfußrolle) operative Verfahren wie Prothesenrevisionen, Achillessehnenverlängerungen und offene Arthrolysen mit Abtragung der Verknöcherungen infrage.

Literatur

Beaudoin AJ, Fiore SM, Krause WR, Adelaar RS. Effect of isolated talocalcaneal fusion on contact in the ankle and talonavicular joints. Foot Ankle 1991;12(1):19–25.

Conti SF, WongYS. Complications of total ankle replacement. Clin Orthop Relat Res 2001;391:105–14.

Doets HC, van der Plaat LW, Klein JP. Medial malleolar osteotomy for the correction of varus deformity during total ankle arthroplasty: results in 15 ankles. Foot Ankle Int 2008;29(2):171–7.

Doets HC, van Middelkoop M, Houdijk H, Nelissen RG, et al. Gait analysis after successful mobile bearing total ankle replacement. Foot Ankle Int 2007;28(3):313–22.

Eichinger S, Forst R, Kindervater M. Indications and alternatives for arthroplasty in young patients. Orthopade 2007;36(4):311–24.

Endres T, Grass R, Rammelt S, Zwipp H. Ankle arthrodesis with four cancellous lag screws. Oper Orthop Traumatol 2005;17(4–5):345–60.

Fevang BT, Lie SA, Havelin LI, Brun JG, et al. 257 ankle arthroplasties performed in Norway between 1994 and 2005. Acta Orthop 2007;78(5):575–83.

Geipel U, Herrmann M. The infected implant: bacteriology. Unfallchirurg 2005;108(11):961–75; quiz 976–7.

Gould JS, Alvine FG, Mann RA, Sanders RW, et al. Total ankle replacement: a surgical discussion. Part II. The clinical and surgical experience. Am J Orthop 2000;29(9):675–82.

Grass R, Rammelt S, Biewener A, Zwipp H. Arthrodesis of the ankle joint. Clin Podiatr Med Surg 2004;21(2):161–78.

Grass R, Rammelt S, Endres T, Zwipp H. Reorientational arthrodesis of the ankle joint using four screws. Orthopade 2005;34(12):1209–15.

Haddad SL, Coetzee JC, Estok R, Fahrbach K, et al. Intermediate and long-term outcomes of total ankle arthroplasty and ankle arthrodesis. A systematic review of the literature. J Bone Joint Surg Am 2007;89(9):1899–905.

Hamblen DL. Can the ankle joint be replaced? J Bone Joint Surg Br 1985;67(5):689–90.

Hamel J. Anterior tibial tendon transfer in ankle replacement – early experience. Fuß & Sprunggelenk 2008;6:37–44.

Haskell A, Mann RA. Ankle arthroplasty with preoperative coronal plane deformity: short-term results. Clin Orthop Relat Res 2004;424:98–103.

Havelin LI, Engesaeter LB, Espehaug B, Furnes O, et al. The Norwegian Arthroplasty Register: 11 years and 73,000 arthroplasties. Acta Orthop Scand 2000;71(4):337–53.

Hendrich C, Frommelt L, Eulert J. Septische Knochen- und Gelenkchirurgie. Vol. 1. Berlin, Heidelberg: Springer, 2004:106–14.

Henricson A, Skoog A, Carlsson A. The Swedish Ankle Arthroplasty Register: An analysis of 531 arthroplasties between 1993 and 2005. Acta Orthop 2007;78(5):569–74.

Herrmann M, Mauch H, Podbielski A. Infektionen der Knochen und des Knorpels – Teil I: Untersuchungsgang und Nachweismethoden. Qualitätsstandards in der mikrobiologisch-infektiologischen Diagnostik. MiQ 18. München: Elsevier Urban & Fischer, 2004:20–7.

Hintermann B. Endoprothetik des Sprunggelenks. Wien, New York: Springer, 2005:214.

Hintermann B, Knupp M, Barg A. Osteotomies of the distal tibia and hindfoot for ankle realignment. Orthopaede 2005;37(3):212–8, 220–3.

Hintermann B, Valderrabano V. Total ankle replacement. Foot Ankle Clin 2003;8(2):375–405.

Kakkar AK, Brenner B, Dahl OE, Eriksson BI, et al. Extended duration rivaroxaban versus short-term enoxaparin for the prevention of venous thromboembolism after total hip arthroplasty: a double-blind, randomised controlled trial. Lancet 2008;372(9632):31–9.

Kofoed H, Lundberg-Jensen A. Ankle arthroplasty in patients younger and older than 50 years: a prospective series with long-term follow-up. Foot Ankle Int 1999;20(8):501–6.

Lidgren L. Joint prosthetic infections: a success story. Acta Orthop Scand 2001;72(6):553–6.

Lohmann CHF, Niggemeyer M, Rüther W. Die Behandlung von periprothetischen Infektionen. Zeitschrift für Rheumatologie 2007;66(1):28–33.

Lord G, Marotte JH. Total ankle prosthesis. Technic and 1st results. Apropos of 12 cases. Rev Chir Orthop Reparatrice Appar Mot 1973;59(2):139–51.
Lord G, Marotte JH. Total ankle replacement (author's transl). Rev Chir Orthop Reparatrice Appar Mot 1980;66(8):527–30.
Myerson M. Reconstructive Foot and Ankle Surgery 2005. Philadelphia: Elsevier Saunders, 2005:500.
Neumann HW, Lieske S, Schenk K. Supramalleolar, subtractive valgus osteotomy of the tibia in the management of ankle joint degeneration with varus deformity. Oper Orthop Traumatol 2007;19(5–6):511–26.

7 Die periprothetische Infektion

L. Frommelt

7.1 Einleitung oder: Worum geht es?

Künstlicher Gelenkersatz befreit Menschen von Schmerzen und gibt ihnen die Mobilität zurück. In Deutschland werden gegenwärtig ca. 300.000 Kunstgelenke pro Jahr mit weiter steigender Tendenz implantiert. In ca. 1–2 % kommt es zu einer Infektion, der periprothetischen Infektion. Diese Infektion ist eine seltene Komplikation eines häufig durchgeführten Eingriffs. Für den Patienten kann sie in einer Katastrophe mit Verlust der Gliedmaße führen. In seltenen Fällen kommt es zu einer lebensbedrohlichen Septikämie.

Ca. 300.000 Kunstgelenke pro Jahr

Periprothetische Infektion in ca. 1–2 %

Die periprothetische Infektion ist eine fremdkörperassoziierte Infektion, bei der nicht die Gelenkprothese selbst, sondern deren Umgebung infiziert ist. Daraus ergeben sich Besonderheiten, die diese Infektionen von anderen Wundinfektionen unterscheiden.

Periprothetische Infektion = fremdkörperassoziierte Infektion

Die Infektion geht von dem Fremdkörper aus und manifestiert sich im umgebenden Knochen. Die Oberfläche der Prothese dient dabei als Reservoir für die Erreger, die dort nicht eliminiert werden können. Die Therapie besteht in der chirurgischen Entfernung der Prothese.

Ausgehend vom Fremdkörper, manifestiert sich die Infektion im Knochen

Therapie: chirurgische Prothesenentfernung

Bei der zunehmenden Anzahl von Patienten mit Kunstgelenken steigt die Wahrscheinlichkeit, mit diesem Krankheitsbild konfrontiert zu werden. Die Symptomatik ist häufig wenig dramatisch und nicht richtungweisend. Wird frühzeitig an die Möglichkeit einer periprothetischen Infektion gedacht und die Infektion baldmöglichst einer angemessenen Therapie zugeführt, besteht eine gute Chance, dass für den Patienten die Funktion des Gelenkes vollständig erhalten werden kann. Im Folgenden soll die periprothetische Infektion bezüglich der Pathogenese, Diagnostik und der therapeutischen Optionen vorgestellt werden.

Symptomatik wenig dramatisch und nicht richtungweisend

Gute Heilungschancen mit Gelenkerhalt bei frühzeitiger Erkennung der Infektion

7.2 Pathogenese der periprothetischen Infektion oder: Wie kommt es dazu?

Infektionskrankheiten entstehen, wenn Mikroorganismen in einen Wirt eindringen und diesen schädigen. Beendet wird eine Infektionskrankheit durch Elimination des Erregers aus dem Wirtsorganismus oder den Tod des Wirtes. Diese Elimination erfolgt fast ausnahmslos durch phagozytierende Zellen, wie Granulozyten, aber auch Makro-

Infektionskrankheit:

- Entstehung, wenn Mikroorganismen in Wirt eindringen und ihn schädigen

- Beendigung durch Elimination des Erregers aus dem Wirtsorganismus oder Tod des Wirtes
- Entstehung, wenn Vermehrungsgeschwindigkeit der Erreger > Eliminationsgeschwindigkeit der phagozytierenden Zellen

Wegen dynamischer Wechselwirkung zwischen Immunsystem und Erreger keine strenge Trennung pathogener und apathogener Mikroorganismen

Prothese = Fremdkörper interagiert mit Erregern und Wirtsabwehr

Entstehende Entzündung führt zur Integration des Fremdmaterials.

Bakterien bilden an Fremdmaterial-Oberfläche Biofilm sessiler Bakterien.

Infektionskrankheit entsteht bei Wechsel sessiler Bakterien in planktonische („normale") Phase

Manifestation der periprothetischen Infektion als Knocheninfektion

Extrem geringe Bakterienmenge löst fremdkörperassoziierte Infektion aus.

> 95 % der periprothetischen Infektionen aus intraoperativem Bakterieneintrag

Weitere Infektionswege: auf Blutweg, per continuitatem, lymphangisch

phagen. Makrophagen haben dabei eine Steuerungsfunktion: Sie erkennen „Fremdmaterial", und zwar sowohl fremde belebte Strukturen wie Mikroorganismen als auch anorganische wie Metallsplitter. Von den Makrophagen gehen die Signale an die humorale Abwehr (Antikörperbildung, Opsonine etc.) und an die zelluläre Abwehr, die zur Aktivierung der Granulozyten führen.

Vereinfacht entsteht eine Infektionskrankheit, wenn die Vermehrungsgeschwindigkeit der Erreger die Eliminationsgeschwindigkeit der phagozytierenden Zellen überschreitet. Dieses sehr effektive zelluläre System kann durch Bakterien bei Eindringen großer Bakterienzahlen mit einer Verdoppelungsgeschwindigkeit von 20–40 Minuten schnell erschöpft sein. Kommen dann seitens des Erregers sogenannte Virulenzfaktoren hinzu, die Gewebe- oder Funktionsstörungen verursachen, kann ein Erreger das Gleichgewicht zu seinen Gunsten verschieben. Der Mensch erkrankt. Da dies eine dynamische Wechselwirkung zwischen Immunsystem und Erreger ist, kann heutzutage nicht von einer strengen Trennung der pathogenen und apathogenen Mikroorganismen gesprochen werden.

Bei einer fremdkörperassoziierten Infektion tritt ein Fremdkörper, z. B. ein künstlicher Gelenkersatz, hinzu. Dieser Fremdkörper interagiert sowohl mit den Erregern wie auch mit der Abwehr des Wirtes. Es entwickelt sich zunächst eine durch Makrophagen vermittelte Entzündung, die anfangs in Richtung einer Ausgrenzung im Sinne einer Granulombildung führt, die aber im Weiteren die Integration des Fremdmaterials begünstigt.

Kommen in dieser frühen Phase Bakterien mit ins Spiel, können diese an der Oberfläche des Fremdmaterials einen eigenen Schutzmechanismus, die Biofilmbildung sessiler Bakterien, aufbauen. Die Bakterien entgehen auf diese Weise dem Zugriff der Abwehr und können sich zunächst an der Oberfläche vermehren. Eine Infektionskrankheit entsteht erst, wenn diese Bakterien wieder in die planktonische („normale") Phase wechseln, in der sie im Falle der periprothetischen Infektion eine Infektion des umgebenden Knochens mit einer Zeitverzögerung von Monaten bis Jahren induzieren: Die periprothetische Infektion manifestiert sich als Knocheninfektion.

Auf diese Weise wird eine extrem geringe Menge an Bakterien benötigt, um eine fremdkörperassoziierte Infektion in Gang zu setzen: 100 Keime reichen dazu aus. Ohne die Anwesenheit eines Fremdkörpers werden 10^5–10^6 Keime (KBE) benötigt.

Innerhalb des ersten Jahres postoperativ stammen über 95 % der periprothetischen Infektionen aus intraoperativem, nicht schuldhaftem Eintrag von Bakterien in das Operationsfeld.

Damit ist die periprothetische Infektion eine der wenigen Infektionen, bei denen der exogene Eintrag von Bakterien bedeutsam ist. Neben dem direkten Weg über Kontamination, Kolonisation und Biofilmbildung gelangen Bakterien auch auf dem Blutwege und per continuitatem bzw. lymphangisch an die Prothesenoberfläche.

In allen Fällen ist der Schritt von der Kontamination zur manifesten Infektion gleichartig. Die Besonderheit ist, dass die Bakterien im

Biofilm auf der Prothesenoberfläche vor Abwehr und Antibiotika geschützt, am Ort der eigentlichen Infektion aber angreifbar sind. Werden die Bakterien in Bereich der umgebenden Knocheninfektion kontrolliert und idealerweise eliminiert, bleiben sie aber auf der Prothesenoberfläche erhalten. Von dort ausgehend, flammt die Infektion dann wieder auf.

Biofilm schützt Bakterien vor Abwehr und Antibiotika

Bakterien am eigentlichen Infektionsort angreifbar

Eine Elimination der Erreger ist auf diese Weise ohne die Entfernung des Fremdköpers, abgesehen von sehr speziellen Situationen, nicht möglich.

Erregerelimination nicht ohne Fremdkörperentfernung

Die Einteilung der periprothetischen Infektionen von Zimmerli und Trampuz berücksichtigt sowohl die Ätiologie als auch den Zeitpunkt der klinischen Manifestation der Infektion nach der Endoprothesenimplantation.

Einteilung der periprothetischen Infektionen nach Ätiologie und Zeitpunkt der klinischen Manifestation

Bei der Frühinfektion (< 3 Monate postoperativ) imponieren klinische Symptome wie Wundheilungsstörung, persistierende Schmerzen, Rötung, Überwärmung, Induration und Fieber.

▶ Frühinfektion

Tab. 7.1: Risikofaktoren für eine periprothetische Infektion

Systemische Risikofaktoren
Hohes Alter
Chronisch entzündlicher Prozess (rheumat. Arthritis, Lupus, Psoriasis)
Immunsuppressiva (Kortikoide, Zytostatika, Biologicals)
HIV
Niereninsuffizienz
Leberzirrhose
Diabetes mellitus
Herzinsuffizienz
Pulmonale Insuffizienz ($paO_2 < 60\,\%$)
Hypalbuminämie (< 3 g)
Metastasierender Prozess
Dauerkatheter
Nikotinmissbrauch
Alkoholmissbrauch
Adipositas
Mangelernährung
Lokale Risikofaktoren
Narbenplatte/Hautbrücken
Weichteildefekt
Fistel
Abszess subkutan
Durchblutungsstörung/venöse Insuffizienz
Voroperation wg. Fraktur/früherer Gelenkeingriff/Revisionsendoprothetik
Frühere Bestrahlung im Operationsgebiet
Floride Infektion

▸ verzögerte Infektion

Die verzögerte (Low-grade-) Infektion (> 3 Monate bis < 24 Monate postoperativ) zeigt persistierende oder verstärkte Gelenkschmerzen sowie teilweise eine Frühlockerung der Endoprothese. Typische klinische Infektionssymptome können gänzlich fehlen.

▸ Spätinfektion

Die Spätinfektion (> 24 Monate postoperativ) kann sich entweder akut-systemisch im Rahmen einer Septikämie oder subakut-lokal bei einer asymptomatischen Bakteriämie manifestieren.

Frühe und verzögerte Infektion: überwiegend exogene Ätiologie

Bei der frühen und verzögerten Infektion liegt überwiegend eine exogene Ätiologie vor, die meistens aus der direkt intraoperativen oder unmittelbar postoperativen Keimbesiedlung im Rahmen eines infizierten Hämatoms oder einer Wundheilungsstörung resultiert. Im Gegensatz dazu sind die Keime bei der späten Infektion meistens hämatogener Ätiologie. Hier spielen chronische Eintrittspforten wie Zahngranulome, Harnwegsinfekte oder Panaritien eine bedeutende Rolle.

Späte Infektion: meist hämatogene Ätiologie

Individuelle Risikofaktoren

Wichtige individuelle Risikofaktoren für eine periprothetische Infektion sind in Tab. 7.1 aufgeführt.

7.3 Was macht ein Bakterium zum Erreger einer Infektionskrankheit? – Die Tricks der Bakterien

Produktion von Krankheitsfaktoren (Pathogenitäts-, Virulenzfaktoren) durch pathogene Bakterien

Lange Zeit war man der Auffassung, dass die bloße Anwesenheit bestimmter Bakterien zu einer Infektionskrankheit führen würde. Heute ist bekannt, dass pathogene Bakterien in der Lage sind, Krankheitsfaktoren, die auch als Pathogenitäts- oder Virulenzfaktoren bezeichnet werden, zu produzieren. Diese Pathogenitätsfaktoren tragen direkt zu einer Infektionskrankheit bei, u. U. ohne sie selbst hervorzurufen.

Bedingungen im Einzelfall beeinflussen Wechselspiel zwischen Bakterien und Abwehr

Apathogene Kommensalen bei fremdkörperassoziierter Infektion von Bedeutung

Mechanismen, die dazu beitragen, die Abwehr zu unterlaufen und die Besiedelung für die Bakterien zu ermöglichen, führen dazu, dass die Teilung der Bakterien in die Fraktion der pathogenen oder apathogenen Mikroorganismen nicht mehr kategorisch möglich ist. Vielmehr kommt es auf die Bedingungen im Einzelfall an, ob das Wechselspiel zwischen Bakterien und Abwehr zu einer Infektionskrankheit führt oder nicht. Damit erlangen bei der fremdkörperassoziierten Infektion Erreger eine Bedeutung, die in der Vergangenheit als apathogene Kommensalen galten. Beispiele hierfür sind Koagulase-negative Staphylokokken mit Staphylococcus epidermidis als bedeutsamsten Vertreter oder Propionibacterium acnes, dessen Bedeutung auch heute noch unterschätzt wird.

Haupt-Erregerspektrum der periprothetischen Infektion

Das Erregerspektrum wird von grampositiven Bakterien, die auch in der menschlichen Hautflora vorkommen, dominiert, wobei Staphylokokken mit 2/3 der Erreger das Hauptkontingent stellen (Tab. 7.2).

Weitere Erreger

Daneben kommen auch Hefen, Tuberkelbakterien, Listerien und anaerobe Erreger vor.

Voraussetzungen für Wirkung der Mikroorganismen

Um eine Wirkung zu ermöglichen, ist es für die Mikroorganismen erforderlich, dass sie in ausreichender Zahl vorhanden sind, sich am Zielort anlagern und von dort aus eine für den Wirtsorganismus schädliche Wirkung entfalten können.

Tab. 7.2: Erregerspektrum aus 1.077 Isolaten (Auszug)

Bakterienart	Anzahl	
	absolut	relativ
Staphylococcus epidermidis/spp.	441	42 %
Staphylococcus aureus	282	26 %
Propionibakterien	93	9 %
Streptococcus spp.	66	6 %
Gramnegative Erreger	45	5 %

7.3.1 Adhäsine

Stoffe, die Bakterien an Zielorganen anheften lassen, werden als Adhäsine bezeichnet. Diese Bindungen erfolgen über Rezeptoren auf der Oberfläche von Zielorganen. Bei Fremdmaterialien sind es zunächst physikalisch-chemische Eigenschaften der Materialien, die eine Anlagerung begünstigen. Der Mechanismus der Anlagerung trifft nicht nur auf Bakterien zu, sondern auch auf Wirtszellen, die bei Reparaturmechanismen (z. B. der Wundheilung) auf Rezeptoren angewiesen sind. Solche allgemeinen Rezeptorproteine, wie das Fibronektin, sind ubiquitär im Wirtsorganismus (im Blutplasma) vorhanden und lagern sich auf diese Weise sekundär an Fremdkörpern an. Damit werden auch Materialien, die ansonsten schwer besiedelbar sind, wie bestimmte Metalle, für Bakterien, welche die „Rezeptorsprache" verstehen, leicht zu besiedeln. Dieser Mechanismus setzt reparierende Zellen wie die Fibroblasten in unmittelbare Konkurrenz zu Bakterien, wenn sie verfügbar sind. Gristina sprach regelrecht von einem „Wettlauf um die Oberfläche". Schaffen es die Bakterien, die Oberfläche zu besetzen, können sie sich dort dauerhaft ansiedeln. Die Adhäsion erfolgt sehr schnell und ist nach sehr kurzer Zeit irreversibel.

Adhäsine = Stoffe zur Anheftung von Bakterien an Zielorgane

Bindungen über Rezeptoren auf der Oberfläche von Zielorganen

Sekundäre Anlagerung allgemeiner, ubiquitärer Rezeptorproteine an Fremdkörper, Ermöglichung der Bakterienbesiedlung

Sehr schnelle Adhäsion, nach kurzer Zeit irreversibel

Eine besondere Fähigkeit bestimmter Bakterien besteht darin, von der vitalen, als planktonisch bezeichneten Form in die sessile Form überzugehen. Dabei kommt es zu einer Synchronisierung von frei lebenden bakteriellen Individuen zu einer Lebensgemeinschaft, indem die Bakterien Peptidoglykane, eine Schleimsubstanz, bilden, die dann zu einem Biofilm konfluieren. Der Biofilm stellt ein primitives Ökosystem dar, in dem die Bakterien vor der Abwehr geschützt sind. Der reife Biofilm verhindert, dass phagozytierende Zellen wie Granulozyten die Bakterien eliminieren können.

Bildung eines Biofilms als primitives Ökosystem, in dem Bakterien vor Wirtsabwehr geschützt sind

Darüber hinaus reduzieren die Bakterien ihren Stoffwechsel auf ein Minimum und die Verdopplungszeiten sind von 35 Minuten auf bis über 20 Stunden verlängert. Durch diese Verlangsamung verlieren Antibiotika ihren Angriffspunkt: Die Konzentrationen, die erforderlich sind, Bakterien in der sessilen Phase zu hemmen, sind bis zu 1.000-fach erhöht. Damit ist eine Antibiotikatherapie nicht effektiv. Andererseits sind Bakterien im Biofilm nicht in der Lage, toxische Stoffe in ausreichendem Maß zu bilden, um den Wirt zu schädigen.

Sessile Bakterien:

- durch maximale Stoffwechselreduktion kein Angriffspunkt für Antibiotika
- zu geringe Toxinproduktion, um Wirt zu schädigen

Wandlung sessiler Formen in planktonische

Sessile Bakterien besitzen aber die Fähigkeit, sich in die planktonische Form zurückzuverwandeln, die dann eine Infektionskrankheit in Gang setzen und unterhalten kann.

7.3.2 Toxine

Toxine: schädigen Zellen unmittelbar, lassen Gewebe absterben

Toxine sind die klassischen Virulenzfaktoren: Stoffe, die Zellen unmittelbar schädigen und Gewebe absterben lassen. Toxine benötigen einen raschen Stoffwechsel und sind deswegen nahezu ausschließlich der planktonischen Phase vorbehalten.

Undramatische Manifestation der Infektion aufgrund wenig virulenter Toxine

Der überwiegende Teil der Erreger der periprothetischen Infektion verfügt über wenig virulente Toxine, sodass die klinische Manifestation dieser Infektion häufig undramatisch ist.

7.3.3 Invasine

Eindringen der Bakterien in Zellen und intrazelluläres Überleben durch Invasine

Invasine sind Stoffe, die Bakterien in die Lage versetzen, in Zellen einzudringen und sie zu durchwandern, um ins Körperinnere zu gelangen bzw. intrazellulär zu überleben. Auch bei dieser Variante wird eine manifeste Infektionskrankheit durch die „Wildformen" induziert und unterhalten. Von der Morphologie auf der Agarplatte her werden diese Formen auch als small colony variants (SCV) bezeichnet.

Small colony variants:
- meiste Antibiotika wirken nicht
- Induktion durch Gentamicin u. a.

In dieser Form wirken die meisten Antibiotika nicht auf die Bakterien, nur wenige Substanzen sind in hohen Konzentrationen wirksam. Ist ein Stamm in der Lage, SCV zu bilden, ist die Wahrscheinlichkeit einer rezidivierenden Infektion hoch. Einige Antibiotika wie Gentamicin können sogar SCV induzieren.

7.3.4 Was bedeuten die Tricks der Bakterien bei der periprothetischen Infektion?

Extrem geringe Infektionsdosis wegen Adhäsinen und Biofilm nötig

Adhäsine und Biofilm ermöglichen es den Erregern der periprothetischen Infektion, eine extrem geringe Infektionsdosis zu realisieren. Bakterien in geringer Menge gehen in die sessile Phase über und sind dann im Biofilm vor dem Zugriff der Abwehr und vor Antibiotika geschützt. Sie können sich bis zu einer kritischen Bakterienmasse (langsam) vermehren, um dann nach erneutem Wechsel in die planktonische Phase eine periprothetische Knocheninfektion zu induzieren. Die Zeit, die von der Kontamination bis zur Manifestation verstreicht, beträgt Monate bis Jahre.

Toxine induzieren und unterhalten Infektion

Toxine, die in unterschiedlichem Ausmaß gebildet werden, versetzen die planktonischen Erreger in die Lage, eine Infektion zu induzieren und zu unterhalten.

Überleben der small colony variants durch Invasine

Invasine ermöglichen es small colony variants, intrazellulär zu überleben und von dort aus Rezidive oder primäre Infektionen auszulösen.

Biofilm und intrazelluläres Wachstum fördern Überleben der Bakterien.

Biofilm und intrazelluläres Wachstum von Bakterien sind „Rückzugsorte" von Erregern mit dem Potenzial, dass diese Therapien überleben und Rezidive verursachen können.

7.4 Klinische Symptome und Diagnostik der periprothetischen Infektion

7.4.1 Klinik

Die periprothetische Infektion ist leicht zu erkennen, wenn ein Lokalbefund mit einer Fistel oder einen Weichteilbefund vorliegt. Dies trifft aber nach einer Untersuchung, die 2000 in der ENDO-Klinik Hamburg an 309 konsekutiven Fällen durchgeführt wurde, nur in etwa einem Drittel (33,9 %) der Patienten zu. Bei einem weiteren Drittel (33,7 %) finden sich klassische Zeichen mit Induration, Rötung und/oder Überwärmung des betroffen Gelenkes. Auch hier liegt der Verdacht einer Gelenkinfektion nahe. In einem letzten knappen Drittel (31,7 %) ist der Weichteilbefund vollständig unauffällig.

Symptome der periprothetischen Infektion:
- Lokalbefund mit Fistel oder Weichteilbefund bei 1/3
- klassische Entzündungszeichen bei 1/3
- unauffälliger Weichteilbefund bei 1/3

Bei allen Patienten ist klinisch der Schmerz das führende Symptom. Fieber, z. T. rezidivierend, kann in Zusammenhang mit allen Lokalbefunden auftreten, ist aber nicht obligat. Bei einigen Patienten sind Nachschweiße als Ausdruck einer chronischen Infektion eines der raren Symptome.

Schmerz führendes Symptom, seltener Fieber, manchmal Nachtschweiß

Wenn keines dieser Symptome neben den Schmerzen auftritt, besteht die Schwierigkeit, die periprothetische Infektion von einer aseptischen Lockerung abzugrenzen.

Problem: Abgrenzung periprothetische Infektion und aseptische Lockerung

7.4.2 Laborparameter

Laboruntersuchungen können zusammen mit den klinischen Symptomen den Verdacht auf eine periprothetische Infektion erhärten. Ein sehr unspezifischer Parameter ist die Blutsenkungsgewindigkeit (BSG), die bei sehr vielen Krankheiten, aber auch bei der periprothetischen Infektion, erhöht ist. Das C-reaktive Protein (CRP) ist ein geeigneter Parameter, aber auch dieses ist nicht in der Lage, rheumatoide Erkrankungen abzugrenzen. Eine Bedeutung scheint dem Procalcitonin (PCT) zuzukommen, das allerdings für diesen Zweck in der Routine noch nicht evaluiert ist.

Laboruntersuchungen:
- Blutsenkungsgewindigkeit unspezifisch
- C-reaktives Protein: keine Abgrenzung rheumatoider Erkrankungen
- Procalcitonin in Routine nicht evaluiert

Der Beweis einer Infektion ist häufig nur durch Untersuchung der Synovialflüssigkeit zu erbringen.

Beweis durch Untersuchung der Synovialflüssigkeit

7.4.3 Zytologie

Neben der mikrobiologischen sollte eine zytologische Untersuchung erfolgen: Hierzu wird ein EDTA-Röhrchen wie zur Blutbilduntersuchung mit Synovialflüssigkeit gefüllt.

Auch zytologische Untersuchung nötig

Bei einer Zellzahl von über 1.700 Zellen/μL ergibt sich für eine periprothetische Infektion ein positiver prädiktiver Wert von 74 % und eine negativer prädiktiver Wert von 97 %. Zeigt die Zelldifferenzierung die Anwesenheit von über 75 % Neutrophilen, steigt der positive prädiktive Wert auf 94 % und der negative prädiktive Wert auf 98 %. Trampuz hat mit einer Studie am Kniegelenken gezeigt, dass

Zytologie gute Methode zur Abgrenzung periprothetischer Infektionen und aseptischer Lockerungen die Zytologie eine gute Methode ist, periprothetische Infektionen von aseptischen Lockerungen abzugrenzen. In der Erfahrung des Autors trifft dies auch auf andere Kunstgelenke, zumindest aber auf Hüftgelenke, in gleicher Weise zu.

7.4.4 Mikrobiologie

Beweis einer Infektion durch mikrobiologischen Erregernachweis:
- accuracy 90–100 %
- Sensitivität 12–100 %
- Spezifität 81–100 %

Der Beweis einer Infektion wird durch den mikrobiologischen Erregernachweis erbracht. Dieser gelingt nach eigener Erfahrung in einer Gesamtrichtigkeit (accuracy) von 92 % bei einer Sensitivität von 82 % und einer Spezifität von 96 %. Vor dem Hintergrund der Literatur variiert die accuracy von 90–100 %, die Sensitivität von 12–100 % und die Spezifität von 81–100 %. Die Ursache für die große Varianz hinsichtlich der Sensitivität ist in der unterschiedlichen bakteriologischen Methodik zu suchen, die in den Veröffentlichungen unscharf beschrieben wird.

Anwendung mikrobiologisch-infektiologischer Qualitätsstandards notwendig

Hinweis an Labor: Gelenkpunktat bei Verdacht auf periprothetische Infektion

Wichtig: verlängerte Beobachtungszeit von 14 Tagen

Werden die Methoden, wie sie in den in der mikrobiologisch-infektiologischen Qualitätsstandards (MIQ) Heft 18 und 19 beschrieben sind, angewendet, kann davon ausgegangen werden, dass eine gute Sensitivität erreicht wird. Es ist deswegen nötig, dem Labor den Hinweis zu geben, dass es sich um ein Gelenkpunktat bei Verdacht auf periprothetische Infektion handelt, damit diese Regeln angewendet werden. Einer der wesentlichen Punkte ist dabei eine gegenüber der Routinediagnostik verlängerte Beobachtungszeit von 14 Tagen. Dies ist erforderlich, da die gesuchten Erreger zumindest teilweise noch als sessile Formen oder ggf. auch als small colony variants und in geringen Keimzahlen vorliegen.

Transportzeit kritischer Parameter

Kritisch ist auch die Transportzeit. Kann diese nicht kurz gehalten werden, ist es sinnvoll, primäre Kulturen in Blutkulturflaschen anzulegen. Besonders geeignet dafür sind Blutkultursysteme, die in der Pädiatrie angewendet werden. Diese Blutkultursysteme sind so ausgelegt, dass kleinere Probenvolumina ohne Sensitivitätsverlust möglich sind.

Schwieriger oder unmöglicher Erregernachweis bei Antibiotikatherapie vor Punktion

Sollte vor der Punktion eine Antibiotikatherapie erfolgt sein, kann dies nachhaltig die Aussicht auf Erfolg beeinträchtigen. In diesen Fällen ist eine Anzucht von Streptokokken und einigen Anaerobiern auch nach längerer Antibiotikakarenz unwahrscheinlich. Bei anderen Erregern ist eine Karenz seit der letzten Antibiotikagabe von ca. zwei Wochen anzustreben.

Biopsie bei misslungenem Erregernachweis

Gelingt eine Erregernachweis bei weiter bestehendem Verdacht auf eine periprothetische Infektion nicht, muss eine Biopsie erwogen werden.

Probengewinnung unter aseptischen Bedingungen

Da sich die Erreger der periprothetischen Infektion überwiegend aus Keimen der Hautflora rekrutieren, muss die Probe kontaminationsfrei geborgen werden. Die Probengewinnung muss unter aseptischen Bedingungen erfolgen. Wie dabei vorzugehen ist, ist in der Richtlinie für Krankenhaushygiene und Infektionsprävention des Robert-Koch-Instituts (RKI) in Berlin niedergelegt.

Bestehen Zweifel an der Dignität der gefundenen Keime, muss zur Abklärung eine Wiederholung der Punktion bzw. eine Biopsie erfolgen.

Wiederholung der Punktion/Biopsie bei Zweifeln an Dignität

Grenzen der Erregerdiagnostik ergeben sich durch:

Grenzen der Erregerdiagnostik

- stark geschädigte Keime (z. B. durch vorangegangen Antibiotikatherapie),
- nicht kultivierbare Erreger oder Keime, unter der Nachweisgrenze der Kultursysteme.

7.4.5 Bildgebende Diagnostik

Frühestens nach drei bis vier Wochen lassen sich auf konventionellen Röntgenaufnahmen periostale Reaktionen, Osteolysen und Resorptionszonen erkennen. Daher sind sie für die Diagnose der frühen periprothetischen Infektion nicht geeignet, wohl aber zum Nachweis der Spätinfektion.

Röntgenaufnahmen zum Nachweis der Spätinfektion

Die Sonographie erfasst Flüssigkeitsansammlungen, die in der Umgebung von Implantaten immer suspekt sind und unter aseptischen Kautelen punktiert werden sollten. Sie bietet sich als einfaches und kostengünstiges Verfahren an und eignet sich gut zur Verlaufsdokumentation.

Sonographie zur Verlaufsdokumentation

Zur Abklärung von periprothetischen Infektionen wird oft die Drei-Phasen-Skelettszintigraphie mit ^{99m}Tc eingesetzt. Die Sensitivität ist mit 88 % gut, allerdings beträgt die Spezifität nur 30 %. Bei etwa 90 % der Patienten gelingt der Nachweis einer Implantatlockerung, eine Unterscheidung zwischen einer septischen und aseptischen Form ist allerdings nicht möglich. Nach operativen Eingriffen am Knochen weist dieser über zwölf Monate lang eine vermehrte Nuklidbelegung auf, zementfrei eingebrachte Endoprothesen führen noch 18 Monate postoperativ zu einer Mehranreicherung, sodass die Ergebnisse der Methode in diesem Zeitraum nur eine geringe Aussagekraft aufweisen.

Drei-Phasen-Skelettszintigraphie mit ^{99m}Tc:

- Abklärung periprothetischer Infektionen
- durch postoperative Nuklidanreicherung 12–18 Monate nach operativen Eingriffen am Knochen nur geringe Aussagekraft

Die Computertomographie zeigt u. U. genauer als das konventionelle Röntgenbild eine ungenügende knöcherne Konsolidierung und periprothetische Osteolysen. Durch erhebliche implantatbedingte Artefakte ist der zusätzliche Informationsgewinn jedoch eher gering.

Computertomographie mit implantatbedingten Artefakten

Infektbedingte Reaktionen an Knochen und Weichteilen, wie Ödem, Hyperämie und Abszedierung, können mittels Kernspintomographie detektiert werden. Allerdings dürfen keine ferromagnetischen Implantate sowie Kontraindikationen von Patientenseite her (Herzschrittmacher, Insulinpumpe) vorliegen. Mit Kontrastmittel wird die diagnostische Treffsicherheit deutlich erhöht. Vorangegangene operative Eingriffe können noch 18 bis 24 Monate später zu falsch positiven Infektdiagnosen führen. Eine enge Kooperation zwischen untersuchendem Radiologen und weiterbehandelndem Arzt ist erforderlich.

Kernspintomographie:

- Detektion infektbedingter Reaktionen an Knochen und Weichteilen
- erhöhte Treffsicherheit durch Kontrastmittel
- 18 bis 24 Monate postoperativ falsch positive Infektdiagnosen

Mithilfe der ^{18}Fluor-Fluordesoxyglukose-Positronenemissionstomographie (^{18}F-FDG-PET) kann möglicherweise zwischen aseptischen und infektionsbedingten Störungen der Frakturheilung unter-

^{18}F-FDG-PET:

- ggf. Unterscheidung zwischen aseptischen

und infektions-bedingten Störungen
- teuer, beschränkte Verfügbarkeit

schieden werden. Erste Ergebnisse deuten auf eine hohe Sensitivität und bessere Spezifität der Methode im Vergleich zu CT und MRT hin. Im klinischen Alltag hat sich das Verfahren aufgrund der hohen Kosten und beschränkten Verfügbarkeit bisher noch nicht durchgesetzt.

7.5 Therapie der periprothetischen Infektion: Revision und Antibiotika

Therapeutische Möglichkeiten durch spezielle Pathogenese und Eigenschaften der Erreger bestimmt

Therapie: chirurgische Entfernung des Fremdkörpers

Wie die mikrobiologische Diagnostik werden die therapeutischen Möglichkeiten durch die spezielle Pathogenese und die Eigenschaften der Erreger bestimmt. Dadurch, dass sessile Bakterien in reifem Biofilm nicht durch Antibiotika beeinflusst und durch Phagozytose nicht eliminiert werden können, ist die Therapie die chirurgische Entfernung des Fremdkörpers. Die Prothese muss mit allen Komponenten inklusive ggf. vorhandenem Knochenzement entfernt und das Débridement von Knochen und Weichteilen mit einer Radikalität ausgeführt werden, wie es sonst nur in der Tumortherapie erforderlich ist.

Antibiotika als adjuvante Maßnahme

Antibiotika können dabei adjuvant eingesetzt werden und sind in der Lage, den Erfolg der chirurgischen Maßnahme abzusichern.

7.5.1 Antibiotika allein: Besserung der Symptome – Suppression, keine Heilung

Sessile Bakterien vor Abwehr und Antibiotika geschützt

Infektionszeichen durch planktonische Bakterien

Die Erreger der periprothetischen Infektion sind als sessile Bakterien an der Prothesenoberfläche im Biofilm vor dem Zugriff der Abwehr und der Antibiotika geschützt. Die Infektionszeichen werden durch planktonische Bakterien hervorgerufen, die aus der Besiedelung des Fremdkörpers hervorgegangen sind und eine periprothetische Knocheninfektion hervorgerufen haben.

Systemische Antibiotikatherapie erreicht nur planktonische Erreger

Rezidiv nach Absetzen der Therapie

Bei einer systemischen Antibiotikatherapie werden nur die Erreger in der planktonischen Phase erreicht. Da diese die Symptome hervorrufen, tritt eine scheinbare Besserung bis hin zum Verschwinden der Symptome ein, ohne dass die Infektionskrankheit beendet werden kann. Nach Absetzen der Therapie kommt es mit einer Latenzzeit zum Rezidiv, da das Erregerreservoir nicht eliminiert wurde.

Rezidive auch durch intrazelluläre Bakterien

Rezidive können aber auch von intrazellulären Bakterien ausgehen, die durch die überwiegende Anzahl der Antibiotika nicht beeinflusst werden.

Suppression durch Antibiotika zur palliativen Therapie

Infektberuhigung nur in 60 %

Therapie lebenslang oder bis zur chirurgischen Revision

Bei Patienten, die nicht operiert werden können, kann eine Suppression durch Antibiotika zur palliativen Therapie genutzt werden: Voraussetzung ist, dass der Erreger gut empfindlich gegenüber einem gut verträglichen, oral verfügbaren Antibiotikum ist. Die Prothese selbst darf nicht gelockert sein. Bei Vorliegen aller dieser Voraussetzungen gelingt eine Infektberuhigung durch Antibiotika nur in 60 % aller Fälle. Diese Therapie ist dann lebenslang oder bis zu einer chirurgischen Revision durchzuführen.

7.5.2 Antibiotika, Revision und Prothesenerhalt: Die Ausnahme

Besteht eine Infektion sehr kurz, das heißt anhand der klinischen Zeichen unter zwei Wochen, und ist die Prothese integriert, kann versucht werden, diese Prothese zu erhalten. Dieses Vorgehen wurde in Liestal von Zimmerli und Ochsner zur Behandlung von frühen periprothetischen Infektionen durch Staphylokokken entwickelt. Dabei wird ein radikales chirurgisches Débridement, eine Spül-Saug-Drainage mit Polyhexanit (Lavasept®) und eine begleitende, hochdosierte, systemische Therapie mit Chinolonen (z. B. Levofloxacin) und Rifampicin für drei respektive sechs Monate eingesetzt. Die Erfolgsquote dieses Regimes beträgt bei strenger Beachtung der Voraussetzungen bis zu 87 %.

Therapieregime bei sehr kurzer Infektion und integrierter Prothese

Erfolgsquote bis 87 %

Bei diesem Verfahren handelt es sich um eine Therapieoption in einer streng definierten Ausnahmesituation. Kritisch ist insbesondere die Zeit nach Einsetzen der Symptome. Wird hier nicht streng selektiert, ist der Misserfolg programmiert.

Therapieoption in streng definierter Ausnahmesituation

Antibiotika sind nicht in der Lage, einen etablierten Biofilm zu beeinflussen. In der frühen Phase der Biofilmbildung können bestimmte Antibiotika, insbesondere Rifampicin, auf die Erreger wirken.

Keine Beeinflussung des etablierten Biofilms durch Antibiotika

7.5.3 Antibiotika, Revision und Explantation der Prothese

Bei den meisten periprothetischen Infektionen ist die Entfernung der Prothese, ein radikales Débridement zusammen mit einer lokalen und/oder systemischen Antibiotikatherapie erforderlich.

Meistens Entfernung der Prothese nötig

Angestrebt wird in erster Linie der Wechsel der Prothese. In einigen Fällen ist dies aber aufgrund der anatomischen Gegebenheiten und der Ausbreitung der Infektion nicht möglich. Im schlimmsten Fall ist dann die Amputation der Gliedmaße, eine Arthrodese oder eine Resektionsarthroplastik dauerhaft erforderlich. Diese Situationen sind aber bei den Behandlungsmöglichkeiten, die heutzutage bestehen, die Ausnahme. In der Regel ist anschließend eine begleitende Antibiotikatherapie von ca. sechs Wochen erforderlich.

Meist Wechsel der Prothese angestrebt

Schlimmstenfalls Amputation, Arthrodese oder Resektionsarthroplastik

Ist eine Wechseloperation möglich, ist das Vorgehen unabhängig von den folgenden Maßnahmen zunächst gleichartig: Die Prothese wird entfernt, eine radikales Débridement des Knochens und der betroffenen Weichteile durchgeführt. Von dieser Situation ausgehend besteht die Möglichkeit, die Implantation der Prothese im gleichen Eingriff oder bei einer weiteren Revision durchzuführen.

Vorgehen bei Wechseloperation

Ein- oder zweizeitiger Prothesenwechsel

Einzeitiger Wechsel der Prothese. Voraussetzung für den einzeitigen Wechsel ist, dass der Erreger präoperativ bekannt ist und Antibiotika zur Verfügung stehen, die dem Knochenzement bei bekannter Empfindlichkeit des Erregers gezielt zugemischt werden können.

Voraussetzungen für einzeitigen Prothesenwechsel

Schutz der neu implantierten Prothese vor Rekolonisation durch Zumischung geeigneter Antibiotika zum Knochenzement

Durch die Zumischung geeigneter Antibiotika zum Knochenzement wird erreicht, dass am Ort der Infektion initial extrem hohe Antibiotikakonzentrationen entstehen. Auf diese Weise wird die Oberfläche der neu implantierten Prothese vor Rekolonisation durch im Situs unvermeidlich verbliebene Erreger geschützt. Begleitet wird dieses Vorgehen durch eine kurze systemische Antibiotikatherapie von ca. 10–14 Tagen.

Zweizeitiger Wechsel: Ausheilung der Infektion ohne Anwesenheit eines Fremdkörpers

Systemische Antibiotikatherapie für 6–8 Wochen vor Reimplantation

Zwei- oder mehrzeitiger Wechsel der Prothese. Die Idee beim zweizeitigen Wechsel ist, dass die Infektion ohne Anwesenheit eines Fremdkörpers ausheilen soll, bevor ein neues Prothesensystem implantiert wird. Bei diesem Vorgehen wird im Intervall bis zur Reimplantation eine gezielte, ggf. anhand intraoperativer Keimnachweise korrigierte systemische Antibiotikatherapie für 6–8 Wochen durchgeführt. Die Reimplantation erfolgt nach Infektberuhigung frühestens nach 6–8 Wochen, z. T. aber auch deutlich später. In einigen Fällen ist eine weitere Revision im Intervall erforderlich.

Kniegelenksendoprothese: Beladung von Spacern mit Antibiotika

Insbesondere im Bereich der Kniegelenke werden mittlerweile überwiegend Spacer eingelegt, die Sehnenverkürzungen und Funktionsverluste durch Inaktivierung des Gelenkes verhindern sollen. Werden solche Spacer aus PMMA-Knochenzement hergestellt, bietet es sich an, diese auch mit Antibiotika zu beladen. Bei Benutzung von Spacern verbessert dies die Ergebnisse.

Kein signifikanter Unterschied zwischen Erfolgsraten für einzeitigen und zweizeitigen Wechsel

Ergebnisse der Wechseloperationen. Es mangelt an vergleichbaren Studien bezüglich der Ergebnisse beider Methoden. Langlais veröffentlichte 2004 eine Studie, in der im eigenen Krankengut 222 Fälle mit zweizeitigem Wechsel mit 112 einzeitigen Wechseloperationen verglichen wurden. Die Ergebnisse erbrachten keinen statistisch signifikanten Unterschied mit einer Erfolgsrate von 85 % für den zweizeitigen und 88 % für den einzeitigen Wechsel.

Variierende Literaturdaten über Erfolgsraten

Auch wenn die Studien wenig vergleichbar sind, werden für den einzeitigen Wechsel Erfolgsraten von bis zu 90 % und für den zweizeitigen Wechsel von bis zu 93 % berichtet. Die in der Literatur berichteten Daten variieren sehr stark und zeigen, dass wir prospektive, standardisierte Studien benötigen, um eine Aussage treffen zu können.

Erfahrung des Operateurs und Umgebung der Revisionsoperation bestimmen Ergebnis

Die Ergebnisse, egal ob nach einzeitigem oder mehrzeitigem Wechsel, werden mehr durch die Erfahrung des Operateurs und die Umgebung, in der diese Revisionsoperationen erfolgen, bestimmt als durch die Methode selbst. Es ist daher zu fordern, dass solche Operationen in Zentren stattfinden, in denen unterschiedliche Fachdisziplinen in der Diagnostik und bei der Therapie mitwirken und dadurch das Gesamtergebnis verbessern.

7.6 Zusammenfassung

Periprothetische Infektion: Kombination

Die periprothetische Infektion ist die ungünstige Kombination einer fremdkörperassoziierten Infektion und einer Knocheninfektion. Sie ist die seltene Komplikation einer häufig durchgeführten Operation. Damit sind die Kenntnisse und Erfahrungen in der Behandlung der periprothetischen Infektion überwiegend auf Zentren, in denen Revisionschirurgie durchgeführt wird, beschränkt.

Für die Behandlung der periprothetische Infektion ist, wie bei jeder chronischen Knocheninfektion, der Erregernachweis anzustreben.

Kalkulierte (empirische) Antibiotikatherapien sind nicht kurativ und deswegen der Interventionstherapie bei lebensbedrohlichen Zuständen vorbehalten. Unkontrollierte Gabe von Antibiotika führt zu Resistenzentwicklung der Erreger und kann den Erregernachweis unmöglich machen.

Eine kurative Therapie ist, von wenigen Ausnahmen abgesehen, ohne eine chirurgische Entfernung der Prothese nicht möglich.

Bei Verdacht auf eine periprothetische Infektion sollte frühzeitig die Vorstellung in einem Revisionszentrum mit Erfahrung im Umgang mit diesen Infektionen erfolgen.

von fremdkörper-assoziierter Infektion und Knocheninfektion

Seltene Komplikation

Erregernachweis für Therapie nötig

Antibiotika zur Interventionstherapie bei lebensbedrohlichen Zuständen

Kurative Therapie durch chirurgische Entfernung der Prothese

Frühzeitige Vorstellung in Revisionszentrum nötig

Literatur

Bisno AL, Waldvogel FA, eds. Infections associated with indwelling medical devices. 2nd Edition. Washington: ASM Press, 1994.

Costerton JW, Stewart PS, Greenberg EP. Bacterial Biofilm: a common cause of persistent infections. Science 1999;284:1318–22.

European Instructional Course Lectures 6. British Society of Bone and Joint Surgery. London, 2004.

Fink B, Makowiak C, Fuerst M, Berger I, Schäfer P, Frommelt L. The value of synovial biopsy, joint aspiration and C-reactive protein in the diagnosis of late peri-prosthetic infection of total knee replacement. J Bone Joint Surg Br 2008;90:874–8.

Frommelt L. Prinzipien der Antibiotikabehandlung bei periprothetischen Infektionen. Orthopäde 2004;33:822–6.

Frommelt L. Gelenkpunktat und Erregernachweis bei periprothetischer Infektion. Orthopäde 2008;37:943–1036.

Gristina AD. Biomaterial-centred infection: microbial adhesion versus tissue integration. Science 1987;237:1588–95.

Hendrich C, Frommelt L, Eulert J, eds. Septische Knochen- und Gelenkchirurgie. Berlin, Heidelberg: Springer Verlag, 2004.

Herrmann M, Becker K, von Eiff C, Fegeler W, Frommelt L, Gärtner B, Geipel U, Heppert V, Leitritz L, Podbielski A, Schmitt E, Seifert H. Infektionen der Knochen und des Knorpels, Teil I: Untersuchungsgang und Nachweismethoden, und Teil II: Therapieprinzipien und spezielle Fragestellungen. In: Mauch H, Podbielski A, Herrmann M, eds. Mikrobiologisch-infektiologische Qualitätsstandards (MIQ), MIQ 18 und 19. München, Jena: Urban & Fischer, 2004.

Trampuz A, Hanssen AD, Osmon DR, Mandrekar J, Steckelberg JM, Patel R. Synovial fluid leukocyte count and differential for the diagnosis of prosthetic knee infection. Am J Med 2004;117:556–62.

Zimmerli W, Lew PD, Waldvogel FA. Pathogenesis of foreign body infection – Evidence for a local granulocyte defect. J Clin Invest 1984;73: 1191–200.

8 Komplikationen nach endoprothetischen Eingriffen

M. Ellenrieder, R. Bader, W. Mittelmeier

8.1 Einleitung

Der endoprothetische Ersatz des Hüft- und des Kniegelenkes zählt zu den am häufigsten durchgeführten operativen Interventionen in der Orthopädie und Unfallchirurgie. So wurden in Deutschland nach den statistischen Angaben der Bundesgeschäftsstelle Qualitätssicherung 2007 etwa 152.000 primäre Hüft- und 132.000 primäre Knieendoprothesen implantiert (www.bqs-online.com). Mit der Gesamtzahl der Primärimplantationen steigt auch die Zahl der Komplikationen und technisch anspruchsvollen Wechseloperationen.

Endoprothetischer Ersatz von Hüft- und Kniegelenk mit am häufigsten durchgeführte operative Interventionen

Zahl der Komplikationen und Wechseloperationen steigt mit Gesamtzahl der Primärimplantationen

Letztere erfordern nicht nur eine besonders sorgfältige präoperative Vorbereitung, sondern gehen auch häufiger mit unmittelbar postoperativen Komplikationen (Nachblutung, akute Infektion, tiefe Beinvenenthrombose, Lungenembolie u. a.) einher.

Wechseloperationen
- sorgfältige Vorbereitung
- oft postoperative Komplikationen

Nach Abschluss des stationären Aufenthalts kommt der Weiterbetreuung durch den niedergelassenen Arzt eine besondere Bedeutung zu. Manche Komplikationen, wie die aseptische Lockerung oder der Low-grade-Infekt, äußern sich initial wenig eindrucksvoll. Die frühzeitige Diagnosestellung und Einleitung einer adäquaten Therapie können jedoch den Umfang der erforderlichen operativen Maßnahmen und die Nachbehandlungszeit erheblich beeinflussen.

Weiterbetreuung durch niedergelassenen Arzt von besonderer Bedeutung

Frühzeitige Diagnosestellung und Einleitung einer adäquaten Therapie

Am Beispiel der Hüft-, Knie- und Schulterendoprothetik werden im Folgenden häufige Komplikationen nach endoprothetischen Eingriffen und deren Therapie beschrieben. Die diagnostischen und therapeutischen Grundprinzipien gelten natürlich genauso für die Endoprothetik des Sprunggelenks, des Ellenbogengelenks und kleiner Gelenke.

8.2 Die aseptische Endoprothesenlockerung

8.2.1 Risikofaktoren, Ätiologie und Mechanismen

Laut Schwedenregister (Swedish Total Hip Replacement Registry) basieren etwa 70 % der Hüft- und knapp 50 % der Knierevisionen auf einer aseptischen Lockerung. Dabei ist beim künstlichen Hüftgelenkersatz die Pfannenkomponente etwa doppelt so häufig betroffen wie der Hüftstiel. Aufgrund der eingeschränkten Sensitivität intraoperativer Abstriche und laborchemischer Infektparameter wird zwar ein Teil der Low-grade-Infekte nicht sicher diagnostiziert, den-

Aseptische Lockerung häufigster Grund für Endoprothesenrevision:
- ca. 70 % der Hüft- und 50 % der Knierevisionen

noch bleibt die aseptische Lockerung als häufigster Grund für eine Endoprothesenrevision davon unberührt.

Weitere Komplikationen, die eine nachfolgende operative Gelenkrevision erfordern, sind:

Komplikationen, die eine nachfolgende operative Gelenkrevision erfordern

- implantatassoziierte Infektionen,
- periprothetische Frakturen,
- Implantatverschleiß, Materialversagen,
- persistierende Schmerzen und Gelenkinstabilität.

Risikofaktoren für eine aseptische Endoprothesenlockerung bzw. Implantatrevision
- patientenbezogene Faktoren
- implantatabhängige Faktoren
- operativ-chirurgische Faktoren

Zu den Risikofaktoren für eine aseptische Endoprothesenlockerung bzw. Implantatrevision gehören:

- patientenbezogene Faktoren, z. B.
  - Alter des Patienten,
  - Begleiterkrankungen,
  - Körpergewicht,
  - rheumatoide Arthritis,
  - Nikotin-/Alkoholabusus,
  - Allergie (s. unten);
- implantatabhängige Faktoren, z. B.
  - Implantatdesign – z. B. hinsichtlich Luxationsrisiko, periprothetische Fraktur,
  - Verankerungstechnik,
  - Gleitpartner – z. B. hinsichtlich Luxation, Abrieb;
- operativ-chirurgische Faktoren, z. B.
  - Zugang – z. B. hinsichtlich Luxationsrate am Hüftgelenk,
  - Raspeltechnik – z. B. Risiko der intraoperativen Fraktur,
  - Zementiertechnik – z. B. Embolierisiko,
  - Achsausrichtung der Implantate, z. B. Knie: Verschleiß/Inlayluxation, Bewegungseinschränkung bei Verkippung von Kondyle oder Slope; Subluxation oder Frühlockerung durch Impingement an der Hüfte,
  - Lernkurve bezüglich Implantat und Operationstechnik,
  - fortdauernde Erfahrung des Operateurs.

Erhöhte Revisionsrate
- bei jüngeren und aktiveren Patienten (< 55. Lebensjahr) nach Hüft-OP
- bei Kombination Coxarthrose und Einnahme von Kortikoiden

Nach endoprothetischer Versorgung des Hüftgelenkes weisen jüngere und aktivere Patienten (< 55. Lebensjahr) eine erhöhte Revisionsrate auf. Ausschließlich auf das Lebensalter bezogene Studien sind durch die unterschiedliche Zusammensetzung der zum endoprothetischen Gelenkersatz führenden Indikationen, Begleiterkrankungen und -medikationen nur eingeschränkt vergleichbar. Insbesondere die Kombination Coxarthrose bei rheumatischer Erkrankung und Einnahme von Kortikoiden erhöht die Revisionsrate von Endoprothesen.

Tendenziell höhere Revisionsrate bei Männern

Anstieg der Revisionsrate durch Wettkampf-

Bei Männern ist die Revisionsrate tendenziell höher als bei Frauen, wobei ein geschlechtsspezifischer Unterschied nicht durch alle Studien belegt wird. Durch Wettkampfsport oder Nikotin- und Alkoholabusus kann die Revisionsrate bis auf das Dreifache eines Vergleichskollektives ansteigen. Der Einfluss des Körpergewichtes und des

BMI (body mass index) auf die Revisionsrate von Hüftendoprothesen wird kontrovers diskutiert, tendenziell wird die Revisionsrate bei übergewichtigen Patienten eher als erhöht beschrieben

sport, Nikotin-, Alkoholabusus, evtl. Übergewicht

Ein implantatabhängiger Einflussfaktor im Hinblick auf die Revisionsrate ist neben Design und Verankerungsmechanismus vor allem das Material der Gleitpartner bei Hüft- und Knieendoprothesen. Die stetige Entwicklung der Gleitpartner in der Hüftendoprothetik seit Einführung der Metall-Polyethylen-Paarung in den 1960er-Jahren hat mittlerweile zu verschleißarmen Materialien geführt. Bezüglich Design und Verankerungsmechanismus erwies sich in der Hüftendoprothetik bislang kein Implantat als eindeutig überlegen. Laut Schwedenregister wiesen zementierte Hüftstiele in den vergangenen Jahrzehnten bessere Standzeiten auf als zementfreie Stiele, wobei dort die Zahl der zementfreien Stielapplikationen sehr gering und somit kaum vergleichbar ist.

Implantatabhängige Einflussfaktoren auf Revisionsrate

Schwedenregister: Zementierte Hüftstiele mit besseren Standzeiten als zementfreie Stiele

Aktuelle Daten des finnischen Hüftregisters (Finnisches Prothesenregister) zeigen für junge Patienten (< 55 Jahre) bessere 10-Jahres-Ergebnisse mit unzementierten Hüftstielen. Auch im Hinblick auf den zu erwartenden Revisionsfall erscheint der zementfreie Hüftgelenkersatz für diese Patientengruppe von Vorteil. Design, Oberflächenstruktur und -beschichtung der Stiele beeinflussen deren knöcherne Integration und langfristig durch die entsprechende Lastübertragung auch die Remodellierung des knöchernen Lagers.

Junge Patienten (< 55 Jahre): bessere 10-Jahres-Ergebnisse mit unzementierten Hüftstielen

Bezüglich der Standzeit lassen Hüftregister und Follow-up-Untersuchungen keine signifikanten Unterschiede zwischen geraden und anatomischen Hüftstielen erkennen. Letztere stellen eine heterogene Gruppe mit unterschiedlich ausgedehnter Oberflächenstrukturierung bzw. -beschichtung und Implantatdimensionierung dar, welche die ossäre Verankerung bestimmen. Lange, vollstrukturierte Implantate führen zu einer distalen Lasteinleitung mit proximalem Stress-Shielding und nachfolgend resorptivem Knochenremodelling. Der Wechseleingriff ist aufgrund des proximal geschwächten Knochenlagers erschwert, mit der Gefahr einer intraoperativen Frakturierung des Femurs und eingeschränkter Verankerung des Revisionsstiels.

Keine signifikanten Standzeit-Unterschiede zwischen geraden und anatomischen Hüftstielen

Klinisch besteht bei weit distal verankernden Endoprothesen zudem eine erhöhte Rate von Oberschenkelschaftschmerzen. Die Versuche, durch spezielles Design (Schlitze, Materialaussparung u. a.) oder neue Verbundmaterialien (kohlenstofffaserverstärkter Kunststoff, CFK) Endoprothesen mit knochenähnlichem Elastizitätsmodul (isoelastisch) zu erzeugen, brachten bisher keine Verbesserung der Standzeit. Durch große Mikrobewegungen in der Grenzfläche zum Knochen, Materialversagen oder mangelnde Biokompatibilität führten diese Entwicklungen teilweise zum frühen Versagen des endoprothetischen Gelenkersatzes. Für junge Patienten wurden metaphysär verankernde Endoprothesen, z. B. die Druckscheibenprothese (DSP), entwickelt, mit dem Ziel, Knochensubstanz für die Revision zu sparen (Abb. 8.10a).

Erhöhte Rate von Oberschenkelschaftschmerzen bei weit distal verankernden Endoprothesen

Isoelastische Endoprothesen bislang ohne Verbesserung der Standzeit

Z. T. frühes Versagen durch Mikrobewegungen, Materialversagen, mangelnde Biokompatibilität

Zu den typischen klinischen Problemen gehört z. B. der Laschenschmerz (DSP). Mit der Verbesserung der Gleitpaarungen und des Abriebverhaltens wurde auch der Oberflächenersatz (Kappenpro-

Typisches Problem: Laschenschmerz (DSP)

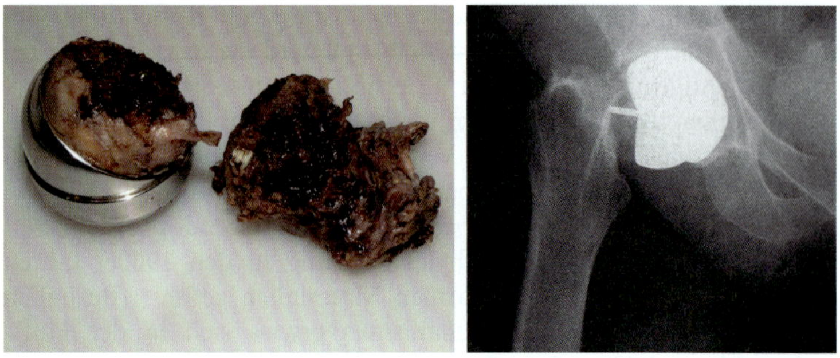

(a) (b)

Abb. 8.1: Schenkelhalsfraktur nach Oberflächenersatz-Endoprothese im Röntgen- (b) und Nativpräparat (a)

Oberflächenersatz als Therapieprinzip der Coxarthrose
- u. U. Bewegungslimitierung
- Schenkelhalsfraktur

these) als Therapieprinzip der Coxarthrose wiederentdeckt. Der Oberflächenersatz führt jedoch zu einem ungünstigen Verhältnis zwischen Kopf- und Halsdurchmesser, das die Beweglichkeit limitieren kann. Weiterhin besteht das Risiko einer Schenkelhalsfraktur durch eine Hüftkopfnekrose oder bei Verletzung der Schenkelhalskortikalis im Rahmen der Implantation (Abb. 8.1).

Kenntnis des Verankerungsmechanismus eines Implantates für Beurteilung der Röntgenverlaufskontrollen von Bedeutung

Sowohl metaphysär verankerte Prothesen als auch der Oberflächenersatz erreichen noch nicht die Standzeit erfolgreicher Hüftstiele und bedürfen einer strengen Indikationsstellung. Für den praktisch tätigen Arzt ist die Kenntnis des Verankerungsmechanismus eines Implantates insbesondere für die Beurteilung der Röntgenverlaufskontrollen von Bedeutung, auch um die Lockerung von normalen Knochenumbauvorgängen abzugrenzen.

Revision sehr häufig durch Pfanne bedingt

Reduzierte Zahl der aseptischen Lockerungen durch neuere Pfannensysteme

Fast doppelt so häufig wie durch den Hüftstiel ist eine Revision durch die Pfanne bedingt. Um Zementprobleme zu vermeiden und eine biologische Fixation zu erreichen, wurden nichtmodulare und modulare Pfannensysteme, bestehend aus einer Metallschale (metalback) und einem Pfanneneinsatz (Insert) aus Polyethylen (PE), Metall, Keramik, Metall-Keramik-Sandwich, PE-Metall-Sandwich, entwickelt. Gegenüber der zementierten PE-Pfanne konnte damit die Zahl der aseptischen Lockerungen deutlich reduziert werden.

Zementfreie Hüftpfannen: Press-fit- und Schraubpfannen

Vielzahl von Implantaten mit unterschiedlichen Oberflächenstrukturen und Grundkörperformen

15-Jahres-Lebensraten ohne Lockerung von bis zu 97 %

Bei den zementfreien Hüftpfannen stehen grundsätzlich Press-fit-Pfannen und Schraubpfannen zur Verfügung, zum Teil mit der Option einer Schraubensicherung zur sekundären Stabilisierung (Abb. 8.2). Die primäre Kippstabilität wird bei Press-fit-Pfannen meist durch strukturierte Oberflächen (Rillen, Rippen u. a.) erreicht, bei den Schraubpfannen durch Gewinde unterschiedlicher Form (Rund-, Spitz-, Sägen-, Flachgewinde u. a.). Auf dem Markt findet sich eine Vielzahl von Implantaten, die sich bezüglich ihrer Oberflächenstruktur (Rauheit, Porosität), Beschichtung (z. B. Titanplasma, Hydroxylapatit [HA]) und Form ihrer Grundkörper (hemisphärisch, hemisphärisch-abgeflacht, parabol, konisch, bikonisch u. a.) unterscheiden. Für Vertreter beider Konzepte werden mitunter 15-Jahres-Standzeiten ohne Lockerung von bis zu 97 % berichtet.

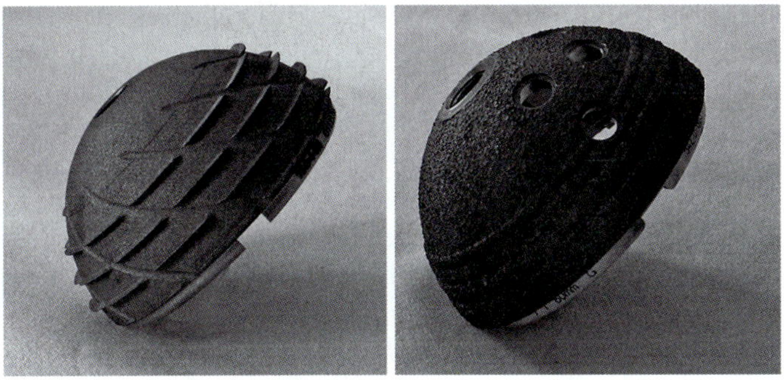

(a) (b)

Abb. 8.2: Schraubpfanne (Fa. Stryker Trident TC, a) und Press-fit-Pfanne mit Schraubenoptionen (Fa. Stryker, Trident PSL, b)

Faktoren, welche die Standzeit zementfreier Hüftpfannen bestimmen

Unabhängig von einzelnen Designmerkmalen bestimmen folgende Faktoren wesentlich die Standzeit zementfreier Hüftpfannen: Eine stabile Primärverankerung minimiert die Mikrobewegungen und stellt bei geeigneter Implantatoberfläche somit die Voraussetzung für die sekundäre knöcherne Integration dar. Zur stabilen Primärverankerung gehört insbesondere bei Press-fit-Pfannen die Vermeidung von Beckenfissuren beim Einbringen der Pfanne. Für einzelne Implantatmodelle konnte durch eine HA-Beschichtung eine Verbesserung der Knochendichte um das Implantat in der frühen postoperativen Phase gezeigt werden. Die schlüssige Verankerung im acetabulären Lager reduziert zudem den effektiven Gelenkspalt und verhindert das Einwandern von Partikeln und Flüssigkeit, die eine aseptische Lockerung begünstigen. Weiterhin ist unabhängig von der Zahl der gesetzten Schrauben zu beachten, dass jedes unbesetzte Loch in der Metallschale einen Kontakt zwischen PE-Insert und Knochenlager zulässt, was die Entstehung abriebbedingter Osteolysen begünstigt.

Deutliche Reduktion des volumetrischen Abriebes durch Polyethylen-Quervernetzung

Mit X-PE-Gleitpaarungen verbesserte Luxationssicherheit und Beweglichkeit

Ein weiterer wesentlicher Schritt zur Reduktion von Abrieb war die Weiterentwicklung der PE-Inserts. Im Vergleich zu herkömmlichem ultrahochmolekularem Polyethylen (UHMWPE) konnte durch Quervernetzung eine deutliche Reduktion des volumetrischen Abriebes erreicht werden. Für quervernetzte Polyethylene (X-PE) gibt es eine Vielzahl unterschiedlicher Herstellungsverfahren. X-PE lassen bei geringem Abrieb Gleitpaarungen mit größeren Durchmessern zu, mit Vorteilen für die Luxationssicherheit und Beweglichkeit. Diese Polyethylene sind auch vielversprechend für den Einsatz in der Knieendoprothetik.

Kniegelenks-endoprothese:

Inlayverschleiß mit oder ohne konsekutiver partikelbedingter Lockerung als Hauptrevisionsgrund

Hier stellt der Inlayverschleiß, mit oder ohne konsekutiver partikelbedingter Lockerung, den Hauptrevisionsgrund dar, unabhängig vom Design der Prothese (uni-, bi-, trikompartimentell). Das Verhältnis zwischen Inlay- und Femurkomponentengeometrie beeinflusst das Verschleißmuster: Ein hoher Formschluss zwischen Femurteil und Inlay (kongruentes Design) vermindert durch eine große und homogen belastete Kontaktfläche den Materialstress und den Abrieb, allerdings auf Kosten der Kniegelenkbeweglichkeit. Um der komplexen Kinematik des Kniegelenkes möglichst gerecht zu werden, wurden auf dem Tibiaplateau bewegliche Inlays eingeführt (rotierend, a.-p. gleitend). Inwieweit diese sich in besseren klinischen Langzeitergebnissen darstellen, bleibt noch abzuwarten. Die Fixation der Komponenten kann beim Kniegelenkersatz in zementierter, zementfreier und Hybridtechnik erfolgen (Femur zementfrei, Tibia zementiert). Für den bikondylären Oberflächenersatz ist die zementierte Verankerungstechnik bis heute Standard. Auch aktuelle, randomisierte Studien zeigen nach 15 Jahren Follow-up eine tendenziell längere Standzeit für den zementierten Oberflächenersatz.

Fixation der Komponenten beim Kniegelenkersatz in zementierter, zementfreier oder Hybridtechnik

Zementierte Verankerungstechnik Standard für bikondylären Oberflächenersatz

Ein weiterer wesentlicher Einflussfaktor für eine aseptische Implantat-Lockerung ist die OP-Technik. Durch die moderne Zementiertechnik mit Säuberung des Knochenlagers per pulsatiler Jet-Lavage lässt sich auch die Rate thrombembolischer Ereignisse reduzieren. Der Zement wird in Vakuum-Mischtechnik vorbereitet und unter Kompression eingebracht. Am Hüftgelenk wird dies durch einen Markraumstopper und retrograde Füllung unterstützt. Nach Einbringen des Implantates wird die Kompression bis zum Aushärten des Polymers aufrechterhalten. So wird ein homogener, ausreichend dicker (> 2 mm) Zementmantel mit guter Verzahnung zum Knochen erreicht. Damit sollen Schwachstellen, von denen Brüche im Zementmantel ausgehen können (crack propagation), verhindert werden.

OP-Technik weiterer wesentlicher Einflussfaktor für aseptische Implantat-Lockerung

Reduktion der Thromboserate durch moderne Zementiertechnik

Ebenfalls der operativen Technik unterliegt die korrekte Positionierung und Größenwahl der Implantate. Beide beeinflussen die Rate der aseptischen Lockerungen, insbesondere an Hüft- und Kniegelenk. Am Hüftgelenk sollten – als vereinfachende Regel – für die Pfanne 45–50° Inklination und 15–20° Anteversion angestrebt werden, für die Stielantetorsion 10–15°. Damit werden nicht nur eine gute Beweglichkeit (range of motion, ROM) und Luxationssicherheit erzielt, sondern auch Phänomene wie Subluxation und Abrieb reduziert. Erhebliche Fehler bei der Positionierung und Größenwahl der Komponenten können als Komplikation eine frühe Lockerung mit der Notwendigkeit einer Revision nach sich ziehen (Abb. 8.3).

Positionierung und Größenwahl der Implantate beeinflussen Rate der aseptischen Lockerungen

Für die Planung und achsgerechte Positionierung einer Knieendoprothese ist eine Ganzbeinstandaufnahme zur Bestimmung der Traglinie (Mikulicz-Linie: führt vom Hüftkopf durch den Mittelpunkt des Sprunggelenks) erforderlich. Bei Achs- und Rotationsfehlern kann auch der Verschleiß einer Knieendoprothese erheblich zunehmen und zu einem vorzeitigen Wechsel führen. In diesem Zusammenhang stellt sich die Frage nach dem Einfluss des Patellarückflächenersatzes. Dessen Einsatz ist u. a. vom verwendeten Endoprothesenmodell abhängig, die klinische Notwendigkeit bleibt umstritten (s. Kapitel 8.7). Registerstudien zeigten keinen signifikanten Einfluss auf die Rate aseptischer Lockerungen von Knieendoprothesen. Für das Ergebnis eines endoprothetischen Gelenkersatzes an Hüfte und Knie scheint auch die Fallzahl einer Klinik bzw. des Operateurs ausschlaggebend zu sein. Werden mehr als 20–30 Endoprothesen eines Gelen-

Achs- und Rotationsfehler: schnellerer Verschleiß einer Knieendoprothese und vorzeitiger Wechsel

Fallzahl einer Klinik bzw. des Operateurs wohl ausschlaggebend

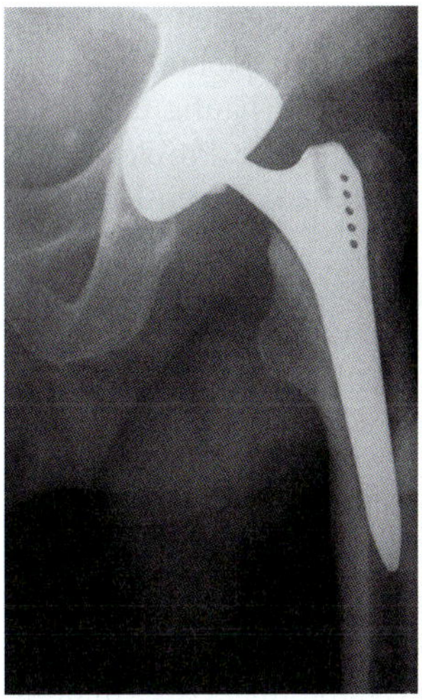

Abb. 8.3: Frühlockerung eines varisch positionierten Hüftstieles, zusätzlich fehlende Anteversion der Pfanne. Deutlicher Lockerungssaum am Hüftstiel, klinisch Belastungsschmerzen.

kes und Gelenktyps jährlich implantiert, sinkt die Komplikationsrate signifikant. Auch im Rahmen der sogenannten Lernkurve kann eine erhöhte Komplikationsrate bei den ersten Anwendungen eines Implantattyps oder einer neuen Implantationstechnik durch ein Operationsteam bestehen.

für Ergebnis eines endoprothetischen Gelenkersatzes

Die periprothetische Osteolyse kann Zeichen einer septischen oder aseptischen Lockerung sein. Ätiologisch kann die aseptische periprothetische Osteolyse partikelinduziert, durch Hypersensitivität oder biomechanisch bedingt sein. Dynamische Mikrobewegungen (micromotions) von mehr als 50 – 150 µm im Interface zwischen Implantat und Knochen verhindern die Osteointegration des Implantates und sind durch eine suffiziente Primärverankerung zu vermeiden. Weitere biomechanische Erklärungsmodelle für die periprothetische Osteolyse sind der hohe Flüssigkeitsdruck im Interface (high fluid pressure) und das Konzept des effektiven Gelenkspaltes. Periprothetische Gewebereaktionen wurden bereits in den 1960er-Jahren beobachtet. Zunächst wurden die periprothetischen Osteolysen bis in die 1970er-Jahre als cement disease bezeichnet, da sie vorwiegend bei zementierten Implantaten gefunden wurden. Verlaufsbeobachtungen und Studien haben mittlerweile gezeigt, dass neben Knochenzement viele verschiedene Partikel in der Lage sind, Osteolysen zu induzieren. Bei der Entstehung der Osteolysen überwiegt der Knochenabbau die Knochenneubildung aufgrund komplexer Vorgänge unter Beteiligung verschiedener Mediatoren und Signalwege. Insbesondere die Kombination rauer Titan-Stiele mit bestimmten Zementen kann die Partikelentstehung beschleunigen, mit der Folge einer frühen Lockerung.

Periprothetische Osteolyse als Zeichen einer septischen oder aseptischen Lockerung

Ursachen der aseptischen periprothetischen Osteolyse: Partikelinduktion, Hypersensitivität, biomechanische Faktoren

Entstehung der Osteolysen: Knochenabbau überwiegt Knochenneubildung

Hypersensitivitätsreaktionen gegenüber Implantatmaterialien oder Zementbestandteilen sind selten, wurden aber bereits in den 1960er-Jahren erwähnt. Es überwiegen Reaktionen vom Spättyp (Typ IV), die sich als Hautreaktionen (Ekzeme, Rötung, Schwellung) äußern.

Selten: Hypersensitivitätsreaktionen gegenüber Implantatmaterialien oder Zementbestandteilen

Häufig: Kontaktallergien

Extrem selten: titanassoziierte Allergien

Ob sie tatsächlich mit einer kürzeren 10-Jahres-Standzeit von Endoprothesen verknüpft sein können, ist umstritten. Kontaktallergien (z. B. gegen Nickel, Kobalt, Benzoylperoxid) sind häufig und lösen nur bei einem Teil der Patienten implantatbedingte Probleme aus. Titanassoziierte Allergien sind dabei extrem selten. Gegen Keramik- und Polyethylenbestandteile sind keine Allergien beschrieben.

Ausschluss einer Low-grade-Infektion von großer Bedeutung

Bei Hypersensitivität Implantatwechsel abwägen

Allergiediagnostik bei nicht eindeutiger Ätiologie der aseptischen Lockerung vor elektivem Wechsel indiziert

Bei bekannter Allergie und elektiv geplanter Operation kann am Hüftgelenk auf Stiele aus einer Titanlegierung in Kombination mit einer Keramik/PE-Gleitpaarung zurückgegriffen werden. Für den Kniegelenkersatz stehen z. B. Titan-Nitrit- (TiN-) beschichtete Implantate oder Keramik-Kondylen zur Verfügung. Bei liegendem Implantat und Allergieverdacht ist zunächst eine erweiterte Diagnostik sinnvoll. Neben der Allergiediagnostik (erweiterte Metallreihe, Zementbestandteile, konkurrierende Allergien, Lymphozytentransformationstest) ist der Ausschluss einer Low-grade-Infektion von großer Bedeutung. Deutet bei persistierender Symptomatik alles auf eine Hypersensitivität hin, ist nach ausführlicher Aufklärung des Patienten ein Implantatwechsel abzuwägen. Lässt sich eine aseptische Lockerung ätiologisch nicht eindeutig zuordnen, ist vor einem elektiven Wechsel aus unserer Sicht die Allergiediagnostik – unter Berücksichtigung aller Werkstoffkomponenten – indiziert.

Unterschiedliche Ätiologien einer Lockerung weisen auf komplexes Geschehen hin

Einteilung der periprothetischen Osteolysen

Die unterschiedlichen Ätiologien einer Lockerung weisen auf ein komplexes Geschehen hin. Die periprothetischen Osteolysen lassen sich nach dem histologischen Erscheinungsbild der periprothetischen Membran (vgl. Kapitel 2) einteilen – nach Anzahl bestimmter Zellen (z. B. Granulozyten, Fibroblasten, Riesenzellen, Makrophagen), der Zusammensetzung des Bindegewebes und der eingeschlossenen Abriebpartikel (in Klammern Angabe der prozentualen Verteilung bei 268 ausgewerteten Patienten):

- Typ I: abriebinduziert (51 %),
- Typ II: infektiös (20 %),
- Typ III: Mischtyp aus Infektion und Abrieb (5 %),
- Typ IV: Indifferenztyp, weder Infektion noch Abrieb (18 %),
- Typ V: nicht beurteilbar (6 %).

Kenntnis von Mechanismen und Ätiologie der aseptischen Lockerung wichtig für Analyse und Therapie

Differentialdiagnostik Grundlage für weitere Patientenversorgung

Für den behandelnden Arzt ist für die Analyse und Therapie von Komplikationen die Kenntnis der Mechanismen und Ätiologie der aseptischen Lockerung von Bedeutung. In Zusammenschau mit den radiologischen und klinischen Befunden muss er eine adäquate Differentialdiagnostik als Grundlage für die weitere Versorgung des Patienten einleiten.

8.2.2 Diagnostik und Therapie der aseptischen Endoprothesenlockerung

Klinische Untersuchung auf aseptische Prothesenlockerung

Klinisch wird der Patient häufig mit belastungsabhängigen Beschwerden im Bereich des endoprothetisch versorgten Gelenkes vorstellig, die in angrenzende Regionen ausstrahlen können. Meist ist der Beginn schleichend. Die klinische Untersuchung umfasst nach Inspektion und Palpation der Haut- und Weichteilverhältnisse (Entzündungszeichen) die Funktionsprüfung des Gelenkes (Bewegungsumfang, ggf. Bandstabilität).

- Rotations- und Stauchungsschmerzen werden als mögliche Lockerungshinweise registriert. Die Beinlängenmessung bei einliegender Hüftendoprothese kann einen Hinweis auf eine Implantatmigration oder einen erheblichen Insertverschleiß liefern.
- Die radiologische Diagnostik ist bei Verdacht auf Endoprothesenlockerung unverzichtbar. In den konventionellen Aufnahmen in zwei Ebenen gilt die Saumbildung (radiolucent line) zumindest als Zeichen einer periprothetischen Osteolyse, wobei die Lasteinleitung des Implantates bei der Beurteilung mit zu berücksichtigen ist. Radiologisch kann eine Lockerung bei Vorliegen einer ausgeprägten Implantatmigration sicher diagnostiziert werden. Beispielhaft ist dies an der Pfannendislokation („plötzlicher Schmerz beim Einsteigen ins Auto“, Abb. 8.4) zu sehen. Eine Wanderungsstrecke von Hüftstiel oder Pfanne bis zu 0,2 mm pro Jahr ist unbedenklich, eine Migration von mehr als 1 – 2 mm pro Jahr weist auf eine frühe Lockerung hin, mit 25 % Revisionsrate innerhalb der ersten fünf Jahre. Zu beachten ist, dass durch unterschiedliche Projektionen die röntgenologische Vergleichbarkeit eingeschränkt sein kann. Dies gilt auch für Inklinations- und Anteversionsberechnungen von Hüftpfannen. Zuverlässiger ermöglichen konventionelle Aufnahmen die Beurteilung des Insertverschleißes. Am Kniegelenk wird dies an einem verringerten Abstand zwischen Femurkondyle und tibialem Metallplateau sichtbar, am Hüftgelenk an der Dezentrierung des Kopfes im metal-back (Abb. 8.6, linkes Hüftgelenk).

▸ Rotations- und Stauchungsschmerzen
▸ Beinlängenmessung

▸ Radiologische Diagnostik

Sichere radiologische Diagnose der Lockerung bei Vorliegen einer ausgeprägten Implantatmigration

Eingeschränkte röntgenologische Vergleichbarkeit durch unterschiedliche Projektionen

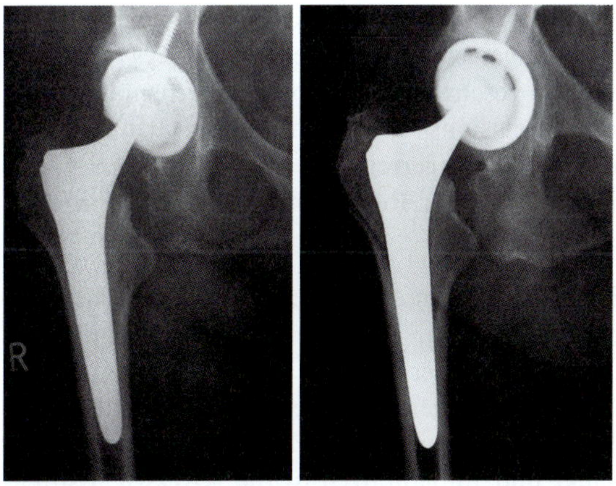

(a) (b)

Abb. 8.4: (a, b) Pfannendislokation einer Press-fit-Pfanne 15 Monate nach Implantation einer Hybrid-Hüftendoprothese bei primärer Coxarthrose

▸ Funktionsprüfung unter Durchleuchtung

- Eine ergänzende Funktionsprüfung unter Durchleuchtung kann zum Ausschluss anderer Funktionsstörungen hilfreich sein (Subluxationsphänomene, Impingement).

▸ CT-Untersuchung als Ergänzung

- CT-Untersuchung. Die Ausdehnung der Osteolysen wird im Röntgenbild meist unterschätzt, vor allem am Becken. Ala-, Obturator- und Faux-Profil-Aufnahmen können ergänzende Informationen zum Zustand des Pfannendaches und der Pfannenränder bieten. Bei fraglicher Diskontinuität des Beckens ist im Hinblick auf eine zuverlässige OP-Planung die Durchführung einer CT-Untersuchung gerechtfertigt.

▸ nuklearmedizinische Verfahren nur ein Reservediagnostikum

- Nuklearmedizinische Verfahren. Die häufig angefertigten Szintigraphien (^{99m}TC-3-Phasen-Skelettszintigraphie, ^{111}In-Oxin-Leukozytenszintigraphie) eignen sich zwar zum Ausschluss einer Infektion (hohe Sensitivität und negativer Vorhersagewert), beweisen aber die Implantatlockerung nicht. Damit sind sie für die aseptische Lockerung nur ein Reservediagnostikum. Ähnliches gilt für die PET (Positronenemissionstomographie), bei der die Abgrenzung zwischen Low-grade-Infekt und Partikelerkrankung schwierig ist.

Therapie der aseptischen Lockerung abhängig von:
▸ radiologischen Befunden
▸ Gesundheitszustand des Patienten
▸ betroffenem Gelenk
▸ umgebenden Weichteilen
▸ einliegenden Implantaten

Die Therapie der aseptischen Lockerung ist außer von den radiologischen Befunden vom Gesundheitszustand des Patienten, dem betroffenen Gelenk, den umgebenden Weichteilen und den einliegenden Implantaten abhängig. Für eine Wechseloperation ist ein gut vorbereiteter stationärer Aufenthalt erforderlich. Auch für den niedergelassenen Arzt wichtige Grundprinzipien werden im Folgenden unter besonderer Berücksichtigung des Hüftgelenkes dargestellt. Bei gesicherter aseptischer Lockerung gilt es, nach Bewertung des Knochenlagers ein geeignetes Revisionsimplantat für den partiellen oder kompletten Wechsel zu wählen. Grundsätzlich bestehen folgende Möglichkeiten:

Möglichkeiten einer Revisionsoperation

- Austausch gegen ein Implantat von vergleichbarer Größe mit zusätzlicher Fixation (z. B. Schrauben, Zement, Knochengraft),
- Austausch gegen ein längeres/größeres, meist modulares Implantat mit Überbrückung der geschwächten Knochenlagerregion,
- Austausch gegen ein Revisions- bzw. Tumorimplantat mit Resektion der zerstörten Knochenlagerregion,
- Arthrodese oder Belassen einer Resektionssituation im Einzelfall (ohne einliegendes Implantat).

Klassifikation der Defektsituation für suffiziente Planung präoperativ erforderlich

Insbesondere am Hüftgelenk kann ein ausgeprägter Knochenverlust den Revisionseingriff erschweren. Für eine suffiziente Planung ist präoperativ die Klassifikation der Defektsituation erforderlich. Es steht eine Vielzahl von Einteilungen der Defekte am Acetabulum und am Femur zur Verfügung. International gebräuchlich und mit Korrelation zwischen Defekt und Implantattyp ist die AAOS-Klassifikation (American Academy of Orthopaedic Surgeons) nach D'Antonio für das Acetabulum (Tab. 8.1) und die Paprosky-Klassifikation für das Femur.

AAOS-Klassifikation nach D'Antonio für Acetabulum

Tab. 8.1: AAOS-Klassifikation (nach D'Antonio) für Acetabulumdefekte

Typ I	segmentale Defekte	I A: peripher (superior, anterior, posterior) I B: zentral
Typ II	kavitäre Defekte	II A: peripher (superior, anterior, posterior) II B: zentral
Typ III	kombinierte Defekte	
Typ IV	Beckendiskontinuität	
(Typ V)	(Ankylose)	

Vielzahl unterschiedlicher Versorgungskonzepte für Pfannenrevision in Abhängigkeit von Defektsituation.

Für die Pfannenrevision ist in der Literatur eine Vielzahl unterschiedlicher Konzepte zu finden, wie eine Versorgung in Abhängigkeit von der Defektsituation durchgeführt werden kann. Dies gilt auch im Hinblick auf die Empfehlungen zur Anwendung von autologem Knochen und Knochenersatzmaterialien. Neben zementfreien Implantaten werden durch einige Autoren auch zementierte Implantate nach Rekonstruktion des knöchernen Lagers mit Allograft-Chips befürwortet. Gradinger et al. schlagen defektabhängig folgendes Procedere vor: Typ I und II können entweder mit einem größeren Standardimplantat oder bei ovalären Defekten mit einer kranial aufgesockelten Pfanne versorgt werden (Abb. 8.5). Typ-III-Defekte mit noch erhaltenem Ring können mit einer vergleichbaren Pfanne mit zusätzlicher kraniolateraler Lasche versorgt werden. Über diese Lasche können Kompressions- und Abstützschrauben eingebracht werden. Insbesondere kavitäre Defekte können durch Allo-/Autograft-Chips aufgefüllt werden, wahlweise ergänzt durch keramisches Knochenersatzmaterial (Abb. 8.6, rechtes Hüftgelenk). Große Allografts

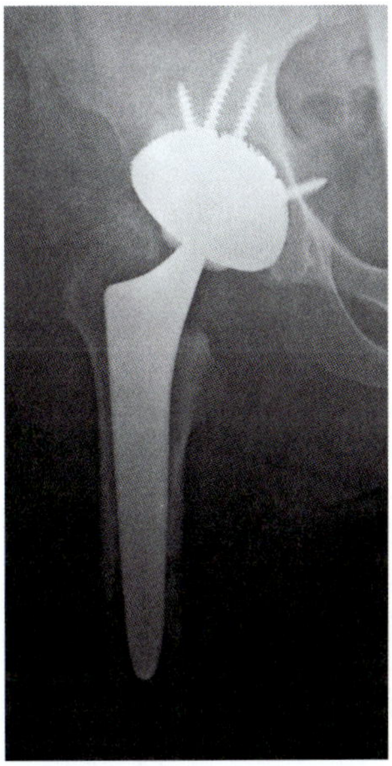

Abb. 8.5: Versorgung eines kranialen, ovalären Pfannendefektes mit kranial aufgesockelter Pfanne (Fa. ESKA Implants) nach aseptischer Pfannenlockerung

unterliegen bereits in den ersten Jahren nach Implantation der Gefahr einer Nekrose mit nachfolgendem Bruch oder Resorption und erneuter Revisionsnotwendigkeit. Acetabuläre Typ-IV-Defekte bedürfen einer zusätzlichen primären Stabilisierung mittels kranialem intramedullärem Zapfen. Das gezeigte Pfannensystem verbindet da-

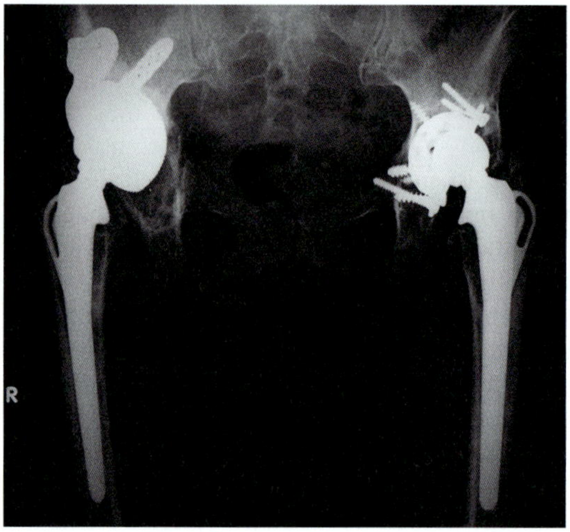

Abb. 8.6: 72-jährige Patientin mit mehrfach revidierten Hüftendoprothesen beidseits und Acetabulumdefekten D'Antonio IV. Rechtsseitig Z.n. Pfannenwechsel auf eine Laschenpfanne mit kranialem Zapfen (Fa. ESKA Implants) und Pfannenbodenplastik mit keramischem Knochersatzmaterial vor sechs Monaten. Linksseitig Pfannenlockerung bei D'Antonio-IV-Defekt, zusätzlich Inlayverschleiß des Polyethylens mit Dezentrierung des Kopfes.

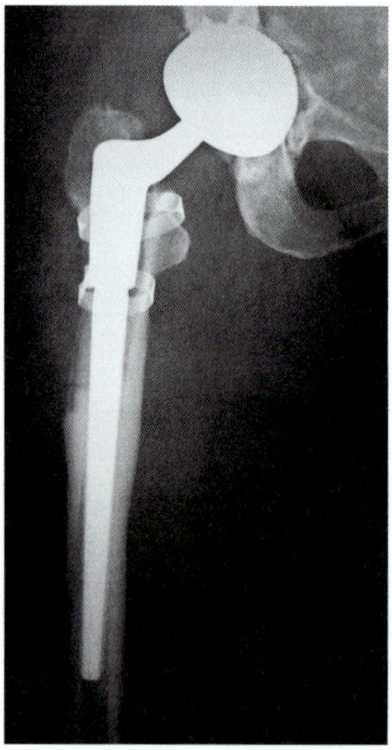

Abb. 8.7: Versorgte periprothetische Fraktur Typ Vancouver B2 mit einem zementfreien modularen Revisionsstiel (Restoration modular, Fa. Stryker)

mit bereits etablierte Konstruktionsdetails in einem System (Abb. 8.6, rechtes Hüftgelenk). Im Einzelfall bleiben Rückzugsmöglichkeiten wie der Beckenteilersatz vorbehalten.

Im Einzelfall Rückzugsmöglichkeiten wie Beckenteilersatz

Für die Versorgung des Femur steht auf dem Markt eine Vielzahl unterschiedlicher Implantate zur Verfügung. Grundsätzlich kann bei Typ-I-Defekten (n. Paprosky) auf ein Implantat für die Primärversorgung (zementiert oder unzementiert) zurückgegriffen werden. Bei Typ-II-Defekten ist zu prüfen, ob damit eine ausreichende Primärstabilität erreicht wird. Insbesondere der Typ-II-C-Defekt macht eine Versorgung mit einem langstieligen Implantat erforderlich. Diese Revisionsendoprothesen sind meist modular aufgebaut und verfügen über distale Schraubenverriegelungen oder einen sternförmigen Querschnitt (Wagner-Prinzip: langstieliges zementfreies Revisionsimplantat mit sternförmigem Querschnitt zur Rotationssicherung), evtl. mit konischem Grundkörper zur sicheren distalen Verankerung (Abb. 8.7). Rückzugsmöglichkeiten für ausgedehnte Typ-III-Defekte sind Tumorprothesen und Durchsteckprothesen bis hin zum kompletten Femurersatz mit gekoppeltem Kniegelenk.

Vielzahl unterschiedlicher Implantate für Femurversorgung

Rückzugsmöglichkeiten für ausgedehnte Typ-III-Defekte: Tumorprothesen, Durchsteckprothesen, kompletter Femurersatz mit gekoppeltem Kniegelenk

8.3 Materialverschleiß und Materialbruch

Von Materialverschleiß sind in der Endoprothetik überwiegend die aus Polyethylen bestehenden Gleitpartner betroffen, d. h. die PE-Einsätze von Hüft-, Knie- oder Sprunggelenksendoprothesen. Neue, quervernetzte Polyethylene (X-PE) versprechen für diese Gelenke eine Verbesserung der Standzeit durch geringeren volumetrischen Abrieb und Reduktion der partikelinduzierten Osteolysen (Kap. 8.2.1). Am Hüftgelenk sind die Hart-Hart-Paarungen (Metall-Metall und Keramik-Keramik) davon in geringerem Umfang betroffen.

Überwiegend PE-Gleitpartner von Materialverschleiß betroffen

X-PE: Verbesserung der Standzeit durch geringeren volumetrischen Abrieb und Reduktion der partikelinduzierten Osteolysen

Klinisch kann sich der Komponentenverschleiß wie folgt äußern:

Symptome des Komponentenverschleißes

- Gelenkinstabilität,
- Einschränkung der Beweglichkeit,
- Subluxationsphänomene,
- Reibegeräusch,
- Beinlängendifferenz.

Bei komplettem Aufbrauch des PE kommt es zu metallischen Reibegeräuschen. Verstärkter Abrieb der artikulierenden Komponenten mit der Folge einer hohen punktuellen Belastung ist bei Positionierungsfehlern der Implantate zu erwarten. Dabei sind die Verschleißmechanismen von Implantatmaterialien sehr komplex und multifaktoriell. Davon abzugrenzen ist eine Inlayluxation, die klinisch meist mit einer akuten Symptomatik bzw. Bewegungseinschränkung einhergeht (Kap. 8.7). Der PE-Verschleiß kann röntgenologisch anhand indirekter Zeichen diagnostiziert werden. Dazu gehören:

Verschleißmechanismen komplex und multifaktoriell

Abgrenzung Inlayluxation und Verschleiß

- Hüftgelenk: Dezentrierung des Kopfes in der Pfanne (Abb. 8.6, linkes Hüftgelenk),
- erkennbare Kantenabbrüche je nach Implantattyp,

Indirekte Zeichen für PE-Verschleiß im Röntgenbild

- Verschmälerung des Abstandes zwischen den Implantatkomponenten, v. a. am Knie und Sprunggelenk,
- Achsfehler, z. B. am Kniegelenk,
- sekundär: Osteolysen um das Implantat.

Austausch der PE-Komponenten kleinstmöglicher Eingriff

Der Austausch der PE-Komponenten (Inlaywechsel) ist der kleinstmögliche Eingriff. Im Vorfeld muss abgeklärt werden, welche Implantate einliegen, sodass der Ersatz durch ein Originalteil passender Größe erfolgen kann. Sollte dies nicht möglich sein, muss mit dem Hersteller die Kompatibilität auch im Hinblick auf das Medizinproduktegesetz geklärt werden. Die Aufklärung des Patienten sollte in jedem Falle den Austausch eventuell zusätzlich beschädigter oder lockerer Implantatkomponenten umfassen. Eine Erweiterung des Eingriffes wird unumgänglich, sofern als Folge des vollständigen PE-Verschleißes knöchern integrierte Komponenten beschädigt sind.

Bei Beschädigung knöchern integrierter Komponenten infolge des PE-Verschleißes Erweiterung des Eingriffes unumgänglich

Wird der Keramikkopf einer Hüftendoprothese ausgetauscht, muss von einem zumindest mikroskopischen Konusschaden ausgegangen werden. Dieser kann zu einem Bruch des neuen Keramikkopfes führen, wenn keine zusätzliche Metallhülse als Schutz bzw. kein spezieller Revisionskopf verwendet wird. Am Kniegelenk dürfen beim Wechsel die Oberflächen der Femurkondyle und der Tibiakomponente nicht beschädigt werden, da dies zu einer erheblichen Steigerung des PE-Abriebs führen kann. Das rechtzeitige Erkennen einer Verschleißproblematik obliegt auch dem niedergelassenen Arzt im Rahmen der klinischen und röntgenologischen Routinekontrollen.

Rechtzeitiges Erkennen einer Verschleißproblematik bei klinischen und röntgenologischen Routinekontrollen

Massiver Dreikörperverschleiß durch Partikel aus Keramikbruch

Keramikbruch als Folge kleinerer Schäden nach Luxation oder durch Impingement

Bei jeder Austauschoperation sollte darauf geachtet werden, dass keramische Implantatkomponenten nicht zu Bruch gehen, da deren Partikel einen massiven Dreikörperverschleiß (Sandpapiereffekt) verursachen. Dies gilt v. a. für den Bruch eines Keramikkopfes oder -inserts. Ein Keramikbruch kann Folge kleinerer Schäden nach Luxation oder durch Impingement sein. Trotz seiner hohen Druckfestigkeit sind Oxidkeramiken aufgrund ihrer Sprödigkeit und geringen

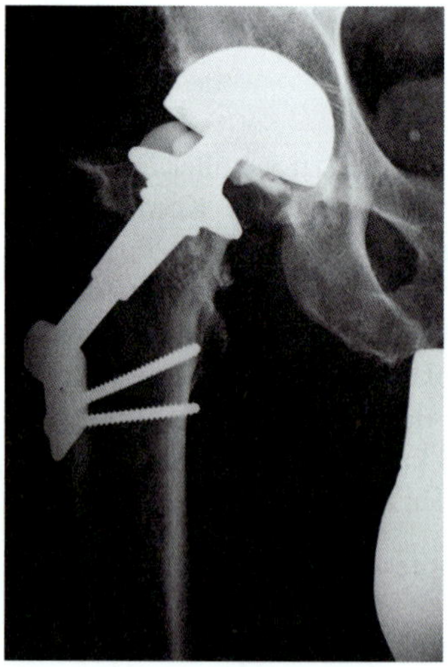

Abb. 8.8: Keramikkopfbruch bei fest einliegender Druckscheibenendoprothese (Fa. Sulzer)

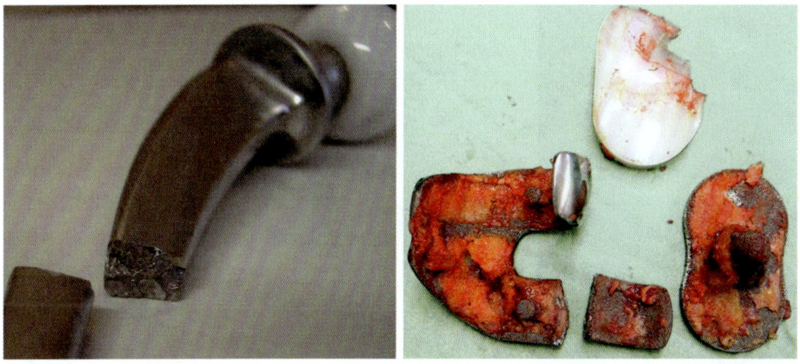

(a) (b)

Abb. 8.9: Materialbrüche: Ermüdungsbruch eines zementierten Hüftstieles (a). Kondylenbruch mit konsekutiv ausgeprägtem PE-Inlayverschleiß des medialen Kompartimentes. Klinisch Bewegungseinschränkung und zunehmende Varusfehlstellung (b).

Biegefestigkeit in bestimmten Situationen bruchgefährdet (Abb. 8.8). Häufiger als Keramikbrüche finden sich Ermüdungsbrüche der metallischen Komponenten, begünstigt durch Überbelastung, Fehlpositionierung oder -dimensionierung, inadäquates Design, Korrosion und Materialfehler (Abb. 8.9).

Ermüdungsbrüche der metallischen Komponenten

Alle praktisch tätigen Ärzte haben nach Medizinproduktegesetz die Pflicht, jedes außergewöhnliche Vorkommnis in Zusammenhang mit einer Endoprothesenimplantation zentral an das Bundesamt für Arzneimittel und Medizinprodukte zu melden (www.bfarm.de). Als außergewöhnliches Vorkommnis gelten alle Fehler in unmittelbarem Zusammenhang mit dem Implantat (z. B. Kennzeichnung, Verpackung, Design, Materialfehler). Weitere Informationen sind über das zuständige Bundesamt zu beziehen. Nicht zu vernachlässigen ist, dass mittlerweile bis zu 2/3 der Deutschen in der für die Endoprothetik relevanten Altersgruppe (> 55 Jahre) übergewichtig sind (BMI > 25). Dies stellt zunehmende Anforderungen an die OP-Technik und die Implantate.

Medizinproduktegesetz: Meldung aller außergewöhnlichen Vorkommnisse in Zusammenhang mit Endoprothesenimplantation zentral an Bundesamt für Arzneimittel und Medizinprodukte

Zunehmende Anforderungen an OP-Technik und Implantate wegen Übergewichts

8.4 Periprothetische Frakturen

Periprothetische Frakturen können als Folge einer chronisch-rezidivierenden Belastung (Ermüdungsfraktur) mit lokaler biomechanischer Überbeanspruchung (Abb. 8.10) oder als akutes Ereignis auftreten. Für peri- und subprothetische Frakturen bei einliegender Hüftendoprothese wird eine Häufigkeit von bis zu 2,3 % angegeben, für die Knieendoprothetik 1–4 % (femoral) bzw. bis 1,7 % (tibial). Als Risikofaktoren für eine periprothetische Fraktur gelten u. a. Osteopenie (Knochenschwund durch verminderten Knochenanbau und erhöhten Knochenabbau)/Osteoporose, rheumatoide Arthritis, Deformitäten und langstielige Implantate (Abb. 8.11, 8.13a). Die klinischen Zeichen einer periprothetischen Fraktur entsprechen den klassischen Frakturzeichen. Ermüdungsfrakturen können sich im Früh-

Periprothetische Frakturen: Ermüdungsfraktur oder akut

Risikofaktoren:
- Osteopenie/ Osteoporose
- rheumatoide Arthritis
- Deformitäten
- langstielige Implantate

Klassische Frakturzeichen

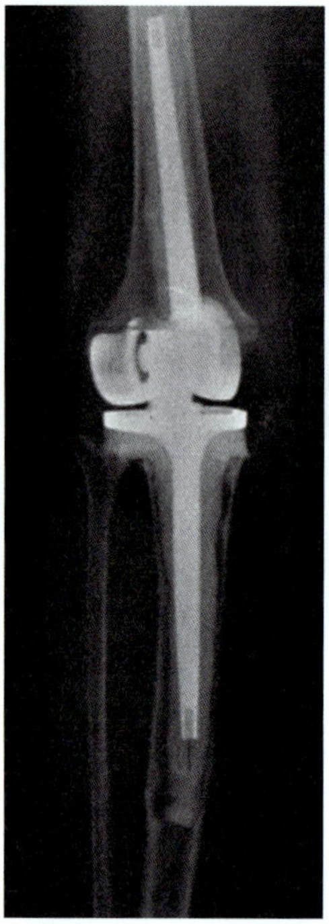

Abb. 8.10: Aseptische Lockerung des tibialen Anteils einer Revisionsknieendoprothese mit drohender Ermüdungsfraktur im Bereich der distalen Stielspitze

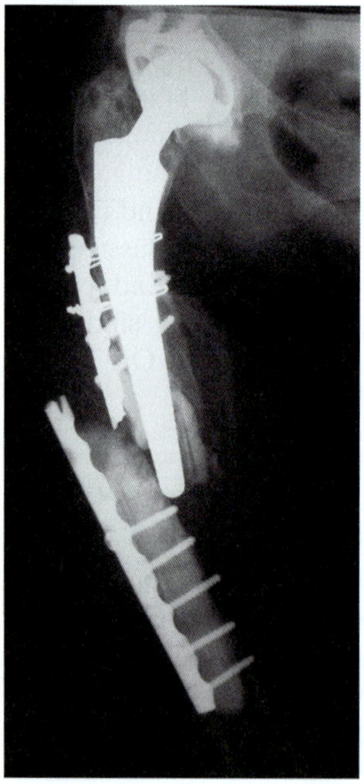

Abb. 8.11: Plattenbruch und Refraktur nach Osteosynthese einer periprothetischen Femurfraktur (Typ Vancouver B1)

stadium als belastungsabhängige, lokale Beschwerden äußern. Es existiert eine Vielzahl von Klassifikationen für periprothetische Frakturen nach Knie- und Hüftendoprothese (Tab. 8.2).

Tab. 8.2: Klassifikation periprothetischer Femurfrakturen

Klassifikation nach Johansson et al. (Häufigkeiten in Prozent)		
Johansson I (24%)	Schaftbereich der Prothese	
Johansson II (65%)	Bereich der Prothesenspitze	
Johansson III (13%)	distal der Prothesenspitze	
Vancouver-Klassifikation nach Duncan et al.		
Typ A	Trochanterregion	A_G: Trochanter major A_L: Trochanter minor
Typ B	Trochanter minor bis Prothesenspitze	B 1: stabile Prothese B 2: lockere Prothese B 3: schlechte Knochenqualität
Typ C	distal des Prothesenstieles	

Klassifikationen für periprothetische Frakturen

Standarddiagnostik: konventionelles Röntgen

Standarddiagnostik bei Verdacht auf eine periprothetische Fraktur ist das konventionelle Röntgen. Lediglich die Vancouver-Klassifikation berücksichtigt als entscheidenden Faktor die Stabilität der Endoprothese, diese ist anhand der Röntgenaufnahmen im Vorfeld nicht immer sicher einzuschätzen. Die publizierten Algorithmen zur Versorgung einer periprothetischen Fraktur unterscheiden sich.

Unterschiedliche Algorithmen zur Versorgung

Grundsätze für den Stielwechsel

Folgende Grundsätze können für den Stielwechsel festgehalten werden: Nur bei undislozierten Abrissfrakturen (z. B. Trochanter major) und bei undislozierten stabilen periprothetischen Frakturen mit fest einliegendem Implantat bzw. erhöhten Operationsrisiken (Allgemeinzustand des Patienten) kann ein konservativer Therapieversuch unternommen werden. Dislozierte Trochanter-Abrissfrakturen mit funktioneller Beeinträchtigung sind zu refixieren (z. B. Krallenplatte, Cerclage).

Kniegelenknahe Frakturen

Betreffen Abrissfrakturen den Streckapparat des Kniegelenkes, muss dieser rekonstruiert werden. Durch die konservative Behandlung einer kniegelenknahen Fraktur mit anschließender Ruhigstellung kann es zu einem deutlichen Funktionsverlust des Kniegelenkes kommen.

Operative Versorgung bei fest einliegender Knieendoprothese

Für die operative Versorgung bei fest einliegender Knieendoprothese stehen winkelstabile Platten wie das LISS (less invasive stabilization system, Abb. 8.12) zur Verfügung, in Einzelfällen kann bei ausreichend großer Notch des Implantates ein retrograder Marknagel eingebracht werden. Alternativ bzw. bei gelockerter Endoprothese muss ein Implantatwechsel (langer Stiel) durchgeführt werden.

Nicht dislozierte proximale Femurfrakturen mit stabiler Prothese

Nicht dislozierte proximale Femurfrakturen (Johansson I, II, Vancouver AL, B1) mit stabiler Prothese können je nach Frakturverlauf mit Cerclagen oder LISS-Platte versorgt werden. Die Schrauben müssen dabei am Implantat vorbei platziert werden oder greifen alternativ nur monokortikal.

Bei lockerer Endoprothese

Bei lockerer Endoprothese ist der Implantatwechsel indiziert. Dafür stehen zementierte langstielige Implantate (z. B. Exeterstiel) oder

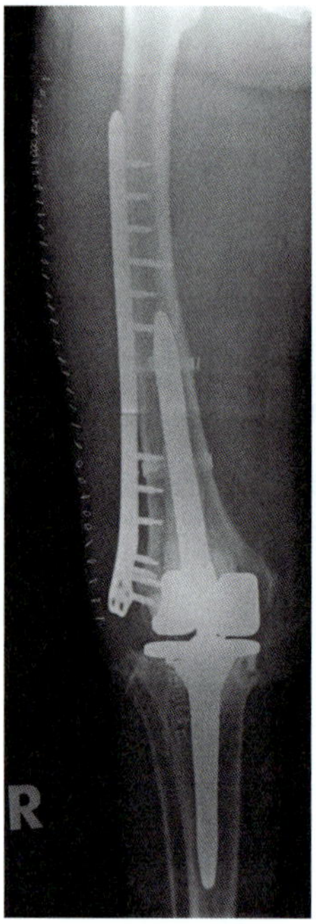

Abb. 8.12: Versorgung einer periprothetischen Fraktur (Lewis/Rorabeck Typ II) nach Revisions-Knieendoprothese mittels LISS-Platte

Implantatwechsel indiziert

zementfreie modulare Endoprothesen, z. B. mit konischen Längsrippen, zur Verfügung (Abb. 8.7). Eine Alternative sind Nagelstielendoprothesen, die ihre axiale und rotatorische Sicherung aus einer distalen Schraubenverriegelung beziehen und durch Dynamisierung bei konsolidierter Fraktur biomechanisch einer langstieligen anatomischen Endoprothese entsprechen sollen. Liegt die Fraktur (Johansson III, Vancouver C) weit distal der Prothesenspitze, bleibt die Endoprothese meist fest und die Versorgung wird mit Platte oder retrogradem Nagel durchgeführt. Dabei ist zu berücksichtigen, dass der nicht überbrückte Bereich zwischen Osteosynthese und Implantatspitze einer Stresskonzentration ausgesetzt wird, die in einer (Ermüdungs-)Fraktur resultieren kann.

Frakturen weit distal der Prothesenspitze

Komorbidität und Compliance beeinflussen Prognose

Bei der Wahl des Therapieverfahrens sind grundsätzlich die Komorbidität und die Compliance des Patienten zu beachten. Die Prognose der einzelnen Therapieverfahren kann dadurch erheblich beeinflusst werden.

Zu beachten: vorbestehende oder im Rahmen der Fraktur entstandene Implantatlockerung

Bei der Planung und operativen Therapie der periprothetischen Fraktur ist die Möglichkeit einer vorbestehenden oder im Rahmen der Fraktur entstandenen Implantatlockerung zu bedenken. Periprothetische Osteolysen geben Hinweise darauf, da teilweise erst intraoperativ eine entsprechende sichere Beurteilung möglich wird.

Erfahrung des Operateurs in Wechselendoprothetik

Desgleichen spielen auch die notwendige weitreichende Erfahrung des Operateurs in der Wechselendoprothetik sowie die entsprechende Ausstattung mit geeigneten Implantatsystemen für die fachgerechte

Versorgung dieser periprothetischen Frakturen eine entscheidende Rolle. Deshalb sollten diese Eingriffe, mit Ausnahme sicher erkennbarer, ausschließlich osteosynthetisch zu versorgender periprothetischer Frakturen, spezialisierten Operateuren und Einrichtungen vorbehalten sein.

und Ausstattung mit geeigneten Implantatsystemen entscheidend

8.5 Periprothetische Infektion und septische Lockerung

Die Herausforderung der septischen Lockerung liegt in der Diagnosestellung und Sanierung des Infektherdes. Die dargestellten Grundprinzipien gelten für alle infizierten Endoprothesen. Je nach klinischer Ausprägung wird die manifeste Infektion von der Low-grade-Infektion unterschieden. Die Infektionsrate von Endoprothesen liegt in Europa zwischen 0,5 und 2,5 %, kann aber bei Revisionseingriffen oder Vorerkrankungen (rheumatoide Arthritis) bis zu 5 % betragen (Abb. 8.13a). Am häufigsten werden Staphylokokken (S. aureus, S. epidermidis, ca. 50–60 %), Streptokokken (ca. 10 %) und Enterokokken (ca. 10 %) nachgewiesen. Die Diagnostik und Therapie wird durch die zunehmende Zahl antibiotikaresistenter Keime (methicillinresistente Staphylokokken, MRSA, MRSE; vancomycinresistente Enterokokken, VRE) und sog. small colony variants (v. a. bei Low-grade-Infekten) erschwert. Die Klassifizierung erfolgt nach dem Manifestationszeitpunkt (Tab. 8.3) und ist mit dem Infektionsweg und der Therapie verknüpft.

Je nach klinischer Ausprägung Unterscheidung von manifester Infektion und Low-grade-Infektion

Erschwerte Diagnostik und Therapie durch MRSA, MRSE, VRE und small colony variants

Klassifizierung nach Manifestationszeitpunkt

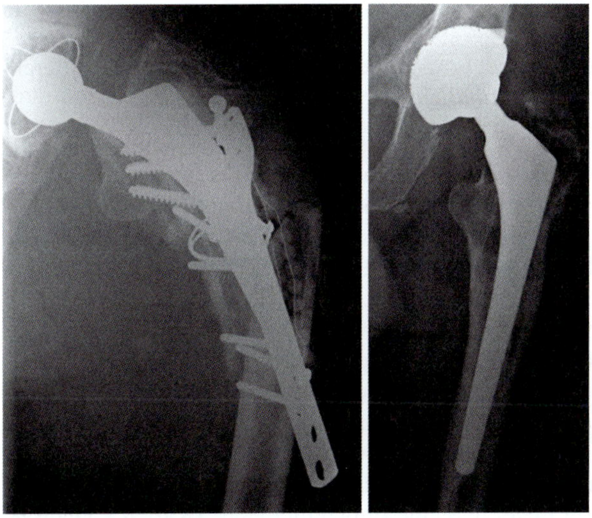

(a) (b)

Abb. 8.13: Erhöhte Infektionsrate beim Revisionseingriff: Infektverlauf nach Osteosynthese einer periprothetischen Fraktur, anschließend Refraktur. Einliegende Antibiotikumketten (a). Septische Stiellockerung (Spätinfekt) vier Jahre nach Hüft-TEP-Implantation mit deutlich sichtbarerem Osteolysesaum medial (b).

Klassifikation der Endoprotheseninfektion

Tab. 8.3: Klassifikation der Endoprotheseninfektion nach Maurer et al.

Klassifikation der Endoprotheseninfektion			
Infektionstyp	Frühinfekt	verzögerter Infekt	Spätinfekt
Manifestationszeitpunkt postoperativ	< 3 Monate	3 Monate – 2 Jahre	> 2 Jahre
Infektionsweg	exogen >> hämatogen	exogen > hämatogen	fast immer hämatogen

Diagnose einer Infektion

Die Diagnose ist eindeutig bei Abszess- oder Fistelbildung zusammen mit klinischen und laborchemischen Zeichen (Sepsiszeichen, CRP-, BSG-, Leukozytenerhöhung). Schwieriger ist die Diagnosesicherung bei Verdacht auf eine Low-grade-Infektion. Klinisch bestehen oft unspezifische chronische Beschwerden im Bereich des Implantates. Lockerungszeichen (periprothetische Osteolysen, Abb. 8.13b), chronische oder rezidivierende Wundsekretion und erhöhte Entzündungsparameter können vorhanden sein, fehlen aber häufig.

Von einer Infektion ist auszugehen, wenn folgende Parameter vorliegen:

Fistelgang und/oder mindestens zwei der folgenden Kriterien:

Kriterien für das Vorliegen einer Infektion

- positive Bakteriologie,
- Histologie/Zytologie: > 5 neutrophile Granulozyten/high power field bzw. > 1.700 Leukozyten/µl oder > 65 % neutrophile Granulozyten (Punktat),
- klinische/laborchemische Infektzeichen,
- radiologische Infektzeichen (z. B. Osteolysen).

Differenzierte Abklärung bei Verdacht auf Low-grade-Infektion:
- Labordiagnostik
- Gelenkpunktion
- offene Probenentnahme
- Histologie
- Ausschluss begleitender Infekte, Implantatallergie
- nuklearmedizinische Verfahren

Bei Verdacht auf eine Low-grade-Infektion ist somit die differenzierte Abklärung erforderlich:

- Im Vordergrund steht die Labordiagnostik, die wenigstens CRP, Leukozytenzahl und BSG umfassen sollte, am besten im Verlauf.
- Valide Ergebnisse liefert eine Gelenkpunktion (Zytologie, Mikrobiologie).
- Das zuverlässigste Verfahren ist die offene Probenentnahme unter sterilen Bedingungen über eine kleine Hautinzision zur Vermeidung einer Kontamination.
- Die histologische Aufarbeitung der Proben gilt immer noch als Goldstandard für die Diagnose einer bakteriellen Infektion mit einer Sensitivität von nahezu 100 % und Spezifität von 98 % bei Entnahme repräsentativer Proben.
- Parallel zur genannten Diagnostik sollten begleitende Infekte (Harnwege, Lunge) und eine Implantatallergie (Kap. 8.2.1) ausgeschlossen werden.
- Zusätzlich zum Röntgen- (Abb. 8.13b) und Laborbefund stehen nuklearmedizinische Verfahren wie die ^{99m}TC-Antigranulozytenszintigraphie zur Verfügung, alternativ auch ^{99m}TC-Drei-Phasen-Skelettszintigraphie, ^{111}In-Oxin-Leukozytenszintigraphie und ^{18}FDG-PET.

Zu berücksichtigen ist, dass alle diagnostischen Verfahren über eine unterschiedlich gute statistische Aussagekraft verfügen (Sensitivität, Spezifität, PPV, NPV). Daraus resultiert eine unterschiedliche Zahl falsch positiver und falsch negativer Befunde, die insbesondere bei Laborwerten von den gesetzten Grenzwerten abhängt. Dem unterliegen auch die neueren Infektparameter, die sich für die periprothetische Infektion zum Teil noch etablieren müssen (z. B. PCT, IL-6, IL-10, TNFα, LPS).

Diagnostische Verfahren mit unterschiedlich guter statistischer Aussagekraft

Unterschiedliche Zahl falsch positiver und falsch negativer Befunde

Wundabstriche sind im Hinblick auf falsch positive Ergebnisse durch die Hautflora besonders anfällig und sollten vermieden werden.

Keine Wundabstriche wegen Kontamination durch Hautflora

Die in der Literatur beschriebenen Therapiealgorithmen zur Sanierung einer periprothetischen Infektion unterscheiden sich zum Teil deutlich. Das Liestaler Schema beruht auf einem abgestuften Behandlungsalgorithmus unter Berücksichtigung der Infektdauer, Implantatstabilität, Weichteilbeteiligung und dem bakteriologischen Befund. Kennzeichnend sind die langfristige systemische Antibiotikabehandlung (bis sechs Monate) und das meist mehrzeitige Vorgehen. Das Modell der ENDO-Klinik Hamburg baut überwiegend auf ein einzeitiges Vorgehen, d. h. Wechsel der Implantate mit systemischer Antibiose für zwei Wochen und ggf. Applikation von antibiotikahaltigem (testgerecht durch Beimischen) Knochenzement. Individuelle Ausnahmeregelungen werden von allen Autoren unter Berücksichtigung der meist komplexen klinischen Situation getroffen. Infektrezidive in bis zu 20 % der Fälle sind v. a. beim Spätinfekt für alle Behandlungsstrategien beschrieben. Als letzte Rückzugsmöglichkeit verbleiben je nach Zustand des Patienten die Arthrodese, persistierende Fistel oder Amputation. Angesichts der komplexen Problematik bei der Diagnostik und Therapie der periprothetischen Infektion empfiehlt sich bereits bei Verdacht die Kontaktaufnahme zu einer spezialisierten Fachabteilung. Eine inadäquate ambulante Therapie kann die Behandlung verlängern und das Ergebnis ungünstig beeinflussen.

Unterschiedliche Therapiealgorithmen zur Sanierung einer periprothetischen Infektion

Individuelle Ausnahmeregelungen unter Berücksichtigung der meist komplexen klinischen Situation

Letzte Rückzugsmöglichkeiten: Arthrodese, persistierende Fistel, Amputation

Wegen komplexer Diagnostik und Therapie bereits bei Verdacht empfohlene Kontaktaufnahme zu spezialisierter Fachabteilung

8.6 Glutealinsuffizienz, Impingement und Luxationsproblematik nach künstlichem Hüftgelenkersatz

Das Luxationsrisiko nach primärer Hüftendoprothese liegt bei 1–3 % und kann nach einem Revisionseingriff auf bis zu 20 % ansteigen. Die Risikofaktoren für eine postoperative Hüftluxation lassen sich in präoperative, intraoperative und postoperative Faktoren unterteilen. Als präoperative Risikofaktoren gelten Alter, Geschlecht (weiblich), hüftnahe Voroperationen, hochgradige Dysplasie, hereditäre Bindegewebserkrankungen und Alkoholabusus. Ob auch Übergewicht, Körpergröße und neurologische Vorerkrankungen (z. B. Apoplex, Parkinson) das Luxationsrisiko erhöhen, wird in der Literatur kontrovers diskutiert. Intraoperative Faktoren, die eine Luxation begünstigen, sind eine Fehlpositionierung von Pfanne und Hüftstiel, Gleitpaarungen mit kleinem Durchmesser oder ungünstigem

Luxationsrisiko nach primärer Hüftendoprothese bei 1–3 %, nach Revisionseingriff bis zu 20 %

Risikofaktoren für postoperative Hüftluxation:
- präoperativ
- intraoperativ

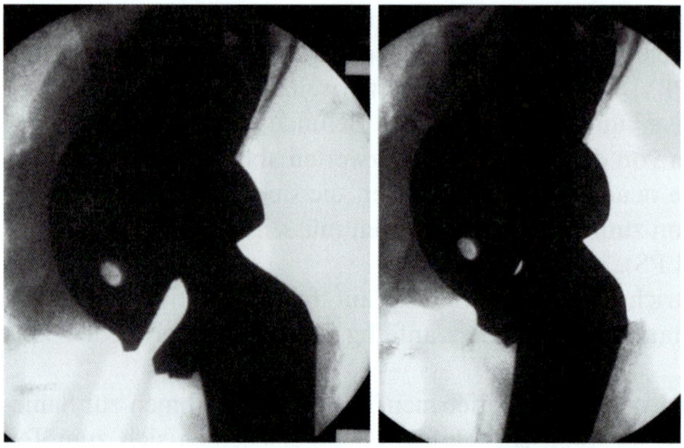

(a) (b)

Abb. 8.14: Bildwandleruntersuchung: Impingement zwischen Prothesenkragen und kaudalem Rand der Pfanne bei steiler Pfannenposition

Kopf-/Halsdurchmesser-Verhältnis. Aus biomechanischer Sicht kann es dadurch zu einem Impingement (Anschlagen des Prothesenhalses an der Pfanne) mit Luxation oder Subluxation kommen (Abb. 8.14). Ein Prothesen-Impingement schränkt darüber hinaus die Bewegungsumfänge ein und fördert die Entstehung von Abrieb. Keramische Komponenten können beschädigt werden und brechen (Kap. 8.3). Der posteriore Zugangsweg wird traditionell mit einem erhöhten Luxationsrisiko verknüpft. Werden aber Kapsel und Außenrotatoren rekonstruiert, ist die Luxationsrate nicht signifikant erhöht.

Posteriorer Zugangsweg mit erhöhtem Luxationsrisiko

Bei weniger als 30 Hüftendoprothesen pro Jahr und Operateur wird ebenfalls ein erhöhtes Luxationsrisiko beschrieben. Es ist intraoperativ empfehlenswert, vor dem Wundverschluss den gesamten passiven Bewegungsumfang des Hüftgelenkes zu prüfen und durch gleichzeitige Palpation ein Impingement, Subluxieren oder Telescoping (unter Zug) auszuschließen. Als postoperativer Risikofaktor gilt jede Form einer Verringerung der Weichteilspannung (Trochanterabriss, Fehlpositionierung/Migration von Pfanne oder Stiel, rezidivierende Luxation). Nach dem Zeitpunkt des Auftretens einer Luxation ist die Ursache eher weichteilbedingt (0–2 Monate postoperativ), ein Malalignment der Komponenten (bis zwei Jahre postoperativ) oder der Komponentenverschleiß mit Wear-Disease (über zwei Jahre postoperativ).

Prüfung des passiven Bewegungsumfangs intraoperativ

Durch Palpation Ausschluss von Impingement, Subluxieren oder Telescoping

▸ postoperativ

Klinisch findet sich nach Hüftendoprothesen-Luxation ein verkürztes und malrotiertes Bein; die Diagnose lässt sich dann mittels konventioneller Röntgendiagnostik sichern.

Verkürztes, malrotiertes Bein nach Luxation

Diagnose mittels Röntgendiagnostik:

▸ Bildverstärker-Durchleuchtung

- Unter Bildverstärker-Durchleuchtung sollte erfolgen:
  - die schonende Reposition – am besten unter kurzer Relaxation;
  - die Untersuchung bezüglich eines möglichen Impingements einschließlich Beschreibung des Luxationsweges und -mechanis-

mus (Subluxation, Impingement), um die Weiterbehandlung festzulegen (Abb. 8.14).

- Bei rezidivierender Luxation kann eine CT-Untersuchung einschließlich 3D-Rekonstruktion sowohl für die Überprüfung der Implantatposition als auch für die Planung der Revision (Defekte des Pfannenlagers) sinnvoll sein. Wird diese CT-Untersuchung in standardisierter Lagerung von Becken und Bein (Neutralrotation) durchgeführt, kann eine Überprüfung der Implantatposition erfolgen.

▸ CT-Untersuchung einschließlich 3D-Rekonstruktion

Röntgenologisch ist die Luxation anhand der Dislokation des Endoprothesenkopfes sofort erkennbar (Abb. 8.15).

Luxation röntgenologisch sofort erkennbar

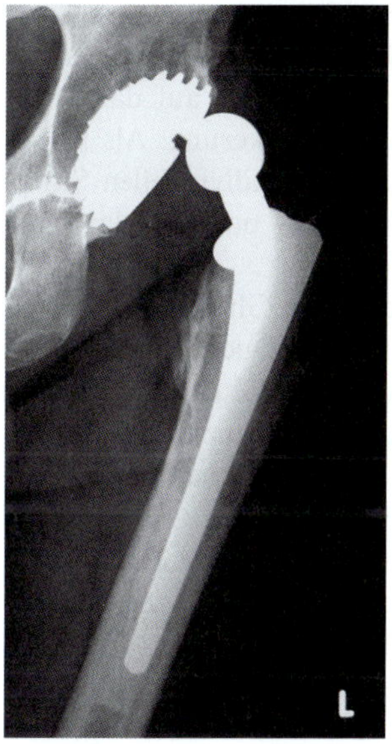

Abb. 8.15: Posteriore Hüftluxation nach massiver Flexions-Innenrotationsbewegung bei einliegender Hybrid-Hüftendoprothese. Implantate stabil verankert, keine Fraktur erkennbar.

Therapeutisch kann nach Ausschluss einer klaren OP-Indikation (z. B. Pfannen-/Stiellockerung, Fraktur, ausgeprägtes Malalignment) nach Erstluxation, aber auch nach frühem Luxationsrezidiv (bis drei Monate postoperativ) ein konservativer Therapieversuch unternommen werden.

Nach Erstluxation oder frühem Luxationsrezidiv konservativer Therapieversuch möglich

- Voraussetzung dafür ist, dass nach geschlossener Reposition in der Regel eine akzeptable range of motion (ROM) von mindestens 30° Innen- sowie Außenrotation in 0° Extension als auch in mindestens 90° Flexion bestehen sollten.
- Bei Schwierigkeiten in der geschlossenen Reposition ist zu bedenken, dass durch jede stärkere Reibung an Kanten von Metall- oder Keramik-Komponenten v. a. am Pfannenrand ernsthafte Oberflächenschäden mit der Folge erhöhten Abriebs oder auch eines Keramikbruches entstehen können. Deshalb ist bei erfolgloser geschlossener Reposition oder Rezidiv-Luxation eine offene Revision mit Überprüfung der Komponenten und eventuellem Austausch zu erwägen.

▸ Voraussetzung: akzeptable range of motion

▸ bei erfolgloser geschlossener Reposition oder Rezidiv-Luxation offene Revision mit Komponentenüberprüfung und ggf. Austausch empfohlen

Konservative Therapie

Die konservative Behandlung umfasst das kontinuierliche Tragen einer stabilisierenden Orthese für 6–12 Wochen, am besten mit voreinstellbarer Limitierung der Bewegungsumfänge. Ohne wesentliches Malalignment der Komponenten und akzeptabler ROM wird eine Erfolgsrate von bis zu 70 % beschrieben.

Operative Therapieoptionen

Eine operative Therapieoption bei korrekt einliegenden Implantaten ist die Raffung der periartikulären Weichteile, ggf. mit Fascialata-Plastik. Eine Distalisierung des Trochanter major wird aufgrund der Komplikationen (Dislokation, Pseudarthrose) nur selten durchgeführt. Meist jedoch ist das operative Vorgehen mit Komponentenwechsel indiziert. Neben der Neupositionierung der Komponenten stehen asymmetrische Inserts und Schnapp-Inserts (constrained liner) zur Verfügung. Diese können die Luxationsrate reduzieren, begrenzen aber den Bewegungsumfang (ROM) und begünstigen ein Impingement. Zudem resultieren höhere Scherkräfte auf das Pfannen-Knochen-Interface mit der Gefahr einer Lockerung. Als Rückzugsmöglichkeiten bleiben nach Bewertung der individuellen Situation ein Trevira-Anbindungsschlauch, Duokopf- oder bipolare Endoprothesen.

Operatives Vorgehen mit Komponentenwechsel meist indiziert

Rückzugsmöglichkeiten: Trevira-Anbindungsschlauch, Duokopf-, bipolare Endoprothesen

Störungen des Gangbildes durch Glutealinsuffizienz

Besteht nach Endoprothesenimplantation eine Glutealinsuffizienz, kann dies zu Störungen des Gangbildes führen (Duchenne-Hinken). Ursache kann eine verringerte Vorspannung der Glutealmuskulatur sein, bedingt durch die Positionierung der Komponenten, ungenügendes femorales Offset oder Abriss des Trochanter major. Auch ein zugangsbedingter Muskelschaden kann ursächlich sein. Die Therapieoptionen umfassen je nach Ursache die Möglichkeit einer Kopf-Hals-Verlängerung der Endoprothese oder eine Raffung der Glutealmuskulatur, ggf. mit Osteosynthese des Trochanter major.

Therapieoptionen bei Impingementproblematik

Bei Impingementproblematik kann eine Vergrößerung des Kopfdurchmessers oder – falls schonend möglich – auch Verringerung des Halsdurchmessers eine entscheidende Verbesserung der ROM bewirken (z. B. Insert und Kopf von 28 auf 32 oder 36 mm erhöhen oder Auswechseln eines dicken Halsadapters). Asymmetrische Halsadapter können in Betracht gezogen werden, bringen aber als alleinige Lösung nur geringe Verbesserungseffekte.

Hinweise zu Wechseloperationen mit Erhalt fest einliegender Komponenten

Zusammenfassend sollte bei Wechseloperationen mit Erhalt fest einliegender Komponenten (z. B. Pfanne) vorab auf die Wahl von Revisionskomponenten mit entsprechend verbesserten Designs geachtet werden (z. B. dünnem Hals und größerem Kopfdurchmesser). Dabei ist wiederum die Frage der Kombinierbarkeit im Vorfeld zu klären (Vermeiden des sog. Mismatching). Bei einzelnen Revisionseingriffen müssen hier immer wieder begründete Kompromisse für den Patienten gefunden werden, um einen unnötig großen Umfang des Eingriffes zu vermeiden. Eine konsequente krankengymnastische Nachbehandlung ist in jedem Fall erforderlich.

Konsequente krankengymnastische Nachbehandlung in jedem Fall erforderlich

8.7 Spezielle Komplikationen nach Knie- und Schulterendoprothetik

Nach endoprothetischem Kniegelenkersatz berichten nicht wenige Patienten über Restbeschwerden im Bereich des Kniegelenkes oder über Bewegungseinschränkungen. Für den behandelnden Arzt sind die Therapiemöglichkeiten limitiert. Im Vordergrund steht zunächst die Ursachenforschung. Mittels klinischer Untersuchung und konventioneller Röntgendiagnostik (Kniegelenk in zwei Ebenen, Patella-Défilé) können zunächst folgende klinische Hinweise geprüft werden:

Nach Knieendoprothese oft Restbeschwerden, Bewegungseinschränkungen

Zu untersuchende klinische Hinweise

- Patellaverschieblichkeit, -höhenstand und -zentrierung,
- Gelenkbeweglichkeit,
- Funktion des Streck-/Beugeapparates,
- Osteophyten, freie Gelenkkörper,
- Seitenband- und anteroposteriore Stabilität,
- Rotationsfehler (z. B. gegenüber mechanischer Achse des Gelenkes),
- Implantatposition (z. B. Kondyle in Flexion, z. B. anteroposteriorer Slope zu gering),
- Implantatverschleiß.

Der zweithäufigste Grund für eine Endoprothesenrevision am Kniegelenk (14 % der Revisionen) ist der notwendige Systemwechsel von einem unikondylären auf einen bikondylären Oberflächenersatz. Unabhängig vom Implantattyp kann eine Funktionseinschränkung des Kniegelenkes durch das Implantat oder durch die periprothetischen Weichteile (Arthrofibrose) bedingt sein.

Grund für Endoprothesenrevision am Kniegelenk: notwendiger Systemwechsel von unikondylärem auf bikondylären Oberflächenersatz

Achsfehler sind jeweils in Abhängigkeit von den spezifischen Designmerkmalen und klinischen Voraussetzungen von unterschiedlicher Bedeutung für die klinische Symptomatik und teilweise nur schwierig zu beurteilen. Wichtig ist bei klinischen Problemen eine differenzierte Analyse bezüglich folgender Aspekte:

Achsfehler von unterschiedlicher Bedeutung für Symptomatik

Parameter einer differenzierten Analyse

- Steht die Femurkomponente des Oberflächenersatzes in deutlicher Flexionsstellung, wird die volle Streckung oft nicht erreicht (Röntgen: seitliche Aufnahme).
- Ein zu geringes dorsales Offset (a.p.-Durchmesser) der Kondyle kann zur verminderten Flexion oder Instabilität in Beugung führen.
- Bei vermehrtem Slope des Tibiaplateaus ist – abhängig vom Design – eine geringere Streckung zu erwarten.
- Bei unzureichendem Slope des Tibiaplateaus ist die Tendenz zur verminderten Beugung gegeben.
- Bei Verkippung der Gelenkachse in der a.p.-Sicht kann eine Koordinationsstörung oder eine Varus-/Valgus-Deviation resultieren.
- Ein ausgeprägter Rotationsfehler zwischen Femur- und Tibiakomponente, aber auch der Femurkomponente gegenüber der Epikondylenebene (Bandinsertion) kann zu Funktionsstörungen führen. Gleiches gilt auch für einen Rotationsfehler gegenüber den angrenzenden Gelenken (Hüftgelenk oder oberes Sprunggelenk).

- Eine Patellalateralisation oder -luxation kann, neben Defiziten des Streckapparates, durch einen erhöhten Q-Winkel oder auch relative Außenrotation der Femurkondyle begünstigt werden.

Analyse von Funktionsstörungen bei Knieendoprothesen schwierig und komplex

Insgesamt ist somit die Analyse von Funktionsstörungen bei Knieendoprothesen schwierig und komplex. Deshalb sollten auch eventuelle Korrekturen durch spezialisierte Operateure bzw. Zentren ausgeführt werden.

Zur Diagnostik derartiger Funktionsstörungen ist sinnvoll:

Sinnvolle Diagnostik von Funktionsstörungen bei Knieendoprothesen

- Röntgen (a.p. und seitlich, Patella tangential),
- Ganzbeinaufnahme im Stehen,
- bei Verdacht auf Rotationsproblematik eine CT-Rotationsanalyse, dann möglichst mit Schnitten durch Schenkelhals, Epikondylenebene, Kondylen-Hinterrand, Tibiaplateau und oberes Sprunggelenk, jeweils im Seitenvergleich,
- eine Bildverstärker-Analyse im Sinne der Funktionsuntersuchung kann ergänzend zur Dokumentation von Schnapp-Phänomenen oder Instabilität dienen.

Problemfälle: häufig nur Teil der Diagnostik vorhanden

Häufig liegt leider bei Problemfällen nur ein Teil der Diagnostik vor. Zu berücksichtigen ist, dass ein Wechsel aufgrund des Schadens am Knochenlager ggf. den Einsatz einer Revisionsprothese mit intramedullärer Stielverankerung erfordert. Ob bei fest verankerter Knieendoprothese eine Revision mit Komponentenwechsel indiziert ist, bleibt eine Einzelfallentscheidung, abhängig von klinischen und radiologischen Befunden sowie dem Leidensdruck des Patienten.

Freie Gelenkkörper oder Osteophyten Ursache für Bewegungseinschränkung

Weitere Ursachen für Beschwerden:
- überstehende Implantat- und Zementanteile
- Zementreste im Gelenkspalt
- Arthrofibrose

Eine weitere Ursache für eine Bewegungseinschränkung bei einliegender Knieendoprothese sind freie Gelenkkörper oder Osteophyten v. a. im Bereich der Femurkondylen. Deren operative Entfernung kann die Beweglichkeit verbessern. Zudem können seitliche Osteophyten oder überstehende Implantat- und Zementanteile zu lokaler Irritation (Pes anserinus, Tractus iliotibialis) mit Schmerzbeschwerden und Schnapp-Phänomenen führen. Auch Zementreste im Gelenkspalt können die ROM limitieren und eine Dreikörperproblema-

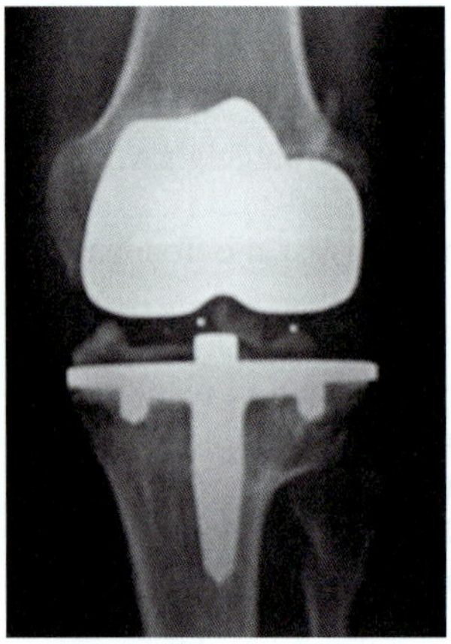

Abb. 8.16: Bewegungseinschränkung und Kniegelenkschwellung sechs Monate postoperativ. Kniegelenkpunktat steril. Radiologisch Zement im Gelenkspalt mit nachfolgender Dreikörperproblematik. Zusätzlich Fehlpositionierung des PE (Röntgenmarkierungen).

tik verursachen (Abb. 8.16). Bei 1–2% der Knieendoprothesen-Patienten ist in der Literatur eine ätiologisch ungeklärte Arthrofibrose als Ursache einer ROM-Einschränkung beschrieben. Die operative Revision ergab nur eine mäßige Besserung der Beweglichkeit von durchschnittlich 0/10/65° auf 0/3/85°. Bei deutlichen Einschränkungen im Alltag erscheint nach Ausschöpfen der konservativen Therapiemaßnahmen eine operative Arthrolyse gerechtfertigt.

Nach Ausschöpfen konservativer Therapiemaßnahmen operative Arthrolyse gerechtfertigt

Eine Insuffizienz des Streckapparates bei einliegender Knieendoprothese muss im Rahmen einer orthopädischen, röntgenologischen und ggf. neurologischen Untersuchung abgeklärt werden. Bei nachgewiesener Ruptur mit Insuffizienz des Streckapparates (Abb. 8.17) ist die operative Rekonstruktion erforderlich.

Insuffizienz des Streckapparates

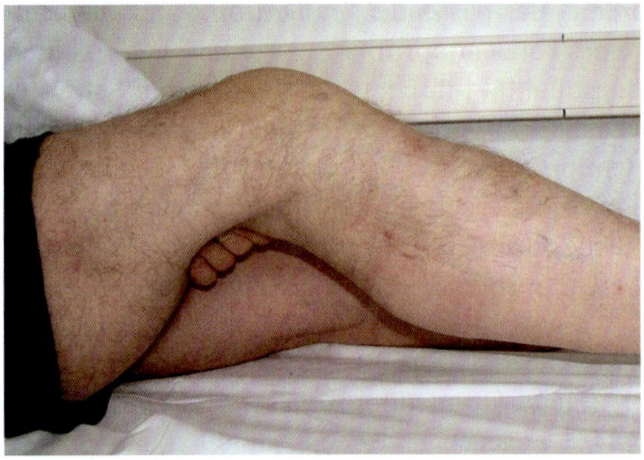

Abb. 8.17: Akuter Verlust der aktiven Streckfähigkeit gegen die Schwerkraft bei einliegender Knie-TEP durch eine Quadrizepssehnenruptur

Ein weiteres häufiges Problem ist der anteriore Knieschmerz bei einliegender Knieendoprothese. Ob ein sekundärer Patellarückflächenersatz die Inzidenz der Beschwerden im Vergleich zur Patelladenervation mindert, bleibt trotz einer Vielzahl von Studien in der Literatur bisher umstritten. Es sollte jedoch berücksichtigt werden, dass sich auch der Patellaersatz lockern und als Quelle für Abriebpartikel dienen kann.

Anteriorer Knieschmerz bei einliegender Knieendoprothese

Eine weitere Komplikation als Revisionsgrund ist die Seitenbandinstabilität nach Knieendoprothese. Die Patienten berichten dabei über ein Wegknicken oder Schnappen im Bereich des Kniegelenkes. Die Instabilität kann streckseitig betont (z. B. zu tiefe Resektion, zu niedriges Inlay), beugeseitig betont (z. B. zu kleine Femurkomponente) oder kombiniert sein. Leicht- und mittelgradige Instabilitäten können durch eine Kräftigung der Muskulatur oder Inlayerhöhung behandelt werden. Durch die Instabilität kann es in seltenen Fällen zu einer Luxation des Polyethylen-Inlays kommen. Klinisch imponiert dies durch eine akute Einschränkung der Beweglichkeit, röntgenologisch ist die Inlayluxation an der Positionsänderung der PE-Röntgenmarkierungen zu erkennen. Hochgradige Seitenbandinstabilitäten, eventuell auch mit Achsfehlern, bedürfen eines Wechsels auf

Seitenbandinstabilität nach Knieendoprothese als Revisionsgrund ein teilgekoppeltes (interkondyläre Stabilisierung oder rotating hinge) oder gekoppeltes (constrained) Endoprothesensystem.

Hemiendoprothesen, Totalendoprothesen und inverse Schulterendoprothesen als endoprothetischer Ersatz des Schultergelenkes

Für den endoprothetischen Ersatz des Schultergelenkes stehen abhängig vom Zustand des Glenoids und Funktion der Rotatorenmanschette Hemiendoprothesen (Humerus), Totalendoprothesen und inverse Schulterendoprothesen zur Verfügung. Die historische Entwicklung begann mit der Hemiendoprothese von Neer in den 1950er-Jahren und hat mittlerweile zur 4. Endoprothesen-Generation geführt, die intraoperativ eine stufenlose Modularität um alle drei Achsen bietet. Der Grund für die Implantation einer Schulterendoprothese ist meist der Arthroseschmerz, oft in der Nacht oder in Ruhe auftretend. Sind die Glenoidform und der Gelenkknorpel intakt, kann bei erhaltener Rotatorenmanschettenfunktion eine Hemiprothese implantiert werden. Bei passender Indikation kann diese, in gleichem Maße wie eine Totalendoprothese, zu einer signifikanten Verbesserung der Lebensqualität führen, trotz Vorteilen der Schultertotalendoprothese bezüglich Funktion und Standzeit. Ein wesentlicher Nachteil der Hemiprothese ist, dass bereits bei beginnender Arthrose die Glenoiderosion erheblich beschleunigt wird und ein Wechsel auf eine Totalendoprothese vorgenommen werden muss.

Arthroseschmerz als Grund für Implantation einer Schulterendoprothese

Schulterendoprothetik: Komplikationen wie aseptische Lockerung, Materialverschleiß und Infektion

Auch in der Schulterendoprothetik treten die eingangs erwähnten Komplikationen auf, wie aseptische Lockerung, Materialverschleiß und Infektion. Für die Neer-Endoprothese wird eine 10-Jahres-Standzeit von 82/97% (Hemi-/Totalendoprothese) und eine 20-Jahres-Standzeit von 75/84% angegeben. Neuere, modular aufgebaute Implantatmodelle lassen auf verbesserte Ergebnisse hoffen. Dies bezieht sich auch auf die Weiterentwicklung der Polyethylene, die den o.g. Verschleißmechanismen unterliegen. Dies trifft besonders die zementfreien Glenoidkomponenten. Die Metallschale führt zwar zu einer Lastverteilung am Glenoid, limitiert aber die Bauhöhe des PE und bringt eine weitere Kontaktfläche (PE-Metall) sowie entsprechende Probleme (PE-Luxation, Abrieb) mit sich.

Neer-Endoprothese: 10-Jahres-Standzeit von 82/97 % (Hemi-/Totalendoprothese) und 20-Jahres-Standzeit von 75/84 %

Übermäßige Spannung der Rotatorenmanschette mit erschwerter Schulterbeweglichkeit durch zu hohes PE oder zu große Kalotte

- Ein zu hohes PE oder eine zu große Kalotte führen zu übermäßiger Spannung der Rotatorenmanschette (overstuffing) mit erschwerter Schulterbeweglichkeit. Dies verstärkt die asymmetrische Belastung des Glenoids und fördert die aseptische Pfannenlockerung (Schaukelpferdeffekt). Um die physiologische Translation in gewissen Grenzen zuzulassen, ist der Pfannenradius bei modernen Endoprothesen etwa 5 mm größer als der Kalottenradius.

Weichteilrelease intraoperativ erforderlich

- Die Weichteilführung des Gelenkes kann nach Schulterendoprothese zu einer Verkürzung der anterioren Weichteile führen, die postoperativ in einer Subluxationsstellung des Implantates münden kann. Entsprechend ist intraoperativ ein Weichteilrelease erforderlich.

Wesentlicher Funktionsverlust bei irreparabler Ruptur der Rotatorenmanschette

- Kommt es nach Implantation einer Schulterendoprothese zu einer irreparablen Ruptur der Rotatorenmanschette, resultiert ein wesentlicher Funktionsverlust, teilweise mit zunehmender Instabilität. In letzterem Falle kann – aber nur bei intakter Deltoideusfunktion – durch eine Distalisierung und Medialisierung des Drehzentrums eine Funktionsverbesserung und Luxationssicherung erzielt werden. Die inverse Schulterendoprothese nach Grammont dient meist als Revisionsimplantat oder als Rückzugsmöglichkeit für Weichteil-Destruktionen der Schulter. Dabei gleitet die konkave Gelenkfläche (humeralseitig) über eine auf das Glenoid geschraubte Halbkugel. Die wesentliche Problematik besteht in einer progredienten Aushöhlung der kaudalen Glenoidanteile mit nachfolgender Lockerung (etwa 30 % in 10 Jahren), weshalb sie überwiegend bei älteren Patienten (> 70 Jahre) zum Einsatz kommt.

nach Implantation einer Schulterendoprothese

Zusätzlich zu den angeführten häufigen Problemen der Schulterendoprothetik kommt, abhängig von der Indikation und dem Gelenkzustand (z. B. posttraumatische Arthrose), auf den Operateur eine Vielzahl weiterer Probleme (z. B. Deformitäten, Knochendefekte) zu, die den Eingriff komplexer gestalten und das postoperative Ergebnis beeinflussen.

Vielzahl weiterer Probleme

8.8 Zusammenfassung

Die zunehmende Zahl von Endoprothesenimplantationen verlangt vor dem Hintergrund der demographischen Entwicklung und zunehmender Ansprüche sowohl einerseits konsequente Vermeidungsstrategien von Komplikationen und andererseits frühzeitige und hochqualitative Lösungen für auftretende Komplikationsfälle. Dabei ist die Mitwirkung aller Beteiligten gefordert, wobei Revisionseingriffe eine vorherige gründliche Abklärung, entsprechende apparative Ausstattungen, spezielle Implantatlösungen und eine hinreichende, spezielle Erfahrung der Akteure (Ärzte, aber auch Schwestern, Physiotherapeuten) erfordern.

Zunehmende Zahl von Endoprothesenimplantationen verlangt konsequente Vermeidungsstrategien sowie frühzeitige und hochqualitative Lösungen für Komplikationsfälle

Literatur

Agneskirchner JD, Lobenhoffer P. Endoprothetik des Kniegelenks. Unfallchirurg 2004;107:219–31.

Bader R, Steinhauser E, Scholz R, Simnacher M, Mittelmeier W: Experimentelle Analyse von neutralen, asymmetrischen und Schnapp-Pfannen für die Hüftendoprothetik: Untersuchungen zur Range of Motion und Luxationssicherheit. Z Orthop 2004;142:577–85.

Bader R, Mittelmeier W, Steinhauser E. Versagensanalyse von Knieendoprothesen. Orthopäde 2006;35:896–903.

Baker PN, Khaw FM, Kirk LM, Esler CN, Gregg PJ. A randomized controlled trial of uncemented versus cementless press-fit condylar total knee replacement: 15-year survival analysis. J Bone Joint Surg Br 2007;89: 1608–14.

Baumann B, Fuerst M, Kirschner S, Lohmann CH, Nuechtern JV, Rader CP, Ruether W, Seifert JD, Zustin J. Versagensursachen primärer Implantationen. In: Wirtz DC, Rader CP, Reichel H, Hrsg. Revisionsendoprothetik der Hüftpfanne. 1. Auflage. Heidelberg: Springer Medizin Verlag, 2008: 12–45.

D'Antonio JA, Capello WN, Borden LS. Classification and management of acetabular abnormalities in total hip arthroplasty. Clin Orthop 1989;243: 126–37.

Diehl P, Burgkart R, Klier T, Glowalla C, Gollwitzer H. Periprothetische Frakturen nach Knietotalendoprothetik. Orthopäde 2006;35:961–74.

Duncan CP, Masri BA. Fractures of the femur after hip replacement. Instr Course Lect 1995;44:293–304.

Ellenrieder M, Klüß D, Lindner T, Bader R, Mittelmeier W. „Range of Motion" und Luxationsproblematik in der Revisionshüftendoprothetik: Analyse und Lösungsansätze. In: Wirtz DC, Rader CP, Reichel H, Hrsg. Revisionsendoprothetik der Hüftpfanne. 1. Auflage. Heidelberg: Springer Medizin Verlag, 2008:105–17.

Engh CA, O'Connor D, Jasty M, McGovern TF, Bobyn JD, Harris WH. Quantification of implant micromotion, strain shielding and bone resorption with porous-coated anatomic medullary locking femoral prostheses. Clin Ortop 1992;285:13–29.

Eskelinen A, Remes V, Helenius I, Pulkkinen P, Nevalainen J, Paavolainen P. Total hip arthroplasty for primary osteoarthrosis in younger patients in the Finnish arthroplasty register. 4661 primary replacements followed for 0–22 years. Acta Orthopaedica 2005;76:28–41.

Espehaug B, Havelin LI, Engsaeter LB, Langeland N, Vollset SE. Patient-related risk factors for early revision of total hip replacements. Acta Orthop Scand 1997;68:207–15.

Glassmann AH, Bobyn JD, Tanzer M. New femoral designs. Do they influence stress shielding? Clin Orthop Relat Res 2006;453:64–74.

Gollwitzer H, Diehl P, Gerdesmeyer L, Mittelmeier W. Diagnostische Strategie bei Verdacht auf periprothetische Infektion einer Kniegelenkendoprothese. Orthopäde 2006;35:904–16.

Kim J, Nelson CL, Lotke PA. Stiffness after total knee arthroplasty. Prevalence of the complication and outcomes of revision. J Bone Joint Surg Am 2004;86:1479–84.

Lichtinger TK, Schürmann N, Müller RT. Frühlockerungen eines zementierten Hüftendoprothesenstiels aus Titan. Unfallchirurg 2000;103:956–60.

Malchau H, Herberts P, Garellik G, Söderman P, Eisler T: Prognosis of total hip replacement. Update of results and risk-ratio analysis for revision and re-revision from the swedish national hip arthroplasty register 1979–2000. Proceedings 69th Annual Meeting of the American Academy of Orthopedic Surgeons 2002;1–16.

Maurer TB, Ochsner PE. Infekt nach Knietotalprothesenimplantation. Orthopäde 2006;35:917–28.

Mittelmeier W, Hauschild M, Bader R, Gradinger R. Implantate und Strategien beim Hüftendoprothesenwechsel. In: Gradinger R, Gollwitzer H, Hrsg. Ossäre Integration. 1. Auflage. Heidelberg: Springer Medizin Verlag, 2006: 168–79.

Morawietz L, Gehrke Th, Claßen RA, et al. Vorschlag für eine Konsensus-Klassifikation der periprothetischen Membran gelockerter Hüft- und Knieendoprothesen. Pathologe 2004;25:375–84.

Morrey BF. Instability after total hip arthroplasty. Orthop Clin North Am 1992;23:237–48.

Paprosky WG, Burnett RS. Assessment and classification of bone stock deficiency in revision total hip arthroplasty. Am J Orthop 2002;31:459–64.

Probst A, Schneider T, Hankemeier S, Brug E: Der Prothesennagel – primär belastungsstabiles Implantat bei peri- und subprothetischen Frakturen des Femur. Unfallchirurg 2003;106:722–31.

Robertsson O, Knutson K, Lewold S, Lidgren L. The Swedish Knee Arthroplasty Register 1975–1997: an update with special emphasis on 41223 knees operated on in 1988–1997. Acta Orthop Scand 2001;72:503–13.
Schräder P, Rath T. Mindestmengen in der Kniegelenkendoprothetik. Orthopäde 2005;34:198–209.
Sperling JW, Cofield RH, Rowland CM. Minimum fifteen-year follow-up of Neer hemiarthroplasty and total shoulder arthroplasty in patients aged fifty years or younger. J Shoulder Elbow Surg 2004;13:604–13.
The Swedish National Hip Arthroplasty Register. Annual Report 2004. The Swedish National Hip Arthroplasty Register. Department of Orthopaedics, Sahlgrenska University Hospital, SE-413 45 Göteborg, Sweden, 2005.
Thomas P, Schuh A, Ring J, Thomsen M. Orthopädisch-chirurgische Implantate und Allergien. Hautarzt 2008;59:220–9.
Wodtke J, Löhr JF. Das infizierte Implantat. Orthopäde 2008;37:257–69.
Wiedemann E. Schulterendoprothetik. Unfallchirurg 2006;109:1073–84.

9 Rehabilitation nach Endoprothetik

B. Greitemann

9.1 Rehaaufbau – Rehakonzept – Kostenträger – Rehagrundlagen

Die Zahl der implantierten Endoprothesen steigt derzeit stetig. Allein 190.000 jährlich implantierte Hüftendoprothesen bzw. 150.000 implantierte Knieteil- oder Knieoberflächenersatze zeugen davon, dass im Rahmen einer alternden Bevölkerung zunehmend Verschleißprobleme an den großen Körpergelenken die Lebensqualität beeinträchtigen. Zunehmend kommt es auch zur Implantation von Schulter-, Sprunggelenks- und Ellenbogengelenksprothesen. Mit der alleinigen Operation ist es aber dabei nicht getan. Es gilt, noch verbliebene Fähigkeitsstörungen zu beheben, damit die Patienten die Vorzüge des implantierten Gelenkes auch im Alltag umsetzen können. Hierbei spielt speziell die rehabilitationsspezifische Sichtweise eine besondere Rolle.

Zahl der implantierten Endoprothesen steigt

Rehabilitation: Behebung verbliebener Fähigkeitsstörungen

Arthrosen sind weltweit die häufigsten Gelenkerkrankungen im Erwachsenenalter. Besonders betroffen sind die großen lasttragenden Gelenke – das Hüft- und Kniegelenk –, aber auch das Sprunggelenk. Zwei Drittel der Bevölkerung über 60 Jahre leiden an einer Arthrose. Während sich 2006 die Coxarthrose (Hüftgelenksarthrose) nicht unter den 30 häufigsten Diagnosen in nordrheinischen Praxen von Allgemeinmedizinern und praktischen Ärzten befand, belegte die Gonarthrose (Kniegelenksarthrose) bei Frauen mit 6,3 % der Behandlungsfälle Platz 14, bei Männern mit 4,5 % Platz 19. Bei der Gonarthrose/Coxarthrose betrugen 2005 die absoluten Fallzahlen im akutstationären (Krankenhaus-)Bereich gut 121.600/90.000 bei Frauen bzw. ca. 62.100/57.800 bei Männern, im rehabilitativen Bereich knapp 68.300/65.400 bei Frauen bzw. knapp 33.700/42.400 bei Männern. Bei der Inanspruchnahme von stationären Leistungen zur medizinischen Rehabilitation und sonstigen Leistungen zur Teilhabe in der Gesetzlichen Rentenversicherung aufgrund einer Gonarthrose waren im Jahre 2005 die Frauen durchschnittlich 54,5, die Männer 53,6 Jahre alt.

Arthrosen:
- weltweit häufigste Gelenkerkrankung im Erwachsenenalter
- Hüft-, Knie- und Sprunggelenk betroffen
- Arthrose bei zwei Dritteln der Bevölkerung über 60 Jahre

Zur konservativen Behandlung dieser chronisch degenerativen Erkrankungen sowie zur Nachbehandlung nach Operationen spielt die Rehabilitation eine wesentliche Rolle. Wichtige Elemente sind dabei die Sekundär- und Tertiärprävention sowie das berufsspezifische arbeitsplatznahe Training. Ausgehend von allgemeinen Anforderungen an die Rehabilitation wird im Folgenden auf die spezifischen diag-

Wesentliche Rolle der Rehabilitation zur konservativen und Nachbehandlung nach OP:
- Sekundär-, Tertiärprävention

- berufsspezifisches Training

Rehabilitation: Befundung und Behandlung funktionsorientiert

Ziele:
- private und berufliche Wiedereingliederung
- Erhaltung oder Wiederherstellung der Erwerbsfähigkeit und (Re-)Integration in Erwerbsleben
- Minimierung des Pflegebedarfs

Soziale Aspekte z. B. bei Wahl der Rehabilitationseinrichtung von großer Bedeutung

nostischen, therapeutischen und rehabilitativen Maßnahmen bei den unterschiedlichen Arthroseformen eingegangen.

Die Rehabilitation als dritte Säule im Gesundheitssystem hat eine andere Sicht auf den Patienten als die Akutmedizin. In der Rehabilitation wird weniger diagnose- als vielmehr funktionsorientiert befundet und behandelt. Ziel ist die vollständige private und berufliche Wiedereingliederung. Dabei ist speziell die berufliche (Neu-)Orientierung ein wesentliches Rehabilitationsziel der Gesetzlichen Rentenversicherung, um eine Erhaltung oder Wiederherstellung der Erwerbsfähigkeit und die (Re-)Integration in das Erwerbsleben zu ermöglichen („Rehabilitation vor Rente"). Der andere gesetzlich verankerte Weg in der Rehabilitation fußt auf dem Grundsatz „Rehabilitation vor Pflege" und ist somit eher den Zuständigkeitsbereichen der Gesetzlichen Kranken- und Pflegeversicherung zugeordnet. Hier gilt es, durch rehabilitative Maßnahmen und die resultierenden Verbesserungen der funktionellen Fähigkeiten den Pflegebedarf zu minimieren, Teilhabe zu ermöglichen.

Hieraus ergibt sich deutlich, dass insbesondere auch die sozialen Aspekte beispielsweise bei der Wahl der Rehabilitationseinrichtung von großer Bedeutung sind. Patienten, die im heimischen Bereich alleinstehend und ohne größere Unterstützung sind, bedürfen eher einer stationären Rehabilitation, wohingegen jüngere Patienten, die selbstständig sind und soziale Unterstützung haben (beispielsweise PKW zum Erreichen des Arbeitsplatzes etc.), durchaus ggf. im ambulanten Setting gut betreut werden können.

9.1.1 Grundlagen des Rehabilitationszuganges

Anschlussheilbehandlung eine der erfolgreichsten Maßnahmen in medizinischer Rehabilitation

Durch Einführung der DRGs frühere Verlegung in reduziertem Allgemeinzustand in suffiziente Rehabilitationseinrichtung

Klassische Zugangsverfahren für rehabilitative Maßnahmen sind die Allgemeine Heilbehandlung (Rehabilitationsmaßnahme) oder die Anschlussheilbehandlung (AHB). Nach Implantation von Endoprothesen ist meist letzteres Verfahren die Zugangsvoraussetzung. Die Anschlussheilbehandlung hat sich über Jahre als eine der erfolgreichsten Maßnahmen in der medizinischen Rehabilitation herausgestellt. Ihre Effektivität ist unbestritten und die Anträge auf eine AHB steigen. Dies ist sicherlich auch mitbedingt durch die Einführung der Fallpauschalen im Akutbereich, die eine frühere Verlegung in noch reduziertem Allgemeinzustand in eine suffiziente Rehabilitationseinrichtung bedingen. Die ist unbedingt sinnvoll, da frühe, intensive Rehabilitationsbehandlung in den personell anders aufgestellten Akuthäusern häufig nicht möglich ist. Allerdings muss für diese frühen Verlegungen die Rehabilitationseinrichtung ausgerüstet sein (Wundbehandlungsräume, genügend pflegerisches und ärztliches Personal etc.). Voraussetzung für eine Anschlussheilbehandlung ist die Erfüllung der folgenden Kriterien (Abb. 9.1):

Voraussetzung für Anschlussheilbehandlung

1. positive Rehabilitationsprognose,
2. Rehabilitationsfähigkeit,
3. Rehabilitationsmotivation seitens des Rehabilitanden.

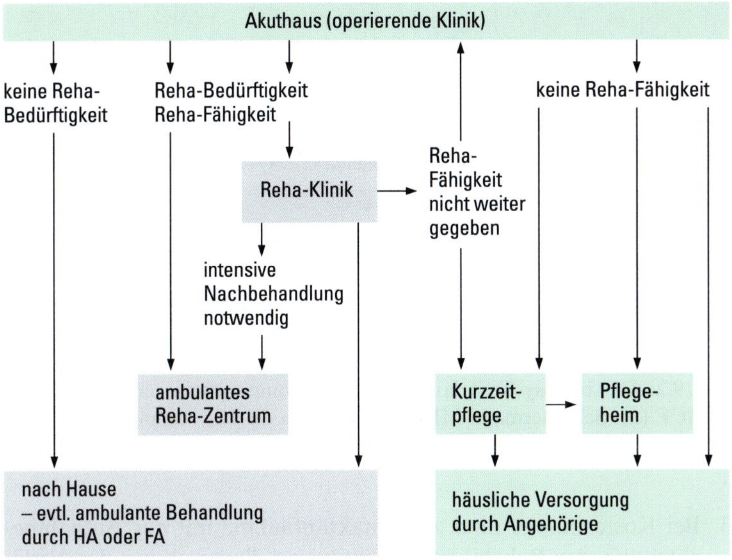

Abb. 9.1: Algorithmus der postoperativen Nachsorge nach Implantation einer Hüft- bzw. Kniegelenksendoprothese

Gerade die Rehabilitationsfähigkeit nach Endoprothesenimplantationen gibt nicht selten Anlass zu Diskussionen. Rehabilitationsfähigkeit besteht allerdings klar bei reizfreien Wundverhältnissen ohne Anhalt für lokale Infektionen, weitgehender Eigenständigkeit für die wichtigsten Alltagsaktivitäten (beispielsweise Barthel-Index von > 35 Punkten), ausreichender und sicherer Mobilität zumindest für eine kurze Gehstrecke auf Stationsebene (evtl. unter Zuhilfenahme von Gehhilfen), ausreichendem kognitivem Zustandsbild und einer entsprechenden persönlichen Motivation. Dabei schließt sich die AHB-Maßnahme direkt an eine stationäre Akutbehandlung an. Kostenträger sind bei Patienten, die noch im erwerbsfähigen Alter stehen, meistens die Rentenversicherungsträger, bei älteren, nicht mehr erwerbstätigen Patienten, meist die Gesetzliche Krankenversicherung.

Kriterien der Rehabilitationsfähigkeit:
- reizfreie Wundverhältnisse
- Eigenständigkeit für wichtigste Alltagsaktivitäten
- ausreichende Mobilität
- ausreichendes kognitives Zustandsbild
- persönliche Motivation

Häufigste Kostenträger:
- Rentenversicherungsträger
- GKV

Für den Praktiker gilt es, bei der Einleitung einer Rehabilitationsmaßnahme folgende Vorgehensweise zu beachten:

Vorgehen zur Einleitung einer Reha-Maßnahme

1. Antrag auf Anschlussheilbehandlung über den behandelnden Arzt an den jeweiligen Kostenträger (evtl. in Kooperation mit dem Kliniksozialdienst) unter Beschreibung
   – der Diagnose,
   – des postoperativen Zustandsbildes,
   – noch bestehender Aktivitäts-/Fähigkeitsstörungen nach dem ICF-Modell (International Classification of Functioning, Disability and Health; siehe Abb. 9.2).
2. Kontaktaufnahme mit dem Kostenträger in Bezug auf die gewünschte Rehabilitationseinrichtung.

- Antrag auf Anschlussheilbehandlung
- Kontaktaufnahme mit Kostenträger

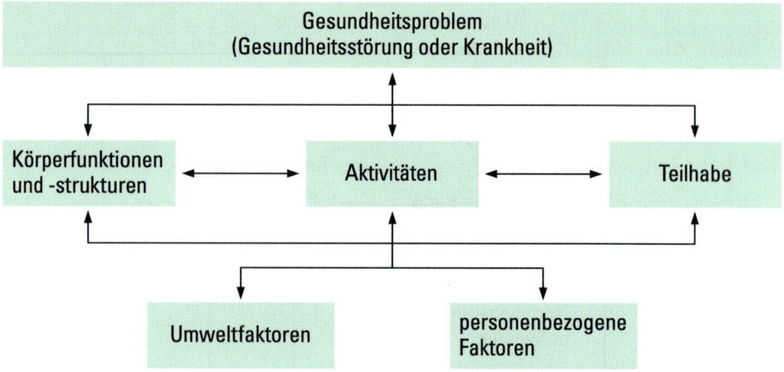

Abb. 9.2: Das bio-psychosoziale Modell der Komponenten der Gesundheit der ICF (In: Schuntermann MF. Einführung in die ICF. ecomed MEDIZIN. Landsberg: Verlagsgruppe Hüthig Jehle Rehm GmbH, 2005)

▸ Kontaktaufnahme mit Rehabilitationsklinik

3. Bei Kostenzusage direkte Kontaktaufnahme mit der Aufnahmeabteilung der Rehabilitationsklinik und Besprechung des Verlegungsprozederes.

Bei der Verlegung in die Rehabilitationseinrichtung sollten zur Vermeidung von Doppeluntersuchungen und zur Gewährleistung einer lückenlosen Behandlung des Patienten folgende Unterlagen mitgegeben werden:

Unterlagen, die bei Verlegung in Rehabilitationseinrichtung mitgegeben werden sollten

- Kurzarztbrief mit den wichtigsten Nachbehandlungsempfehlungen, ggf. dezidiertes Nachbehandlungsschema,
- OP-Bericht bei Besonderheiten,
- aktuelle, letzte Röntgenbilder nach implantierter Endoprothese.

Abstimmung des Rehabilitationszieles

Erstellung einer realistischen Prognose

Vor Beginn spezieller Rehabilitationsmaßnahmen ist mit dem Patienten das jeweilige Rehabilitationsziel individuell und möglichst detailliert abzusprechen und abzustimmen. Dabei sollte realistisch eine Prognose erstellt werden, die auch im Rahmen einer mehrwöchigen Behandlung durch aktive Mitarbeit des Patienten erreicht werden kann. Hierzu bedarf es einer subtilen Vorinformation des behandelnden Arztes über die häusliche und Umfeldsituation, das Berufsbild, Informationen zum Verlauf des Krankheitsprozesses und zu Komorbiditäten sowie einer subtilen Untersuchung des aktuellen klinischen Bildes.

Minimierung von Beeinträchtigungen und Folgeproblemen bei verbleibenden Defiziten über Kompensationsmechanismen

Nicht immer lassen sich Funktionsstörungen an den unteren Extremitäten vollständig beheben, oftmals müssen verbleibende Defizite in Kauf genommen bzw. akzeptiert werden. Es gilt dann, in der Rehabilitation über Kompensationsmechanismen die Beeinträchtigungen und Folgeprobleme, gerade im Hinblick auf Teilhabestörungen, zu minimieren. Dabei spielt das Umfeld (Kontext) eine wesentliche Rolle für das Ergebnis.

Umfeld (Kontext) des Patienten für Ergebnis sehr wichtig

Dies soll an den nachstehenden Gegenüberstellungen beispielhaft deutlich gemacht werden: Zwei über 70 Jahre alte Patienten mit hochgradiger Funktionseinschränkung nach Hüft-TEP-Implantation mit einem schlechten Allgemeinzustand kommen in die Rehabilitation. Der Allgemein- und der klinische Zustand, die Limitierung der Geh- und Stehfähigkeit sowie die Schmerzsituation sind bei beiden Patienten identisch.

Berücksichtigung von Kontextfaktoren zur optimalen Nutzung vorhandener Ressourcen und zielgerichteten Maßnahmenplanung

Aus den Kontextfaktoren (Tab. 9.1) resultiert, dass Patient 1 vor der Rehabilitation ein Pflegefall, Patient 2 dagegen vermutlich sozial gut integriert war. Zur optimalen Nutzung vorhandener Ressourcen und für eine zielgerichtete Maßnahmenplanung in (und nach) der Rehabilitation (Tab. 9.2) müssen daher die Kontextfaktoren berücksichtig werden.

Tab. 9.1: Beispiel für unterschiedliche Kontextfaktoren bei zwei Patienten mit Zustand nach Hüft-TEP-Implantation und noch bestehenden Funktionsdefiziten

Patient 1	Patient 2
Ländliches Umfeld	Urbanes Umfeld
Kein Führerschein	Eigener PKW mit leichtem Einstieg
Enge Wohnung mit vielen Treppen	Ebenerdige Wohnung
Keine Angehörigen	Ehefrau und erwachsene Kinder unterstützen den Patienten

Tab. 9.2: Wesentliche Rehabilitationsziele bei degenerativen Veränderungen an den unteren Extremitäten

- Reduktion des Schmerzbildes (auch unter Belastung)
- Rückgang der Reizzustände, speziell im Gelenkinnenbereich
- Verbesserung der Gelenkfunktion
- Verbesserung der Kraftentfaltung der gelenkumspannenden und gelenkführenden Muskulatur
- Verbesserung der Mobilität
- Abbau von Kontrakturen und Dysbalancen
- Verbesserung der Belastbarkeit der betroffenen Extremität in Alltag, Beruf und Sport
- Verbesserung der Selbstständigkeit im täglichen Leben und Ermöglichung der weitestgehenden Teilhabe im privaten, beruflichen und sozialen Umfeld
- Optimierung der Hilfsmittelversorgung

9.2 Rehabilitationsteam

Rehabilitation als multidisziplinäre, interdisziplinäre Zusammenarbeit im Team

Rehabilitation ist Teamarbeit. Sie ist das klassische Beispiel für eine multidisziplinäre, interdisziplinäre Zusammenarbeit im Teamansatz. Dem Arzt obliegen die Koordination der erforderlichen Einzelmaßnahmen und die Anpassung an die sich individuell verändernde Rehabilitationssituation des Patienten. Sinnvollerweise wird sie meist von einem konservativ tätigen Orthopäden oder Unfallchirurgen geleitet. Er arbeitet in regelmäßigen und engmaschigen Teambesprechungen mit den betreuenden Physiotherapeuten (Krankengymnasten, Masseuren und Medizinischen Bademeistern, Sporttherapeuten), Pflegekräften, Ergotherapeuten, Orthopädie-Schuhtechnikern und

Orthopädie-Technikern, dem psychologischen Dienst, dem Sozialdienst, aber auch Angehörigen und ggf. dem Seelsorger eng zusammen. Er erstellt dabei in individueller Absprache mit dem Patienten das erforderliche Rehabilitationsprogramm.

Wöchentlich stattfindende Teambesprechungen

Von elementarer Bedeutung sind wöchentlich stattfindende Teambesprechungen, bei denen die individuelle Problemlage des Patienten im Team besprochen und an die veränderte Situation angepasst wird. Hierbei fließen ein:

Inhalte der Teambesprechungen

- Kontrolle der Diagnostik, vom Labor etc.,
- Bewertung des aktuellen Standes im Hinblick auf Gehvermögen, Gelenkfunktion, ADL (activities of daily life), Fähigkeiten,
- Überarbeitung, ggf. auch Ergänzung des Rehaplanes (Beispiel: Übergang von assistiven auf aktive Übungen, Einsetzen von Gruppentherapien etc.),
- Überprüfung der Notwendigkeit von Hilfsmitteln mit Hilfsmittelverordnung,
- Besprechung der sozialen und der häuslichen Situation mit Einleitung von unterstützenden Maßnahmen,
- frühzeitige Besprechen sich anbahnender Probleme in der Nachsorge nach der Entlassung mit Aktivierung der Schnittstellen (sozialer Dienst für häusliche Pflege, Essen auf Rädern, vorübergehende Kurzzeitpflege, Heimunterbringung etc.).

Ärztliche Betreuung

Die ärztliche Betreuung umfasst neben der Koordination zusätzlich die wöchentlich stattfindenden Visiten auf der Station, die Kontrolle und Anpassung der medikamentösen Therapie sowie der Laborparameter.

9.3 Rehabilitationsspezifische Diagnostik

9.3.1 Allgemeine und spezielle Anamnese

Erfassung des Allgemeinzustandes

Erhebung von Begleiterkrankungen

Relevante Begleiterkrankungen:

Im Rahmen der immer früher einsetzenden Rehabilitation ist eine detaillierte Erfassung des Allgemeinzustandes und insbesondere auch die Erhebung von Begleiterkrankungen gerade für die Belastbarkeit des Patienten in der Rehabilitation besonders wichtig. Hierzu zählen insbesondere die Erfassung der Begleiterkrankungen wie:

▸ kardiopulmonale Erkrankungen

- kardiopulmonale Erkrankungen:
  - Herzinsuffizienz,
  - KHK,
  - Hypertonie,
  - Durchblutungsstörungen,
  - COPD;

▸ neurologische Erkrankungen

- neurologische Erkrankungen:
  - Morbus Parkinson,
  - Demenzerscheinungen,
  - Gleichgewichtsstörungen etc.;

▸ Diabetes mellitus

- Diabetes mellitus u. a. m.

Exakt zu erfragen ist die aktuelle Dauer- und Bedarfsmedikation, die auch im Krankenblatt für den weiteren Verlauf notiert und durch den Arzt angeordnet werden muss. Gerade nach Endoprothesenimplantationen ist die Beachtung der Thromboseprophylaxe von besonderer Bedeutung und sollte nach den neuesten Leitlinien auch sehr gewissenhaft fortgeführt werden. Weitere wichtige Begleitmedikationen sind die Schmerzmedikation (Achten auf Magenpräparate bei entsprechenden NSAR-Einsätzen etc.) sowie die ständige Medikation des Patienten auf allgemein internistischem Gebiet. Der Arzt hat hier dezidiert eine Dauer- und eine Bedarfsmedikation festzulegen und anzuordnen.

Erfragung der aktuellen Dauer- und Bedarfsmedikation:
- Thromboseprophylaxe
- Schmerzmedikation
- ständige Medikation auf allgemein internistischem Gebiet

In der Anamnese ist dezidiert nachzufragen nach:

- Voroperationen am versorgten Gelenk,
- Voroperationen an der betroffenen Extremität,
- generellen Voroperationen,
- Allergien,
- genauen Daten zur stattgehabten Operation und evtl. Komplikationen,
- familiärer Unterstützung/sozialem Umfeld,
- beruflicher Situation.

In der Anamnese dezidiert nachzufragende Parameter

Die Rehabilitation nach Endoprothesenimplantationen beginnt mit der ärztlichen Aufnahmeuntersuchung. Hier wird ein umfassendes Bild über die Schmerzanamnese, die Krankheitsvorgeschichte des Patienten, die Familien- und Sozialanamnese inklusive detaillierter Informationen über die berufliche Situation, das häusliche Umfeld, also über die Kontextfaktoren, erstellt. Dabei werden insbesondere die täglichen Aktivitäten sowie Probleme bei der Selbstversorgung und Haushaltsführung erfragt. Im weiteren Verlauf wird die eingehende körperliche Untersuchung durchgeführt.

Ärztliche Aufnahmeuntersuchung:
- Schmerzanamnese
- Krankheitsvorgeschichte
- Familien- und Sozialanamnese

Bei der klinischen Befunderhebung wird zunächst auf die Erfassung des allgemeinen Körperzustandes (Körpergröße, Gewicht, Ernährungszustand) sowie auf Gang und Standsicherheit geachtet. Hierbei wird unter anderem das Gangbild, das Verhalten beim Entkleiden, der Zehen- und Fersengang, die Nutzung von Gehhilfen, die Stellung des Achsorgans (Skoliosen, Hyperlordosen, verstärkte Beckeninklinationen etc.), die Achsen der unteren Extremitäten und des Sprunggelenkes beim Auftritt (Adduktionskontrakturen, Beugekontrakturen, X-Bein, O-Bein, Fersenvarus oder -valgus), Relief der hüft- und knieführenden Muskulatur (Atrophien, Narben und Hautbeschaffenheiten, Wundheilungsstörungen etc.) gesehen. An den oberen Extremitäten achtet man insbesondere bei der Entkleidung auf die aktive Nutzung der Gelenke, auf ggf. vorhandene Narben und Funktionseinschränkungen der Gelenkparameter, auf die Kraft beim Faustschluss, die differenzierten Griffarten (Spitzgriff, Feingriff, Schlüsselgriff, Nackengriff, Schürzengriff) sowie auf eingesetzte Hilfsmittel. Zusätzlich werden Art und Gebrauchsspuren des Schuhwerks, spezielle Schuhzurichtungen, eingesetzte Gehhilfen sowie die Koordination beachtet.

Klinische Befunderhebung:
- Erfassung des allgemeinen Körperzustandes
- Gang, Standsicherheit
- Stellung, Beschaffenheit der unteren und oberen Extremitäten
- Funktionsuntersuchung der unteren und oberen Extremitäten
- eingesetzte Hilfsmittel
- Schuhwerk

Palpatorische Untersuchung

Palpatorisch werden im Operationsbereich zunächst die Narbe und die Narbenumgebung auf Druckdolenzen oder Hämatome/Serome untersucht. Die lokale Wundumgebung wird im Hinblick auf Überwärmungen und Rötungen als Hinweis für Infekte kontrolliert. Die jeweilige gelenkumspannende Muskulatur wird speziell an den Ansätzen, aber auch im Verlauf auf den Tonus und evtl. Druckschmerzhaftigkeiten (Insertionstendopathien, Triggerpunkte, Tenderpoints) palpiert.

Funktionelle Untersuchung der betroffenen Gelenke

Bei der funktionellen Untersuchung der betroffenen Gelenke geht man standardisiert nach der Neutral-Null-Methode im Seitenvergleich vor. Dabei dürfen die Gelenke jeweils nur im erlaubten Rahmen bewegt werden. Speziell am Hüftgelenk ist auf eine Untersuchung, die Gelenkluxationen produzieren könnte (Adduktion, Außenrotation), zu verzichten. Immer sind die angrenzenden Gelenke mit zu untersuchen. Im Bereich des Hüftgelenkes werden die angrenzende Lendenwirbelsäule (Finger-Boden-Abstand, ggf. Schober, Seitneigung und Rotation) sowie die Kreuz-Darmbein-Gelenke mit untersucht. Hier gehört auch die Untersuchung im Hinblick auf eine Hüftbeugekontraktur mit dem Thomas-Handgriff (Entlordosierung der kompensierenden Lendenwirbelsäule) standardmäßig zum Untersuchungsrepertoire. Im Bereich des Kniegelenkes gebührt der Ergusspalpation, der Palpation von Synovialitiden, insbesondere aber einer Seitenbandstabilität und der Beweglichkeit in Extension/Flexion besonderes Augenmerk. Abgeschlossen wird die palpierende Untersuchung mit der Untersuchung der muskulären Kraft im Hinblick auf die periartikuläre Muskulatur.

Immer Mituntersuchung der angrenzenden Gelenke

Untersuchung der muskulären Kraft

Untersuchung der psychischen Situation

Abschließend muss eine orientierende Untersuchung der psychischen Situation des Patienten erfolgen.

9.3.2 Bildgebende Verfahren

Röntgen-Nativ-Diagnostik postoperativ wichtigstes bildgebendes Verfahren

Hüftendoprothesen:

- a.-p.-Aufnahmen

In der postoperativen Situation ist das wichtigste bildgebende Verfahren weiterhin die Röntgen-Nativ-Diagnostik. Im Bereich des Hüftgelenkes genügt eine a.-p.-Übersichtsaufnahme des Beckens im Stehen oder auch eine a.-p.-Aufnahme des Implantates zur Beurteilung des Implantatsitzes, dem Nachweis intraoperativ aufgetretener Fissuren oder Frakturen bzw. der Erkennung periartikulärer Ossifikationen sowie einer Beurteilung des Beckenstandes und damit einem Rückschluss auf Beinverkürzungen. Bei älteren Implantaten ist bei exzentrischer Lage des Hüftkopfes an einen möglichen Polyethylenabrieb unter der Axialbelastung zu denken.

- Axialaufnahmen
- selten: Zusatzaufnahmen

Als zweite Ebene erfolgt in aller Regel die Axialaufnahme, nur in Ausnahmefällen Zusatzaufnahmen wie die Rippstein-Aufnahme (Beurteilung der Antetorsion des Schenkelhalses), die Obturator-Aufnahme (Darstellung des ventralen Hüftpfeilers) oder die Ala-Aufnahme (Darstellung des dorsalen Hüftpfeilers).

Kniegelenksendoprothese:

Die Kniegelenke werden standardisiert in drei Ebenen geröntgt, a.-p., seitlich und die Patella tangential. Hierbei ist zu achten auf:

- femoralen und tibialen Implantatsitz (adäquate Größe, tibiale Verankerung),
- Beinachsensituation (physiologische 6–8° Valgus),
- Symmetrie der Gelenkspalthöhe medial und lateral,
- Lage der Patella mittig/medial/lateral,
- Nachweis evtl. intraoperativer Frakturen oder Fissuren.

▸ standardisierte Aufnahmen in drei Ebenen

Im Bereich der Schulter ist in der a.-p.-Aufnahme insbesondere die Lage des Humerusimplantates zur Pfanne von Bedeutung, ebenfalls können hier Fissuren oder Frakturen erkannt werden.

Schultergelenks-endoprothese: a.-p.-Aufnahme

Im Bereich des Sprunggelenkes ist die Lage der Prothese in der Knöchelgabel, in der seitlichen Aufnahme die korrekte Positionierung beurteilbar.

Sprunggelenksendoprothese: a.-p.- und seitliche Aufnahmen

Zur Erkennung von postoperativen Hämatomen im Wundbereich hat sich die Sonographie als einfache, schnell durchführbare und kostengünstige Untersuchungsmethode bewährt.

Sonographie zur Erkennung postoperativer Hämatome

Daneben werden unter anderem Gangbild, Verhalten beim Entkleiden, Gehen, Zehen- und Fersengang, Kontrakturen oder Versteifungen, muskuläre Schwächen oder Lähmungen, Art und Gebrauchsspuren des Schuhwerks, spezielle Schuhzurichtungen, eingesetzte Gehhilfen, Koordination und psychische Situation untersucht.

Weitere zu untersuchende Parameter

Im Anschluss werden die funktionsorientierten Rehabilitationsdiagnosen sowie ein Rehabilitationsplan mit den möglichen therapeutischen Interventionen und die Prognose des Krankheitsbildes mit dem Patienten besprochen. Zur Förderung der Motivation und Compliance werden gemeinsam mit ihm Rehabilitationsziele vereinbart.

Besprechung von Rehabilitationsdiagnosen, -plan und -ziel

9.4 Spezielle Rehamaßnahmen

9.4.1 Hüfte

Pro Jahr werden in Deutschland ca. 190.000 Hüft-TEPs implantiert. Es handelt sich somit um einen Routineeingriff. Generell werden zementierte und zementfreie Hüftgelenkstotalendoprothesen, Hybrid-Hüftgelenkstotalendoprothesen, Kurzschaftprothesen sowie Hüftkopfkappenprothesen unterschieden.

Implantation von Hüft-TEPs Routineeingriff

Nach einer Studie des Autors waren 45 % der Hüft-TEPs zementfrei implantiert, Hybridversionen (zementierter Schaft, zementfreie Pfanne) machten 30 % und rein zementierte Prothesen 25 % der Fälle aus. Obwohl bisher eine längere Haltbarkeit von zementfreien gegenüber zementierten Implantaten nicht nachgewiesen werden konnte, werden heute zementfreie Implantate häufiger genutzt, um die durch den Zement verursachten Probleme beim Prothesenwechsel zu vermeiden. Die Hybridprothese stellt einen Kompromiss dar. Sie vereint die Vorteile beider Verfahren: die zementfreie Verankerung im Pfannenbereich, wo durch Zementierungen sonst erhebliche Defekte bei Wechseloperationen auftreten, und eine durch Zementierung feste Verankerung im Schaft unter Versteifung der Spongiosalakunen im intertrochantären Bereich.

Hüft-TEPs:

▸ 45 % zementfrei implantiert

▸ 30 % als Hybridversionen

▸ 25 % rein zementierte Prothesen

Vermeidung von Luxationen in Frührehabilitation nach Hüftendoprothesen wichtig

Operativer Zugangsweg wesentliche Komponente

Förderung von Koordination und Muskelkraft sowie adäquates Alltagsverhalten zur Luxationsvermeidung vom Patienten beeinflussbar

In der Frühphase der Rehabilitation nach Hüftendoprothesen ist die Vermeidung von Luxationen von großer Bedeutung. Die Häufigkeit von Luxationen liegt bei 1–5 %, das Langzeitrisiko dürfte noch darüber liegen. Dabei stellt der operative Zugangsweg eine wesentliche Komponente dar. Andere Ursachen sind Pfannenlage (Anteversion, Neigung), Halslänge, Spannung und Kraft der Muskulatur sowie Spannung und Verlauf des Tractus iliotibialis.

Patientenseitig sind in der Rehabilitation die Förderung der Koordination und der Muskelkraft sowie das adäquate Alltagsverhalten wesentlich beeinflussbar. Zur Vermeidung von Luxationsereignissen findet die erste physiotherapeutische Behandlung initial im Patientenzimmer statt, um dem Patienten luxationsfördernde und -vermeidende Bewegungen bzw. Positionswechsel zu demonstrieren und ihm sichere Transfers (Bett, Bad, Toilette) zu demonstrieren. Unter diesem Regime konnte die Luxationsrate in der eigenen Klinik von anfänglich 1 % auf unter 0,3 % jährlich gesenkt werden. Die Informationen über die Luxationsprophylaxe werden dem Patienten von sämtlichen Mitgliedern des therapeutischen Teams übermittelt.

Einzelphysiotherapie: Training von Bewegungsbild/ Bewegungsfähigkeit durch passive, assistierte und aktive Bewegungsübungen

Häufige Probleme:

- präoperative Adduktionskontrakturen und damit einhergehende muskuläre Verkürzungen im Adduktorenbereich
- Insertionstendinosen am Schambeinast
- Beschwerdesymptomatik am Ansatz des Glutaeus medius am Trochanter major

Im Rahmen der Einzelphysiotherapie wird das Bewegungsbild, insbesondere die Bewegungsfähigkeit, durch zunächst passive, dann assistierte und schließlich allein aktive Bewegungsübungen, in der Frühphase limitiert bis maximal 90° Flexion im Hüftgelenk, trainiert. Ein häufiges Problemfeld stellen dabei Adduktionskontrakturen präoperativ und die damit einhergehenden muskulären Verkürzungen im Adduktorenbereich dar. Durch die Verbesserung der Beweglichkeit des implantierten Kunstgelenkes resultieren in der Anfangszeit nicht selten Insertionstendinosen am Schambeinast, die konservativ intensiv mitbehandelt werden. Hier bieten sich speziell Querfriktionen und vorsichtige Wärmeanwendungen an. Eine ähnliche Beschwerdesymptomatik tritt im Laufe des Trainings nicht selten am Ansatz des Glutaeus medius am Trochanter major auf. Sonst übliche Behandlungsmethoden wie Ultraschall oder Querfriktionen mit verstärkter Reizsetzung verbieten sich hier aufgrund des frischen postoperativen Zustandes, da diese Region im direkten Operationsfeld liegt. Milde Detonisation im Bereich des Verlaufes des Glutaeus medius, Wärmeanwendungen und vorsichtige Dehntechniken gewährleisten allerdings in aller Regel eine schnelle Mobilisation des Patienten.

Weitere Trainingsschwerpunkte

Zudem wird der Schwerpunkt auf eine kontrollierte und dosierte Verbesserung des Bewegungsbildes gelegt. Danach erfolgt unter Einsatz diverser physiotherapeutischer Techniken eine isometrische Kräftigung der hüftführenden Muskulatur, ein Gangtraining an Unterarmgehstützen sowie ein intensives Koordinations- und Propriozeptionstraining (Programm zur Eigenwahrnehmung des Körpers; Abb. 9.3).

Bereits bei der Aufnahmeuntersuchung ist ein genaues Bild über die Beinlängendifferenz erforderlich. Nach Literaturangaben schwankt diese zwischen 16 % und > 90 %. Ursachen können einerseits Fehlhaltungen oder Kontrakturen, andererseits operationsbedingte Län-

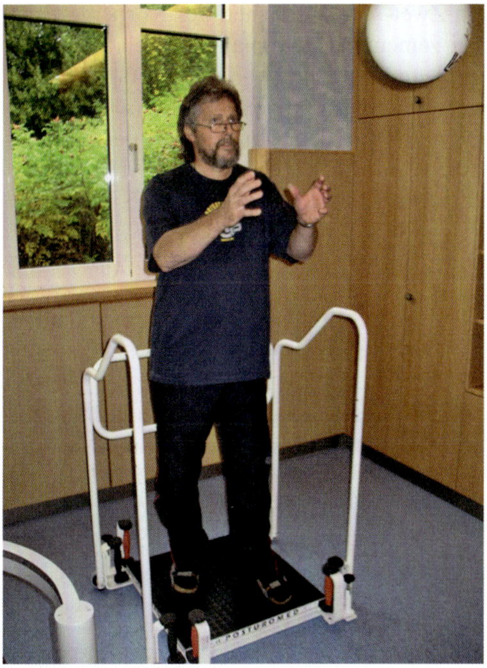

Abb. 9.3: Posturomed – Propriozeptionstraining

gendifferenzen sein. Zwar ist schlussendlich ein kompletter Beinlängenausgleich zur Entlastung der Wirbelsäule anzustreben, allerdings kann es durchaus sinnvoll sein, in der Frühphase den Beinlängenausgleich eher zu „überkompensieren", um ein besseres Durchschwingen insbesondere bei geschwächter Muskulatur und Stolpergefahr zu ermöglichen.

Behandlung von Beinlängendifferenzen

Hinsichtlich der postoperativen Belastung gibt es zahlreiche unterschiedliche Empfehlungen. Eine Osteointegration, d. h. ein direktes Anwachsen von Knochen auf die Endoprothese, erfolgt lediglich bei 30–50 % der Implantatoberfläche. Dies ist abhängig vom Oberflächendesign und dem Ausmaß der Belastung. Aufgrund der unterschiedlichen Elastizitätsmodule der verschiedenen Materialien kommt es zur Relativbewegung an den Grenzflächen mit Bildung eines bindegewebigen Interfaces. Der Umbauprozess dauert bis zu 24 Monate nach der Operation. Der primäre Knochenanwuchs benötigt in der Regel drei Monate. In diesem Zeitraum sind insbesondere Rotations- und Torsionsbewegungen schädlich. Deshalb sollten die Nachbehandlungsempfehlungen des Operateurs befolgt (dieser kennt das Implantat und die intraoperative Situation) sowie alternierendes Treppensteigen bis drei Monate postoperativ und Aufstehen aus sitzender Position ohne Abstützen vermieden werden.

Unterschiedliche Empfehlungen zur postoperativen Belastung

Osteointegration bei 30–50 % der Implantatoberfläche in Abhängigkeit von Oberflächendesign und Belastungsausmaß

Primärer Knochenanwuchs in drei Monaten

- keine Rotations- und Torsionsbewegungen

Initial können zementierte TEPs voll belastet werden. Auch bei zementfreien Prothesen gibt es keine Hinweise auf bessere Langzeitergebnisse durch längere Entlastungsphasen. Bei Hüftgelenksbelas-

Initiale Vollbelastung zementierter TEPs

Keine stärkeren Belastungen zementfreier Prothesen in erster postoperativer Phase

tungen von mehr als dem Zwei- bis Dreifachen des Körpergewichts können jedoch gerade bei zementfreien Implantaten relative Bewegungen zwischen Implantat und Knochen von 120–160 µm auftreten. Daher sollten in der ersten postoperativen Phase derartige Belastungen vermieden werden, auch vor dem Hintergrund der gemessenen Belastung bei Alltagsbewegungen, die Bergmann durch seine Ergebnisse an Messendoprothesen nachweisen konnte (Tab. 9.3).

Tab. 9.3: Gewichtsbelastung in der Hüfte nach Hüft-TEP unter Alltagsbedingungen (nach Bergmann, 1996)

Bewegung	Belastung
Einbeinstand	2,1-faches Körpergewicht
Gehen mit Teilbelastung	30 % Reduktion
Schnelles Gehen	4,1-faches Körpergewicht
Stolpern	Bis zu 7-faches Körpergewicht
Alternierendes Treppensteigen	3,5-faches Körpergewicht
Bein gestreckt ins Bett gehoben	1,6-faches Körpergewicht
Beckenhebung	2- bis 3-faches Körpergewicht
Aktiv dynamische Bewegungsübungen gegen Widerstand	2,5-faches Körpergewicht
Fahrradergometer 40–50 Watt	0,5-faches Körpergewicht
Aufstehen aus dem Stuhl ohne Abstützen	Mehr als das 3-Fache des Körpergewichts

Lymphdrainagen in früher postoperativer Phase

Keine Wärme- und ähnliche Anwendungen bis vier Wochen postoperativ

Je nach lokaler Schwellungssituation werden begleitend Lymphdrainagen in der frühen postoperativen Phase durchgeführt. Wärmeanwendungen und ähnliche Maßnahmen werden bis vier Wochen postoperativ im direkten Operationsbereich nicht eingesetzt. Bei Problemen im Wirbelsäulenbereich, der näheren Muskulatur (Glutäus) und den distalen Gelenken können konservative Maßnahmen wie Massagen, Wärmetherapien etc. hilfreich sein.

Weitere Übungen in früher postoperativer Phase

Darüber hinaus haben sich Bewegungsübungen im Schwimmbad (Kräftigung der Muskulatur, Nutzung der Effekte des Wassers [Auftrieb, hydrostatischer Druck, Wärmewirkung]; Abb. 9.4), Übungen auf dem Fahrradergometer (je nach Belastungssituation mit Negativkurbel), Kräftigung der Muskulatur, Verbesserung der Koordination sowie Koordinationsübungen (sensomotorisches Training zur Haltungsstabilisierung, weiche Matte, Mini-Trampolin, Posturomed etc.; Abb. 9.5) bewährt.

Weitere Behandlungsinhalte:

- Eigenübungsprogramme
- Informationen über diverse Hilfsmittel
- Endoprothesenschule mit Antiluxationstraining

Dem Patienten werden von Physiotherapeuten Eigenübungsprogramme nahe gebracht, die er auf dem Zimmer trainieren kann. Im Rahmen der ergotherapeutischen Behandlung erfolgt eine intensive Information über Hilfsmittel sowie die Endoprothesenschule mit Antiluxationstraining, Information über die Haltbarkeit von Endoprothesen, Verhaltensempfehlungen für den Alltag, beispielsweise in Bezug auf Autofahren, Fahrradfahren und Schwimmen. Zu den Hilfsmitteln gehören Strumpfanziehhilfen, Sitzkeilkissen, Arthrodesestuhl, Toilettensitzerhöhung, Haltegriff für die Dusche, Bandagen, Orthesen, Schuhzurichtungen, Gehstützen mit anatomischem Griff

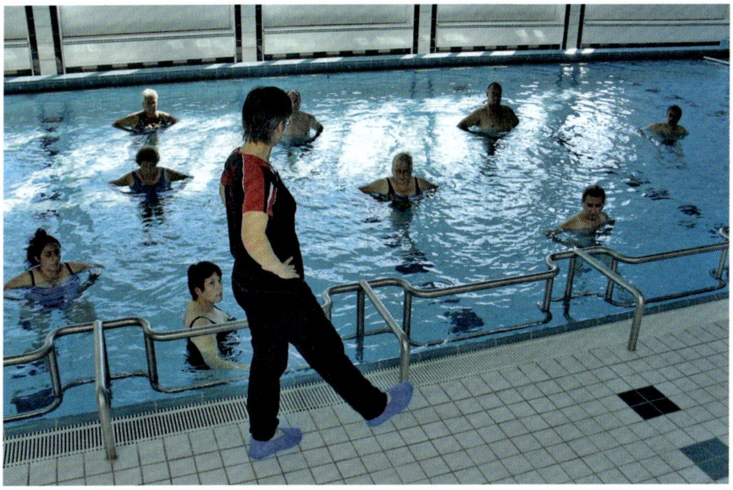

Abb. 9.3: Wassergruppe

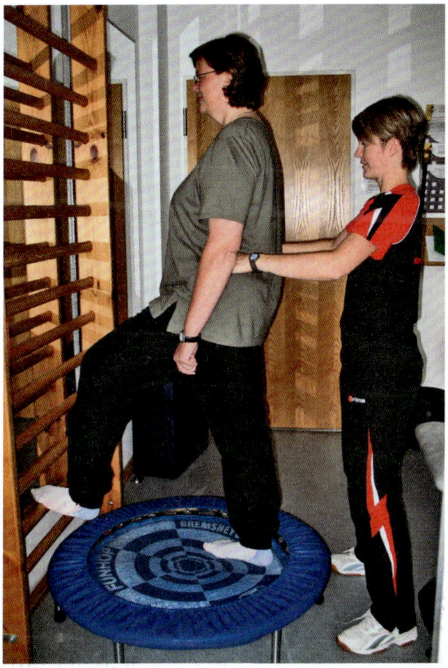

Abb. 9.5: Training Sprossenwand

oder Gehstützen mit Moosgummigriff. Darüber hinaus können aufgrund individueller Anforderungen Unterarmauflage, Gehstock, Rollator oder Rollstuhl erforderlich sein.

Zur Entlastung des Implantats ist gelegentlich eine Optimierung der Schuhzurichtung erforderlich. Bewährt haben sich hier Pufferabsatzzurichtungen, die durch einen weichen Auftritt die entsprechende

Beispiele für besondere Hilfsmittel

Extremität entlasten, mit positiven Effekten auf das Hüftgelenk. Bei Handproblemen (Loge-de-Guyon-Syndrom etc.) werden Griffpolsterungen bzw. anatomische Handgriffe an Gehstützen notwendig. Rheumatiker sind teilweise auch mit Arthritiker-Gehstützen zu versorgen. Bei schlechter Beugung des Hüftgelenks sind Arthrodesesitzkissen, bei Luxationsneigung Antiluxationsorthesen hilfreich. Für den häuslichen bzw. beruflichen Bereich können weitere Hilfsmittel für Bad, Toilette, Badewanne, berufliches Umfeld oder Hygiene (Strumpfanziehhilfe etc.) erforderlich werden.

Abbau bestehender Muskelkontrakturen sowie Behandlung von Begleitsymptomatiken

Besondere Beachtung ist dem Abbau bestehender Muskelkontrakturen, insbesondere Adduktorenkontrakturen, des Tensor- und Psoasmuskels, sowie der Behandlung von Begleitsymptomatiken im Bereich der Gegenseite des Knies, des Rückens und der Schulter zu schenken. Gerade unter der Gehstützennutzung kommt es zum Aufflackern von Schulterbeschwerden, die der Mitbehandlung bedürfen (Tab. 9.4; Abb. 9.6 und 9.7).

Nachbehandlung nach Hüft-TEP

Tab. 9.4: Nachbehandlung nach Hüft-TEP

Wann	Maßnahme
1.–3. Tag	Thromboseprophylaxe, Atemtherapie, Kreislauftraining, assistive Scharnierbewegungen, Spannungsübungen, Frühmobilisation
Ab 4. Tag	Mobilisation assistiv, Weichteiltechniken (PNF – propriozeptive neuromuskuläre Fazilitation), FBL (funktionelle Bewegungslehre), Dehnungen der Hüftbeuger, Übungen im Überhang, ggf. Mobilisation im Gehwagen und unter Nutzung der Sprossenwand
Spätere Rehaphasen	Aktive Physiotherapie, Bewegungsübungen, Übungen gegen Widerstand mit kurzem Hebelarm, Gangschulung, Koordinationstraining, – spezielles Training der Hüftabduktoren, isometrisch auch der Rotatoren (bis 6 Monate postoperativ sind noch Kraftdefizite nachweisbar) (unter Beachtung der IRO-Vermeidung) – Bewegungs-/Aktivschiene – Fahrradergometer – Bewegungsbad – Hilfsmittelversorgung

Thromboseprophylaxe nach Hüftgelenks- und Kniegelenks-TEPs

Da es sich bei Hüftgelenks- und Kniegelenks-TEPs um Eingriffe mit einem hohen Risiko für eine Thrombose handelt, ist eine entsprechende Prophylaxe unumgänglich. Die Risikodauer beträgt in Abhängigkeit von Mobilität und Belastung bis zu 35 Tage postoperativ. Nach den Leitlinien der Deutschen Gesellschaften für Orthopädie und Unfallchirurgie ist daher eine Langzeitthromboseprophylaxe vorzugsweise mit niedermolekularem Heparin durchzuführen. Je nach Körpergewicht und Risikofaktoren muss dies evtl. gewichtsadaptiert erfolgen. Demnächst kann hier ggf. auf orale Antithrombotika zurückgegriffen werden.

Möglichkeiten der sportlichen Betätigung

Der Patient sollte im Rahmen der Rehabilitation auch über Möglichkeiten der sportlichen Betätigung aufgeklärt werden. Die berufli-

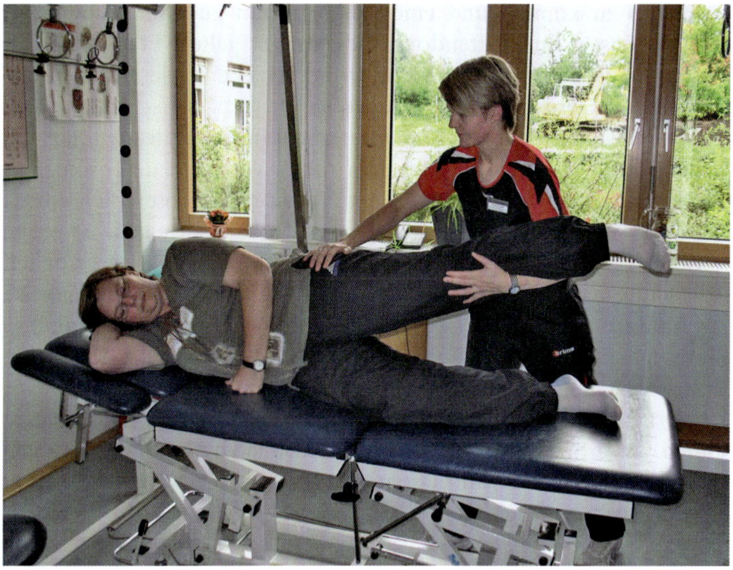

Abb. 9.6: Abduktorenkräftigung, Physiotherapie

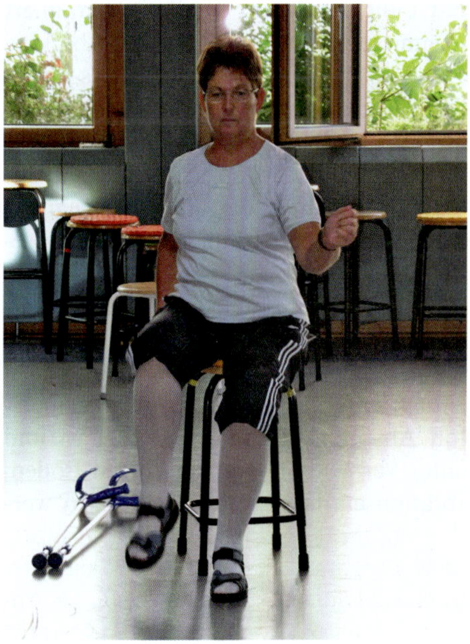

Abb. 9.7: Hockergymnastik

che Reintegration ist eine weitere wesentliche Aufgabe. Durch die immer frühzeitigere Implantation von Hüft- und Knieprothesen ist ein nicht unerheblicher Anteil der Patienten noch berufstätig. Hier ist eine eingehende Analyse der individuellen beruflichen Arbeitslage (Jobprofile) erforderlich, um auf die berufsbezogene Situation hin

Berufliche Reintegration

trainieren zu können und eine Reintegration zu ermöglichen. Als eher ungünstig für Hüftendoprothesenträger gelten Tätigkeiten auf rutschigen Böden, im Knien und in der Hocke sowie Arbeiten auf Leitern und Gerüsten mit Absturzgefahr.

Information über Zusammenhang zwischen Adipositas und Gelenkbelastungen, ggf. Adipositastraining

Die Belastungen für das Implantat und damit auch letztendlich die Langzeithaltbarkeit sind neben dem Alltagsverhalten unter anderem durch die Gewichtssituation bedingt. Viele der Arthrosepatienten zeigen eine deutliche Übergewichtigkeit. Aufgabe der Rehabilitation ist es deshalb auch, den Patienten über den Zusammenhang zwischen Adipositas und Gelenkbelastungen zu informieren, ihn beispielsweise im Rahmen einer begleitenden Diätberatung (Adipositastraining) sukzessive über sinnvoll längerfristig gesteckte Ziele zum Abnehmen zu bewegen.

Sportarten, die auch mit Hüftendoprothese betrieben werden können

Problematische Sportarten mit Hüftendoprothese

Sport ist auch mit einer Hüftendoprothese möglich. Vorzugsweise sollten dabei Sportarten gewählt werden, die rhythmische zyklische Bewegungsabläufe gewährleisten. Im Allgemeinen gehören hierzu Spazierengehen, Wandern, Walking, Nordic Walking, auch Fahrradfahren. Im Rahmen des Schwimmens sollten von den Beinen her Kraulschlagbewegungen bis mindestens sechs Monate nach dem Eingriff garantiert sein, anschließend können auch beim Brustschwimmen Froschschlagbewegungen der Beine wieder genutzt werden. Weitere mögliche Sportarten sind Langlauf (wenn der Patient trainiert war), mit Einschränkungen Tennissport und Golf (gerader Abschlag ohne starke Verdrehungen). Als problematisch können insbesondere Kontaktsportarten wie Fußball, Rückschlagsportarten mit schnellen Stop-and-Go-Mechanismen (Squash, Badminton), Sportarten mit axialen Stoßeinwirkungen durch häufige Sprünge, Sportarten mit Rutschgefahr oder Sportarten, bei denen es aufgrund eines gegnerischen Kontaktes erkennbare Luxationsgefährdungen gibt, angesehen werden.

Sozialmedizinische Beurteilung bei berufstätigen Patienten wichtig

Bei berufstätigen Patienten spielt die sozialmedizinische Beurteilung eine wesentliche Rolle. Typischerweise kann ein Patient nach einer implantierten Hüftgelenkstotalendoprothese noch Tätigkeiten mit bis mittelschwerer Belastung, unter Vermeidung von Hockpositionen, unter Ausschluss von Absturzgefährdung auf Leitern und Gerüsten sowie möglichst unter Vermeidung von rutschigen Böden, durchführen. Ganzkörpervibrationseinflüsse sollten vermieden werden.

9.4.2 Knie

Besonders intensive Rehabilitation für Patienten nach Knie-TEP-Implantation
- schlechteres Bewegungsbild
- erheblich mehr Schmerzen

Patienten nach Knie-TEP-Implantationen bedürfen einer besonders intensiven Rehabilitation. Aufgrund der geringen Weichteildeckung und der straffen Kapsel zeigen diese Patienten postoperativ häufiger ein schlechteres Bewegungsbild und geben erheblich mehr Schmerzen an als Hüft-TEP-Patienten. Der schmerztherapeutischen Einstellung kommt daher eine besondere Bedeutung zu. Ein zusätzlicher wichtiger Faktor ist die schmerzfreie Lagerung. Dabei sollte allerdings darauf geachtet werden, dass insbesondere keine dauerhaften Beugehaltungen des Kniegelenkes im Bett eingenommen werden (unter das Knie gelegte Rolle etc.), um hierdurch bedingten Streckdefiziten keinen Vorschub zu geben.

- Gefahr von Streckdefiziten

In der Frühphase liegt der Fokus auf einer komplikationsarmen Wundheilung und schnellen Ödemausschwemmung. Jegliche Wunden im Bereich der Knie-TEP erweisen sich als besonders gefährlich. Mit dem Ziel der Ödembeseitigung erfolgen Lymphdrainagen, apparative intermittierende Kompressionen und Kryotherapien bzw. der schonende entzündungshemmende Effekt von Quarkpackungen oder kalten Peloiden. Der frühzeitige Einsatz einer Bewegungsschiene (continuous passive motion, CPM, Abb. 9.8) hat sich bewährt. Unter passiver Bewegung ohne Anspannung der Muskulatur fördert dies schnell die intraartikuläre Ergussresorption und verbessert die Gleitfähigkeit der gelenkumspannenden Gewebe.

Frühphase:
- komplikationsarme Wundheilung
- schnelle Ödemausschwemmung

Bewegungsschiene:
- Förderung der intraartikulären Ergussresorption
- verbesserte Gleitfähigkeit der gelenkumspannenden Gewebe

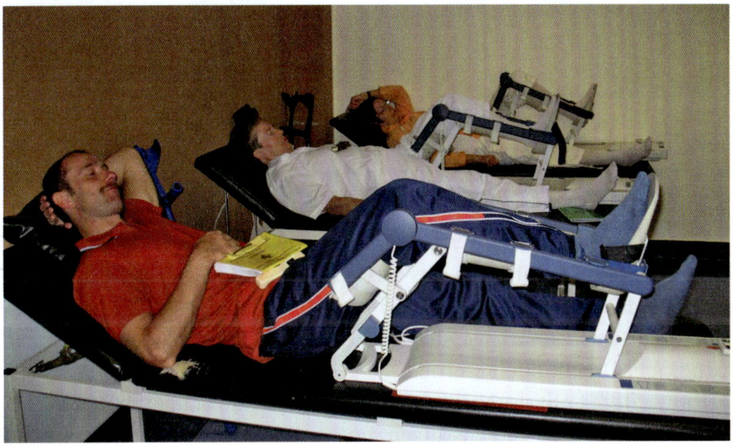

Abb. 9.8: Motorschienenbehandlung Knie-TEP

In der Einzelphysiotherapie erfolgt eine intensive Kräftigung der knieführenden Muskulatur, die eine Verbesserung des Bewegungsbildes zur Folge hat. Zielvorgaben sollten eine nahezu vollständige Streckung und eine Beugung von mindestens 90 Grad sein. Nicht selten werden die Patienten mit deutlich schlechteren Beugemöglichkeiten in die Rehabilitation verlegt, was einen sehr viel intensiveren Ansatz erfordert. Zeichnet sich allerdings bei einem Patienten keine Verbesserungstendenz in der frühen Rehabilitationsphase ab, so kann nach Rücksprache mit dem Operateur eine erneute Intervention mit Narkosemobilisation oder arthroskopischem Lösen von Verwachsungen erforderlich werden.

Einzelphysiotherapie: intensive Kräftigung der knieführenden Muskulatur, Verbesserung des Bewegungsbildes

Bei fehlender Verbesserungstendenz in früher Rehaphase ggf. Intervention mit Narkosemobilisation/arthroskopischem Lösen von Verwachsungen erforderlich

In dieser Frühphase wird mit krankengymnastischen Techniken häufig zur Verbesserung des Bewegungsbildes auch mit der postisometrischen Relaxation gearbeitet, um die Bewegungsfähigkeit zu verbessern. Begleitet wird dies durch detonisierende Behandlung der gelenkumspannenden Muskulatur, speziell des Vastus-Apparates, aber auch der Beuger.

Krankengymnastische Techniken zur

Verbesserung des Bewegungsbildes

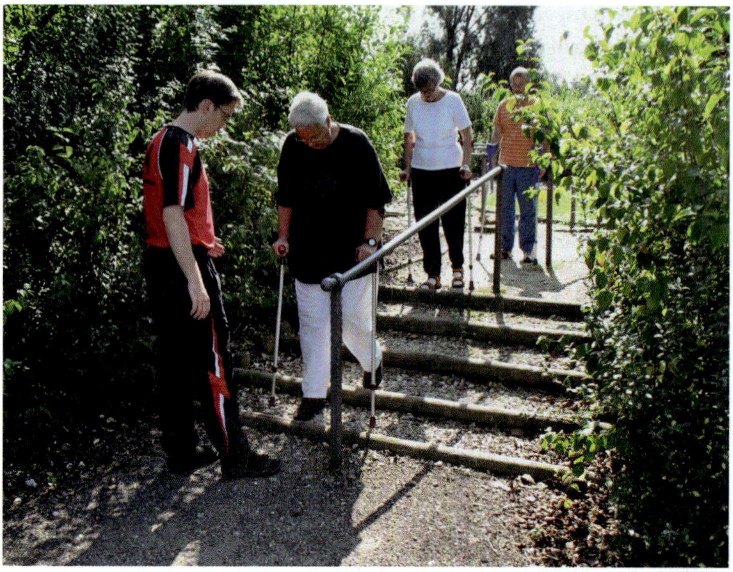

Abb. 9.9: Terraintraining

Behandlung von Reizzuständen

Unter dem Training der gelenkführenden Muskulatur kann es zu Reizzuständen (häufig am Pes anserinus) kommen, die mit entspannenden Maßnahmen für die Oberschenkelmuskulatur, Thermotherapien, aber auch lokalen Querfriktionen (Reibungsmassage quer zur Längsachse) behandelt werden.

Mobilisation an Unterarmgehstützen unter Teil- oder Vollbelastung mit Verbesserung von Bewegungsverhalten und Gangbild

Ein weiterer physiotherapeutischer Schwerpunkt liegt in der Mobilisation an Unterarmgehstützen unter Teil- oder Vollbelastung (s. Hüftgelenk) mit Verbesserung des Bewegungsverhaltens und des Gangbildes (Abb. 9.9 und 9.10). Empfohlen wird bis insgesamt drei Monate nach Operation bei längeren Gehbelastungen die Nutzung der Unterarmgehstützen auf beiden Seiten zur besseren Gangkoordination. Häufig lehnen sich Patienten bei Nutzung einer Gehstütze oder eines Handstocks auf die betroffene Seite, was das Gehen deutlich verschlechtert.

Weitere unterstützende Trainingstherapien

Unterstützt wird die einzelphysiotherapeutische Therapie am Kniegelenk durch Bewegungsübungen im Wasser, Übungen am Fahrradergometer und am Kufenwebstuhl (Kräftigung Beuger/Strecker), an der Aktivschiene, in späteren Phasen bei Bedarf auch an der Isokinetik, vorzugsweise in der geschlossenen Kette (physiologischer) oder in der medizinischen Trainingstherapie mit der Beinpresse.

Seitenbandinsuffizienz aufgrund vorbestehender Varus- oder Valgusdeformität

Besondere Bedeutung kommt der stabilisierenden Muskulatur am Kniegelenk unter dem Aspekt der Seitenbandführung zu. Nicht selten haben diese Patienten aufgrund der vorbestehenden Varus- oder Valgusdeformität eine nicht unerhebliche Seitenbandinsuffizienz, die speziell in der Frühphase durch die Muskulatur kompensiert werden muss. Verstärkt wird dies noch durch die arthrosebedingt meist vor-

Arthrosebedingte Atrophie der

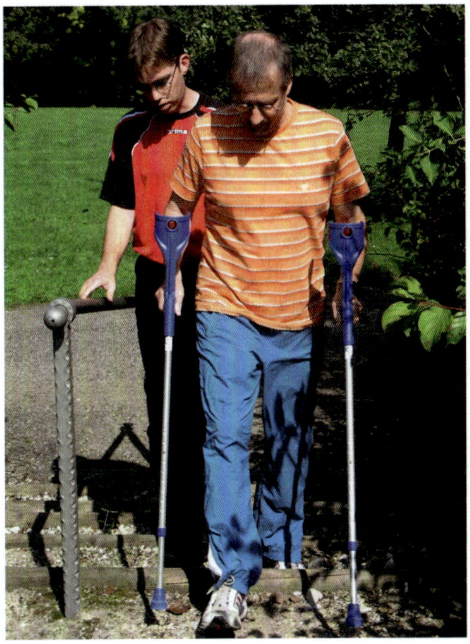

Abb. 9.10: Terraintraining

liegende deutliche Atrophie der Oberschenkelstreckmuskulatur, speziell der innenseitigen Vastus-Gruppe. Der Patient wird hierüber eingehend informiert, er sollte auch zum isometrischen Eigentraining angehalten werden.

Oberschenkelstreckmuskulatur

Eine deutliche Verbesserung von Kniebeschwerden im postoperativen Verlauf und eine Steigerung der Gebrauchsfähigkeit des Kniegelenks können sowohl durch speziell für Gonarthrosepatienten entwickelte Übungsprogramme mit muskelkräftigendem Training als auch durch Anleitung zu kniefreundlichem Verhalten im Alltag erzielt werden. Bereits präoperativ bewirkt ein individuelles isokinetisches Krafttraining bei Patienten mit Gonarthrose eine statistisch gesicherte und deutlich verbesserte Arbeitsleistung der Kniestreckmuskulatur. Darüber hinaus kann eine stärkere Schmerzreduktion, insbesondere eine deutliche Qualitätsverbesserung der Schmerzen, bei den zusätzlich isokinetisch trainierten Patienten erreicht werden. Insgesamt stellt sich die Beweislage als gut dar, dass Schulungsprogramme und Übungsbehandlungen arthrosebedingte Knieschmerzen reduzieren und die Funktion des Kniegelenkes verbessern.

Verbesserung von Kniebeschwerden und Steigerung der Gebrauchsfähigkeit des Kniegelenks durch spezielle Übungsprogramme

Innerhalb der ergotherapeutischen Knieendoprothesenschule werden Informationen zum Umgang mit dem Kunstgelenk im Alltag und zur Hilfsmittelversorgung bzw. -beratung vermittelt. Auch im Bereich der Kniegelenke gelten die genannten Ausführungen zur diätetischen Mitbehandlung und Schulung wie bei der Hüft-TEP. Um längerfristig die Haltbarkeit der Implantate zu gewährleisten, ist eine nachhaltige Gewichtsnormalisierung anzustreben.

Informationen zum Umgang mit Kunstgelenk im Alltag, zur Hilfsmittelversorgung bzw. -beratung, ggf. Adipositastraining

Schuhwerk, Hilfsmittel für häusliches, berufliches Umfeld

Zur Entlastung des Knieimplantats können wie bei den Patienten mit Hüftimplantat Optimierungen des Schuhwerks sowie Hilfsmittel für das häusliche bzw. berufliche Umfeld notwendig werden.

Sportarten, die auch mit Kniegelenksendoprothese betrieben werden können

Problematische Sportarten mit Kniegelenksendoprothese

Auch der Knie-TEP-Patient sollte über Möglichkeiten der sportlichen Betätigung aufgeklärt werden. Zu den Sportarten, die im Allgemeinen empfohlen werden können, gehören Spazierengehen bzw. Wandern, (Ergometer-)Fahrradfahren und Schwimmarten mit Kraul- oder Paddelbewegungen. Wenn Sportarten wie Langlauf, Tennis im Doppel, Wandern in den Bergen oder Golf bereits vor Protheseninplantation betrieben wurden, können diese unter Beachtung von Vorsichtsmaßnahmen weiterhin ausgeübt werden. Dies betrifft unter Vorbehalt auch die Sportarten Reiten, Kegeln, Rudern oder (Standard-)Tanzen. Sportarten, die mit ruckartigen Bewegungen, Stopps und Drehbewegungen, extensiver Adduktion und Belastungsspitzen verbunden sind, wie Squash, Basketball, Handball, Volleyball oder Tennis im Einzel und auf Hartplätzen, können nicht empfohlen werden. Auch der alpine Skisport ist in dieser Hinsicht gefährlich. Ein besonderes Problem stellt hierbei insbesondere die Fremdgefährdung im Rahmen von Kollisionen dar. Bei Zerreißung des Bandapparates ist die Führung eines Knieendoprothesenimplantates sehr gefährdet, sodass der Patient unbedingt auf dieses Risiko hingewiesen werden muss.

Sozialmedizinische Beurteilung bei berufstätigen Patienten wichtig

Die Sozialberatung läuft analog zur Beratung nach Hüftendoprothesenimplantation ab. Die für die Hüft-TEP als ungünstig beschriebenen Tätigkeiten sollten auch von Knieendoprothesenträgern vermieden werden. Aufgrund der Belastung der retropatellaren (auf der Rückseite der Kniescheibe befindlichen) Gelenkfläche sind zudem häufiges Treppensteigen sowie starke Vibrationseinflüsse ungünstig. In der späteren Rehabilitationsphase wird mit dem Endoprothesenträger die spezielle berufliche Situation an entsprechenden Einrichtungen geübt.

9.4.3 Sprunggelenk

Vermehrt Implantationen einer Sprunggelenksprothese

Die Implantation einer Sprunggelenksprothese ist seltener als Operationen an Knie und Hüfte. Dennoch ist die Anzahl dieser Eingriffe im Steigen begriffen. Die Gründe liegen darin, dass die bisher meist durchgeführte Arthrodese doch eine Einschränkung der Beweglichkeit verursacht und die Patienten (speziell mit rheumatoider Arthritis) nicht selten, auch durch das erforderliche Schuhwerk, deutlich behindert. Zudem scheint die Implantatentwicklung verbesserte Standzeiten der Prothesen zu gewährleisten. Meist handelt es sich bei den Betroffenen um Patienten mit rheumatoider Arthritis oder nach posttraumatischen Arthrosen.

Patienten mit rheumatoider Arthritis oder nach posttraumatischen Arthrosen

An der Rehabilitation beteiligte Therapiebereiche:

- Physiotherapie

Folgende Therapiebereiche sind intensiv an der Rehabilitation mitbeteiligt: Die Physiotherapie bemüht sich um eine Verbesserung des Bewegungsbildes durch Traktionstechniken, eine Entstauung, die Vermeidung eines Spitzfußes, die Kräftigung der externen Stabilisatoren am Sprunggelenk. Zudem bietet sie Gehschule, Koordinations- und Kräftigungsprogramme sowie Bewegungsübungen im Wasser an.

Die physikalische Therapie wendet abschwellende Maßnahmen über Lymphdrainagen und detonisierende Massagen im Bereich der proximalen Anteile der unteren Extremität an.

▸ physikalische Therapie

Die Ergotherapie unterstützt die physiotherapeutischen Beübungen mit Tretlaubsäge, Kufenwebstuhl etc. und Endoprothesenschule. Letztere beinhaltet u. a. Informationen über das Verhalten der Prothese, Alltagsempfehlungen etc.

▸ Ergotherapie

Die Orthopädie-Schuhtechnik erleichtert insbesondere mittels rückversetzter Mittelfußrollen sowie Pufferabsatzzurichtungen die Bewegungsfähigkeit (nicht immer sind Sprunggelenksprothesen wesentlich an der Verbesserung der Beweglichkeit beteiligt!). Die Sozial- und Diätberatung sowie berufliches Training komplettieren die Therapie.

▸ Orthopädie-Schuhtechnik

▸ Sozial- und Diätberatung

▸ berufliches Training

9.5 Behandlungsstrategien

9.5.1 Medikamentöse Therapie

In den ersten Wochen nach alloplastischem Ersatz an größeren Gelenken bestehen aufgrund eines Gewebeödems der Gewebetraumatisierung, insbesondere aber der Arbeit am Knochen mehr oder minder stark ausgeprägte lokale Beschwerdebilder, die einer konsequenten systemischen analgetischen und antiphlogistischen Medikation bedürfen. Im Bereich der Analgetika dominieren hier insbesondere die nichtsteroidalen Antiphlogistika (NSAR), die häufig auch zur postoperativen Ossifikationsprophylaxe genutzt werden, auch wenn hierzu die Literaturlage noch strittig ist. Derartige Präparate sollten allerdings, gerade weil die Patienten meist schon vorher längere Zeit Schmerztherapeutika zu sich genommen haben, nur unter einer entsprechenden medikamentösen Prophylaxe im Hinblick auf Magen-Darm-Nebenwirkungen abgegeben werden (Tab. 9.5).

Konsequente systemische analgetische und antiphlogistische Medikation in ersten Wochen nach Prothesenimplantation

Analgetika: v. a. nichtsteroidale Antiphlogistika

▸ Prophylaxe von Magen-Darm-Nebenwirkungen

Seltener werden stärker wirksame Medikamente wie Opiate etc. verabreicht. Häufiger hingegen werden aufgrund muskulärer Ver-

Seltener: Opiate etc.

Tab. 9.5: Medikamentöse Prophylaxe von Magen-Darm-Nebenwirkungen der NSAR mit speziellen Pharmaka

Ausmaß des Nebenwirkungsrisikos	Chemische Substanzen	Handelsnamen (Auswahl)	Dosierung
Low Risk	Misoprostol (Prostaglandin-Derivat)	Cytotec	2- bis 4-mal 200 µg/die
High Risk	Omeprazol	Antra MUPS, OMEP u. a.	2-mal 20 mg/die oder 1-mal 40 mg/die
	Pantoprazol	Pantozol, Rifun	1 (bis 2)-mal 20 mg/die
	Lansoprazol	Agopton, Lanzor	1 (bis 2)-mal 15 mg/die
	Esomeprazol	Nexium	1-mal 20–40 mg/die

Tab. 9.6: Übersicht über die wichtigsten in der Schmerztherapie eingesetzten zentral wirkenden Myotonolytika

Wirkstoff	Handelsname (Auswahl)	Einzeldosis	Tageshöchstdosis
Diazepam	Faustan, Lanira, Valium	(2), 5, 10 mg	40 (−60) mg
Mephenesin	DoloVisano	250 mg	2.000 mg
Methocarbamol	Ortolon	1.000 mg	6.000 mg
Orphenadrin	Norflex	100 mg	120 (−240) mg
Tetrazepam	Mobiforton, Musaril, Myospasmal, Spasmorelax, TetHEXAL	50 mg	einschleichend, 200 (−400) mg
Tizanidin	Sirdalud	2, 4, 6 mg	optimaler Dosisbereich: 12−24 mg (max. 36 mg)
Tolperison	Mydocalm	50 mg	450 mg

Häufiger: Muskelrelaxantien

spannungen zentral wirkende Muskelrelaxanzien zur Anwendung gebracht (Tab. 9.6).

Externa zur lokalen Schmerzlinderung, Ödemreduktion

Externa. Externa werden zur lokalen Schmerzlinderung, speziell bei postoperativen Reizzuständen, aber auch zur Ödemreduktion genutzt. Ihre Effizienz ist belegt, die Wirkung erfolgt dabei meist durch die lokale Anreicherung der Wirksubstanz im entzündlich gereizten Gewebe sowie einen lokal kühlenden Effekt. Bewährt haben sie sich insbesondere bei Tendimyosen und Insertionstendopathien, speziell auch bei der knienahen Muskulatur.

9.6 Qualitätssicherung

Qualitätssicherung des Rehabilitationsprozesses unabdingbar

Die Qualitätssicherung des Rehabilitationsprozesses ist unabdingbar. Von Seiten der Kostenträger, speziell von der Rentenversicherung, werden intensive Anstrengungen zur Qualitätssicherung extern durchgeführt. Diese müssen durch interne Qualitätssicherungsmaßnahmen ergänzt werden.

Qualitätskontrolle des Rehabilitationsverlaufes Im Rahmen der externen Qualitätssicherung der Deutschen Rentenversicherung

Im Rahmen der externen Qualitätssicherung der Deutschen Rentenversicherung wird die Qualität des Rehabilitationsverlaufes folgendermaßen kontrolliert:

1. Erfassung der Strukturqualität von Kliniken durch eine vorgegebene Strukturerhebungsmatrix,
2. Kontrolle der Behandlungsqualität durch standardisiertes Peer-Review-Verfahren (Begutachtung anonymisierter Entlassungsberichte durch externe Gutachter) mit Beurteilung der Behandlung anhand vorgegebener Parameter,
3. Ergebnisevaluation über Patientenzufriedenheitsbefragungen.

Diese externen Qualitätssicherungsmaßnahmen sollten in jeder Rehabilitationseinrichtung, die fachlich etwas auf sich hält, durch interne Qualitätssicherungsmaßnahmen unterstützt werden. In der Klinik des Autors werden daher sämtliche Patienten nach Endoprothesenimplantation mittels vorgegebener Scores (Tab. 9.7) zu Beginn und zur Entlassung evaluiert. Die Auswertungen können so zur ständigen Qualitätskontrolle und Verbesserung genutzt werden.

Unterstützung der externen Qualitätssicherung durch interne Maßnahmen

Tab. 9.7: Häufig genutzte Qualitäts-Scores nach Endoprothesenimplantation

Score	Gelenk
Staffelstein-Score	Hüft- und Kniegelenk
Harris Hip Score	Hüftgelenk
Merle d'Aubigne	Hüftgelenk

9.7 Nachsorge

Nach der Einführung von Fallpauschalen erfolgt die Verlegung der Patienten in Rehabilitationseinrichtungen in der Regel etwa eine Woche früher als bisher. Dies bedingt, dass in der Rehabilitation in der ersten Woche häufig eine verminderte Belastungsfähigkeit speziell für die älteren Patienten vorliegt, in den verbleibenden zwei Rehabilitationswochen dagegen ein umso intensiveres Training erforderlich ist, um die Patienten für den heimischen Bereich auch entsprechend trainiert und stabil zu bekommen. Die Möglichkeit medizinisch begründeter Verlängerungen ist durch auch in der Rehabilitation abgeschlossene Fallpauschalen und durch Verweildauervorgaben seitens der Kostenträger deutlich limitiert. Dies bedingt, dass nicht selten Patienten, die aus der Rehabilitation entlassen werden, noch entsprechender Nachsorge/Nachbehandlung bedürfen. Häufig betrifft dies einzelkrankengymnastische Nachbehandlungen, manchmal aber auch Behandlungen bei Schwellungszuständen, Lymphdrainagen oder entsprechende Gruppentrainingstherapie, die gewährleistet werden sollten. Einzelne Verträge im Sinne „integrierter Versorgungsverträge" haben sich des erkennbaren Problems der mangelnden Nachsorge im ambulanten Bereich (Stichwort Budgetierung!) angenommen und ermöglichen den in diese Programme eingeschlossenen Patienten über einen gewissen Zeitraum eine ambulante Nachbehandlung. Dies erhöht deutlich die Flexibilität der Rehabilitation und wird dem individuellen Bedürfnis und Problem des einzelnen Patienten sicherlich mehr gerecht als starre, unflexible und teilweise schnittstellenproblematisierte Standardlösungen.

Nach DRG-Einführung Verlegung der Patienten in Reha-Einrichtungen eine Woche früher
- erste Woche verminderte Belastbarkeit
- zweite, dritte Woche intensiveres Training erforderlich

Limitierte Möglichkeit medizinisch begründeter Verlängerungen

Patienten benötigen nach Reha oft entsprechende Nachsorge/ Nachbehandlung

„Integrierte Versorgungsverträge" ermöglichen ambulante Nachbehandlung

Literatur

American Academy of Orthopaedic Surgeons, AAOS. Orthopaedic Knowledge Update. Beaty HJ, ed. 1999.

Bergmann G, Graichen F, Rohlmann A. Die Belastung des Hüftgelenks, Med Orthop Technik 1996;116:143–50.

Berry DJ, von Knoch M, Schleck CD, Harmsen WS. The cumulative long-term risk of dislocation after primary Charnley total hip arthroplasty. J Bone Joint Surg Am 2004;86:9–14.

Burton AK et al. Psychosocial predictors of outcome in acute and subchronic low back trouble. Spine 1995;20:722–8.

Felson DT, Naimark A, Anderson J, Kazis L, Castelli W, Meenan RF. The prevalence of knee osteoarthritis in the elderly. Arthritis Rheum 1987; 30(8):914–8.

Felson DT. Epidemiology of hip and knee osteoarthritis. Epidemiol Rev 1988; 10:1–28.

Greitemann B et al. Integriertes Orthopädisch-Psychosomatisches Konzept zur medizinischen Rehabilitation von Patienten mit chronischen Schmerzen des Bewegungsapparates – Langfristige Effekte und Nachhaltigkeit eines multimodalen Programmes zur Aktivierung und beruflichen Umorientierung. Zeitschrift für Orthopädie 2006;144:255–66.

Grebner M et al. Coping und Genesungsverlauf nach lumbaler Bandscheibenoperation. Schmerz 1999;13:19–30.

Hasenbring M et al. Psychologische Mechanismen im Prozess der Schmerzchronifizierung. Unter- oder überbewertet? Der Schmerz 2001;15:442–7.

Heisel J. Physikalische Medizin. Stuttgart, New York: Georg Thieme, 2005.

Heisel J, Jerosch J. Rehabilitation nach Hüft- und Knieendoprothese. Köln: Deutscher Ärzte-Verlag, 2007.

Hodges PW, Richardson CA. Inefficient muscular stabilization of the lumbar spine associated with low back pain. Spine 1996;21:2640–50.

Imhof H, Czerny C, Gahleitner A, Grampp S, Kainberger F, Krestan C, Sulzbacher I. Koxarthrose. Radiologe 2002;42(6):416–31.

Jasty M, Webster W, Harris W. Management of limb length inequality during total hip replacement. Clinical Orthopaedics 1996;333:943–4.

Ludwig FJ et al. Effekte der stationären medizinischen Rehabilitation bei Rückenschmerzpatienten. Zeitschrift für Orthopädie 2006;144:569–76.

Williamson JA, Reckling FW. Limb length discrepancy and related problems following total hip joint replacement. Clinical Orthopaedics 1978;134: 135–8.

Anhang: Informationen zu den einzelnen Gelenkprothesen

Gelenkprothese	Schulter	Hüfte	Knie	Sprunggelenk
Implantationen pro Jahr	ca. 10.000	ca. 190.000	ca. 150.000	ca. 2.000
Patientenzufriedenheit	Hemiprothese: ca. 80% Totalprothese: ca. 90%	ca. 95%	ca. 85%	ca. 80%
Standzeit	Hemiprothese: ca. 83% nach 10 Jahren Totalprothese: ca. 97% nach 10 Jahren	ca. 90% nach 15 Jahren	ca. 90% nach 15 Jahren	62–95% nach 10 Jahren
Indikationen	• primäre Omarthrose • posttraumatische Omarthrose • avaskuläre Humeruskopfnekrose • rheumatoide Arthritis • Instabilitätsarthrose • Defektarthropathie	Duokopfprothese: • osteoporotisch bedingte Schenkelhalsfraktur beim älteren Patienten • Hüftkopfnekrose beim jüngeren Patienten Oberflächenersatz (McMinn): • Coxarthrose beim jüngeren, aktiven Patienten ohne wesentliche Deformierung der Gelenkstrukturen Druckscheibenprothese: • Coxarthrose des „jungen", aktiven Patienten mit normalem Knochenstoffwechsel und regelrechter Morphologie des Hüftgelenkes	• Gonarthrose Schlittenprothese: • isolierte mediale oder laterale Gelenkzerstörungen mit intaktem Bandapparat und weitgehend physiologischen Achsverhältnissen ungekoppelter bikondylärer Oberflächenersatz: • fortgeschrittene Pangonarthrose mit ausreichender ligamentärer Stabilität durch intakte Kollateralbänder teilgekoppelte Prothese: • Pangonarthrose mit Insuffizienz der Kollateralbänder achsgeführte Prothese: • Gonarthrose mit chronisch ligamentärer Instabilität • ausgeprägte Fehlstellungen und Kontrakturen • Revisionsendoprothetik modulare Implantate, Sonderprothesen: • Revisionsendoprothetik • onkologische Orthopädie patellofemorale Prothese: • isolierte symptomatische Retropatellararthrose	• sekundäre, posttraumatische Arthrose • rheumatoide Arthritis • primäre Arthrose (selten)

Informationen zu den einzelnen Gelenkprothesen (Fortsetzung)

Gelenkprothese	Schulter	Hüfte	Knie	Sprunggelenk
Kontraindikationen, allgemeine	• floride lokale oder systemische Infektionen • kürzer zurückliegende Infektionen im Operationsgebiet • allgemeine kardiovaskuläre Kontraindikationen	• floride lokale oder systemische Infektionen • allgemeine kardiovaskuläre Kontraindikationen • vaskuläre Störungen	• akute oder chronische Infektionen des Kniegelenkes • Hautverletzungen im Bereich des Operationsgebietes • Ulcus cruris • Thrombose • Nagelbettinfektionen • vaskuläre Störungen	• allgemeine kardiovaskuläre Kontraindikationen • klinisch bedeutsame arterielle Durchblutungsstörungen • floride oder kürzer zurückliegende Infektionen im Operationsgebiet • systemische Infektionen
Kontraindikationen, spezielle	• ungenügender Knochensockel im proximalen Humerus oder in der Cavitas glenoidalis • schlechte Knochenqualität, z. B. bei Osteoporose • neurologische Erkrankungen wie Myopathien, neurogene Arthropathie • septische Arthritis	Duokopfprothese: • Acetabulumfraktur • Protrusionscoxarthrose Oberflächenersatz (McMinn): • sekundäre Coxarthrose bei Dysplasie • manifeste Osteoporose • Coxa vara • Knochenzysten im Schenkelhals • Hüftkopfnekrose • relativ: BMI, vorangegangene Osteosynthese des betroffenen Hüftgelenkes Druckscheibenprothese: • osteoporotische Schenkelhalsfraktur	Schlittenprothese: • Insuffizienz des vorderen/hinteren Kreuzbandes • relativ: arthrotische Veränderungen des Femoropatellargelenkes	• hochgradige, bewegungseinschränkende Arthrosen des oberen Sprunggelenkes • nicht rekonstruierbare ligamentäre Insuffizienzen • ausgedehnte Knochen- und Weichteildefekte nach Voroperationen • fehlende Patienten-Compliance • Charcot-Fuß, relevante neurologische Erkrankungen • nicht korrigierbare Fehlstellungen • Talusnekrosen mit Defekten der Taluskuppe größer als 50% • starke körperliche Leistungsanforderungen (Beruf, Sport)
Zementierte/zementfreie Verankerung	• zementierte Technik derzeit Standardtechnik • ältere Patienten: meist zementierte Implantation • jüngere Patienten: meist zementfreie Implantation	• zementierte Technik derzeit Standardtechnik • zementierte Implantation – Hauptindikation: der ältere Patient mit einer Osteoporose und niedriger Knochendichte • zementfreie Endoprothese bei biologisch jüngerem Patienten mit normaler Knochendichtemessung	zementierte Technik Goldstandard in der Verankerung von Oberflächenersatzprothesen	Zementfreie Implantatfixierung hat sich durchgesetzt

Komplikationen	allgemeine Komplikationen: • Thrombose/Embolie • postoperatives Hämatom • Gefäß- und Nervenverletzung • Wundheilungsstörungen spezielle Komplikationen: • Prothesenlockerungen • glenohumerale Instabilitäten • Infektionen • intraoperative periprothetische Fraktur • postoperative periprothetische Fraktur • neurologische Komplikationen • postoperative Rupturen der Rotatorenmanschette spezifische Komplikation der inversen Schulterprothese: • „scapular notching“	allgemeine Komplikationen: • Thrombose/Embolie • postoperatives Hämatom • Gefäß- und Nervenverletzung • Wundheilungsstörungen spezielle Komplikationen: • heterotope Ossifikation • Impingement • Frakturen • aseptische Lockerungen • Protheseninfektionen	allgemeine Komplikationen: • Thrombose/Embolie • postoperatives Hämatom • Gefäß- und Nervenverletzung • Wundheilungsstörungen spezielle Komplikationen: • Polyethylenabrieb/aseptische Lockerungen • ligamentäre Instabilitäten • Prothesenifektionen • Vorderer Knieschmerz/patellofemoraler Schmerz • Bewegungsdefizit/Arthrofibrose • Verletzungen des Streckapparates • Patellaluxation • heterotope Ossifikation • periprothetische Frakturen	allgemeine Komplikationen: • Thrombose/Embolie • postoperatives Hämatom • Gefäß- und Nervenverletzung • Wundheilungsstörungen spezielle Komplikationen: • Impingement • Inlay-Dysfunktion • Frakturen • aseptische Lockerungen • Protheseninfektionen • Fehlstellungen/Dislokationen
Dauer des Krankenhausaufenthaltes	5–8 Tage	ca. 14 Tage	5–14 Tage	10 Tage
Kosten (DRG)	6.000–10.000 €	7.000–13.000 €	5.000–15.000 €	7.500–8.000 €
Revisionsrate	Hemiprothese: ca. 10% Totalprothese: ca. 6%	ca. 3%	ca. 3% in 2 Jahren p.o.	ca. 10–20% in 5 Jahren p.o.
Rehabilitation	• Ruhigstellung im Gilchrist-Verband für vier Wochen • 1.–14. p.o. Tag: passive Schultergelenksmobilisation	• frühe Nachbehandlung während des postoperativen stationären Aufenthaltes • Anschlussheilbehandlung in einer Reha-Klinik oder ambulante Reha-Maßnahme	• frühe Nachbehandlung während des postoperativen stationären Aufenthaltes • Anschlussheilbehandlung in einer Reha-Klinik oder ambulante Reha-Maßnahme	• ab 1. p.o. Tag passive, dann aktive krankengymnastische Übungsbehandlungen • am 8. p.o. Tag Walker-Orthese

Informationen zu den einzelnen Gelenkprothesen (Fortsetzung)

Gelenkprothese	Schulter	Hüfte	Knie	Sprunggelenk
Rehabilitation	• 3.–6. p.o. Woche: Erarbeiten der passiven und Beginn mit aktiver Gelenkbeweglichkeit • 7.–12. p.o. Woche: Erarbeiten der aktiven Gelenkbeweglichkeit und muskuläre Kräftigung • ab 13. p.o. Woche: Rückkehr zu körperlichen Arbeiten und Sport, muskuläre Kräftigung, Bewegungsübungen	• ambulante Spätrehabilitation unter Betreuung des niedergelassenen Facharztes	• ambulante Spätrehabilitation unter Betreuung des niedergelassenen Facharztes	• Orthese für 4–6 Wochen (Röntgenkontrolle) • nach Abnahme der Orthese stationäre, teilstationäre oder ambulante Rehabilitationsmaßnahme
Dauer der Anschlussheilbehandlung	ca. 3 Wochen stationär; danach weitere ambulante Behandlung; Ziel 12. Woche: schmerzfreier Nacken- und Schürzengriff	ca. 3 Wochen; bis zum Erreichen des individuell optimalen Gangbildes bei Vollbelastung	ca. 2–3 Wochen	standardisierte Heilmittelkombinationen über etwa 5 Monate
Verlaufskontrollen	3 Monate, 6 Monate, 12 Monate postoperativ, danach jährlich	unmittelbar postoperativ, 3 Monate, 6 Monate, 12 Monate	1 Jahr, 3 Jahre, 5 Jahre, 10 Jahre postoperativ	6 Wochen, 6 Monate, 12 Monate
Berufsausübung	• Tätigkeiten mit leichter bis mittelschwerer Belastung • möglichst keine Überkopfarbeiten	• Tätigkeiten mit leichter bis mittelschwerer Belastung • Vermeidung von häufigen Hockpositionen • Ausschluss von Absturzgefährdung auf Leitern und Gerüsten • möglichst Vermeidung von rutschigen Böden • Vermeidung von Ganzkörpervibrationseinflüssen	• Tätigkeiten mit leichter bis mittelschwerer Belastung • Vermeidung von häufigen Hockpositionen • Ausschluss von Absturzgefährdung auf Leitern und Gerüsten • möglichst Vermeidung von rutschigen Böden • Vermeidung von Ganzkörpervibrationseinflüssen • Vermeidung von häufigem Treppensteigen	• Tätigkeiten mit leichter bis mittelschwerer Belastung

Sport	empfohlen: • Wandern, Walking, Jogging, Radfahren, Schwimmen, Aqua-jogging, Gymnastik bedingt empfohlen: • Fitnesstraining, dosierte Kräftigungsübungen, Reiten, Golf, Kegeln, Skilauf, Leichtathletik, Rudern, Segeln nicht empfohlen: • Tennis, Badminton, Volleyball, Turnen, Fußball, Klettern, Mountainbiking verboten: • Kampfsport, Schnellkraftdisziplinen, Bodybuilding	empfohlen: • prinzipiell der Sport, der bereits vor der Hüft-OP ausgeübt wurde • Sportarten mit rhythmischen zyklischen Bewegungsabläufen (z. B. Spazierengehen, Wandern, Walking, Nordic Walking, Fahrradfahren) • Schwimmen: Kraulschlagbewegungen der Beine bis mindestens sechs Monate nach dem Eingriff, anschließend auch Froschschlagbewegungen • Langlauf (wenn der Patient trainiert war) • mit Einschränkungen Tennis, Golf (gerader Abschlag ohne starke Verdrehungen) problematisch und nicht zu empfehlen: • Kontaktsportarten (z. B. Fußball) • Rückschlagsportarten mit schnellen Stop-and-Go-Mechanismen (Squash, Badminton) • Sportarten mit axialen Stoßeinwirkungen durch häufige Sprünge • Sportarten mit Rutschgefahr • Sportarten, bei denen es aufgrund eines gegnerischen Kontaktes erkennbare Luxationsgefährdungen gibt	empfohlen: • prinzipiell der Sport, der bereits vor der Knie-OP ausgeübt wurde • Spazierengehen bzw. Wandern • (Ergometer-)Fahrradfahren • Schwimmarten mit Kraul- oder Paddelbewegungen unter Beachtung von Vorsichtsmaßnahmen: • Langlauf • Tennis im Doppel • Bergwandern • Golf unter Vorbehalt: • Reiten • Kegeln • Rudern • (Standard-)Tanzen problematisch und nicht zu empfehlen: • Sportarten, die mit ruckartigen Bewegungen, Stopps und Drehbewegungen, extensiver Adduktion und Belastungsspitzen verbunden sind (z. B. Squash, Basketball, Handball, Volleyball, Tennis im Einzel und auf Hartplätzen, alpiner Skisport)	empfohlen: • Schwimmen • Wandern • Radfahren • Golf • Skifahren verboten: • Kampf- und Kontaktsportarten • Stop-and-Go-Disziplinen
Drohender Infekt	Besteht eine Infektion sekundär, d. h. anhand der klinischen Zeichen, kann unter zwei Wochen versucht werden, diese Prothese zu erhalten. Es wird sofort ein Ultraschall des Gelenkes durchgeführt, um Flüssigkeitsansammlungen aufzuspüren und ggf. durch Punktion ein Erregerspektrum nach Einsenden in ein mikrobiologisches Institut zu erhalten. Des Weiteren sofortige Wiedereinweisung bzw. stationäre Behandlung ggf. durch radikales chirurgisches Débridement und begleitende, hochdosierte systemische Therapie mit Chinolonen, z. B. Levofloxacin und Rifampicin, für drei respektive sechs Monate. Ggf. nach Erhalt des Antibiogramms Wechsel auf das vorgeschlagene Antibiotikum.			

Register